损容性皮肤病

Imaging Diagnosis of Disfiguring Dermatosis

影像诊断

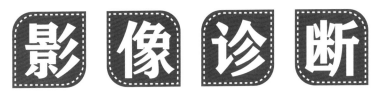

主　编　刘　洁　朱庆莉

副主编　陈柳青　渠　涛

人民卫生出版社

·北　京·

图书在版编目（CIP）数据

损容性皮肤病影像诊断 / 刘洁，朱庆莉主编. —北京：人民卫生出版社，2024.1
ISBN 978-7-117-35224-6

Ⅰ.①损…　Ⅱ.①刘…②朱…　Ⅲ.①皮肤病－影像诊断　Ⅳ.①R751.04

中国国家版本馆 CIP 数据核字（2023）第 173631 号

人卫智网	www.ipmph.com	医学教育、学术、考试、健康，购书智慧智能综合服务平台
人卫官网	www.pmph.com	人卫官方资讯发布平台

损容性皮肤病影像诊断
Sunrongxing Pifubing Yingxiang Zhenduan

主　　编：刘　洁　朱庆莉
出版发行：人民卫生出版社（中继线 010-59780011）
地　　址：北京市朝阳区潘家园南里 19 号
邮　　编：100021
E - mail：pmph @ pmph.com
购书热线：010-59787592　010-59787584　010-65264830
印　　刷：北京盛通印刷股份有限公司
经　　销：新华书店
开　　本：889×1194　1/16　印张：25
字　　数：792 千字
版　　次：2024 年 1 月第 1 版
印　　次：2024 年 2 月第 1 次印刷
标准书号：ISBN 978-7-117-35224-6
定　　价：268.00 元

打击盗版举报电话：010-59787491　E-mail：WQ @ pmph.com
质量问题联系电话：010-59787234　E-mail：zhiliang @ pmph.com
数字融合服务电话：4001118166　E-mail：zengzhi @ pmph.com

编　　委 （以姓氏笔画为序）

临床及皮肤镜内容编委

王诗琪　首都医科大学附属北京朝阳医院　　李　峰　中国医学科学院北京协和医院

王钧程　中国医学科学院北京协和医院　　张　姗　中国医学科学院北京协和医院

王煜坤　中国医学科学院北京协和医院　　罗毅鑫　中国医学科学院北京协和医院

朱晨雨　中国医学科学院北京协和医院　　庞智屿　中国医学科学院北京协和医院

刘　洁　中国医学科学院北京协和医院　　徐晨琛　中国中医科学院广安门医院

刘兆睿　中国医学科学院北京协和医院　　舒　畅　中国医学科学院北京协和医院

李　哲　中国医学科学院北京协和医院

皮肤高频超声内容编委

牛梓涵　中国医学科学院北京协和医院　　罗焱文　中国医学科学院北京协和医院

朱庆莉　中国医学科学院北京协和医院　　周梦园　中国医学科学院北京协和医院

孝梦甦　中国医学科学院北京协和医院　　秦　菁　中国医学科学院北京协和医院

李文波　中国医学科学院北京协和医院　　高远菁　中国医学科学院北京协和医院

皮肤反射式共聚焦显微镜内容编委

万　立　武汉市第一医院　　陈金波　武汉市第一医院

乔嘉熙　武汉市第一医院　　陈柳青　武汉市第一医院

陈　强　武汉市第一医院

组织病理内容编委

渠　涛　中国医学科学院北京协和医院

编写秘书　　王钧程　王煜坤

主编简介

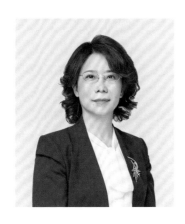

刘 洁

中国医学科学院北京协和医院皮肤科主任医师，教授，博士研究生导师。现任国际皮肤镜协会（International Dermoscopy Society, IDS）执行委员及亚洲代表、国际皮肤淋巴瘤协会（International Society for Cutaneous Lymphoma, ISCL）委员、中国罕见病联盟 / 北京罕见病诊疗与保障学会皮肤罕见病专业委员会副主任委员兼秘书长、中国医疗保健国际交流促进会皮肤科分会常务委员、华夏皮肤影像人工智能协作组副组长兼秘书长，中华医学会皮肤性病学分会美容学组委员等，并担任《中华皮肤科杂志》编委及多个国内外医学期刊审稿专家。

主要研究领域为皮肤影像学及人工智能、皮肤淋巴瘤。主持及参与国家级、省部级课题 20 余项，目前以第一作者、通讯作者发表中文核心及 SCI 期刊论文 100 余篇，其中多篇收录于皮肤科 Q1 区期刊。主持制定皮肤影像学领域专家共识、指南 10 余篇，主持国家级继续医学教育项目"协和皮肤影像诊断学习班"，曾于国际、国内会议进行大会报告百余次。主编 Practical Dermoscopy、《实用皮肤镜学》《协和皮肤镜图谱》及《北京协和医院疑难重症皮肤病病例精解》，主译《非肿瘤皮肤病的皮肤镜应用》。曾获 2015 年中国医师协会皮肤科医师分会中国皮肤科优秀中青年医师奖及 2019 年"北京协和医学院院级优秀教师"称号，多次获评北京协和医院医疗科研成果奖。

主编简介

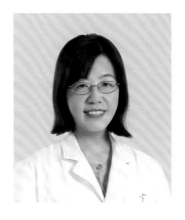

朱庆莉

　　中国医学科学院北京协和医院超声医学科主任医师,教授,博士研究生导师。现任中华医学会超声医学分会浅表组织和血管超声学组委员,北京医学会超声医学分会青年委员会副主任委员,国家肿瘤质控中心乳腺癌专家委员会委员,并担任《中华超声影像学杂志》《中华医学超声杂志(电子版)》《肿瘤影像学》等杂志编委,*Ultrasound in Medicine and Biology*,*European Radiology* 等超声医学科和放射科高影响因子杂志审稿专家。

　　主要研究领域为超声新技术临床转化应用,包括乳腺癌的早期超声诊断、疑难肠病影像诊断等。主持及参与完成国家级及省部级科研课题 12 项,包括主持国家高技术研究发展计划(863 计划)、国家自然科学基金项目。目前以第一作者、通讯作者发表论文 60 余篇,其中 SCI 论文 30 余篇。多次参与国内外学术会议的研讨、交流,并获得优秀论文奖。参与编写国内临床指南和专家共识 5 部,国家卫生和计划生育委员会"十三五"规划教材 2 部,其中《医学超声影像学》获评 2021 年北京高校"优质本科教材课件"。主持国家级继续医学教育项目 2 项。先后获得省部级科技进步奖 6 次,2020 年获北京优秀医师奖,多次获评北京协和医院医疗科研成果奖。

副主编简介

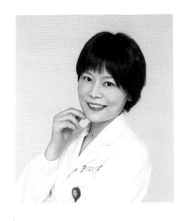

陈柳青

武汉市第一医院皮肤科主任，主任医师，教授，博士研究生导师。现任湖北省皮肤科医疗质量控制中心主任，皮肤感染和免疫湖北省重点实验室主任，湖北省感染性皮肤病临床研究中心主任，中国中西医结合学会皮肤性病专业委员会常务委员，中国研究型医院学会皮肤科学专业委员会常务委员，中华医学会皮肤性病学分会委员，中国医师协会皮肤科医师分会常务委员及中西医结合学组组长，中国医学装备协会人工智能联盟皮肤科专家委员会副主任委员，湖北省罕见病诊疗专家委员会成员，湖北省医学会皮肤性病学分会副主任委员，湖北省医学会变态反应学分会副主任委员，武汉医学会理事会理事，湖北省医学生物免疫学会转化医学专业委员会常务委员等，并担任《中华皮肤科杂志》《实用皮肤病学杂志》《皮肤性病诊疗学杂志》编委，《国际皮肤病学杂志》通讯编委、《中国麻风皮肤病杂志》及 Chinese Medical Journal 审稿专家。

主要研究领域为皮肤病理、皮肤影像及美容激光。主持及参与国家级、省部级课题 10 余项，目前以第一作者、通讯作者发表论文 200 余篇，其中 SCI 论文 10 余篇，牵头并执笔制定《炎症性皮肤病反射式共聚焦显微镜诊断特征专家共识》，参与多项指南及专家共识的制定。参编、参译专著 7 本。曾获全国皮肤科优秀中青年医师奖、武汉市科学技术进步三等奖，获武汉市五一劳动奖章，获"武汉市三八红旗手"及"武汉市中青年医学骨干人才"等称号。

副主编简介

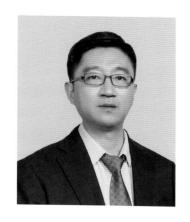

渠 涛

中国医学科学院北京协和医院皮肤科副教授,主任医师。现任中国医疗保健国际交流促进会皮肤科分会委员、中国医师学会皮肤科医师分会皮肤病理专业委员会委员、中华医学会病理学分会皮肤病理学组委员、北京医师协会皮肤科医师分会常务委员等。

主要研究领域为皮肤病理,承担皮肤科病理诊断及 Mohs 手术病理决策,对天疱疮的发病机制、皮肤痘疮样斑状萎缩致病基因定位及对衰老的免疫机制进行了深入的研究,参与了家族性反常性痤疮致病基因的确认工作。发表文章 100 余篇,其中 SCI 文章 30 余篇。参编《中华医学百科全书皮肤科分册》及《协和皮肤临床病理学》等多部学术专著。曾获 2013 年中国医师协会皮肤科医师分会优秀中青年医师奖和 2022 年北京优秀医师奖。

序 一

随着我国社会经济的快速发展及人民生活水平的不断进步，人们对皮肤健康与美的关注度也日益提高。近年来，美容皮肤科学逐渐成为皮肤科学中重要的组成部分，其中对于损容性皮肤病的诊治是美容皮肤科学的基础和重要实践环节。皮肤影像学主要包括皮肤镜、皮肤高频超声和皮肤反射式共聚焦显微镜等技术，也是近些年皮肤科学中发展迅速的新兴领域，具有无创、客观、实时、动态和便捷的优势，已经在各种皮肤肿瘤和非肿瘤性皮肤病的诊疗中体现出重要的应用价值，尤其适用于损容性皮肤病的辅助诊疗。

中国医学科学院北京协和医院皮肤科刘洁教授作为我国深耕皮肤影像和人工智能领域研究及应用的专家，牵头制定了中国在该领域的多篇专家共识和指南，同时担任国际皮肤镜协会执行委员和亚洲代表、华夏皮肤影像人工智能协作组副组长兼秘书长等重要学术任职。近年来她与中国医学科学院北京协和医院超声医学科朱庆莉教授携手，带领中青年医师团队在该领域发表了大量的研究成果，他们的研究成果也多次在国内外的学术会议上得到展示和认可，为我国皮肤影像事业的发展作出了卓越的贡献，这部《损容性皮肤病影像诊断》正是该团队的最新成果。

本书翔实地介绍了各种皮肤影像设备的基本原理和概念及其在各类皮肤附属器、物理性、色素性、肿瘤性、炎症性及免疫性损容性皮肤病的辅助诊断、评估与治疗方面的最新研究和应用，其中许多内容为该团队的创新性发现，同时配以详细的病例资料及精美图片，还特地对各种疾病的临床表现和皮肤影像应用要点进行了总结，为皮肤科医师的临床实践提供了一部深入浅出的优秀参考书，有助于全面提升读者对损容性皮肤病和皮肤影像的专业认识。

最后，衷心祝贺编写团队的工作成果得以顺利出版，也由衷希望我国皮肤影像领域的专家继续通力协作、共同推进我国皮肤影像领域的进步和发展！

中国医学科学院北京协和医院皮肤科主任
中国罕见病联盟皮肤罕见病专业委员会主任委员
中国医疗保健国际交流促进会皮肤科分会主任委员
亚洲皮肤科学会理事
华夏皮肤影像人工智能协作组组长
2023 年 7 月

序 二

皮肤病学是一门可视性极强的临床学科，尤其适合与各种无创影像技术和人工智能相结合，充分发挥无创影像技术和人工智能辅助临床诊疗的应用价值，并推动皮肤科学的发展。我国的皮肤影像与人工智能事业与欧美国家相比起步较晚，但近年来国内各大皮肤影像优势单位先后牵头成立了皮肤病人工智能发展联盟、华夏皮肤影像人工智能协作组、中国人群皮肤影像资源库、中国医疗保健国际交流促进会皮肤科分会皮肤影像学组等多个皮肤影像与人工智能相关的协作组织，共同推进了中国皮肤影像亚专业的进步，取得了丰硕的学术成果并得到国际专家的认可。看到我国皮肤影像事业发展势头如火如荼，令人倍感欣慰。

这部《损容性皮肤病影像诊断》涵盖了以损容性皮肤病为主的炎症、肿瘤、免疫等皮肤疾病的临床与皮肤影像诊断和评估要点，并介绍了与人工智能辅助相关的疾病诊疗内容，是皮肤影像和人工智能在学科领域的又一次拓展和深入，相信各位皮肤科医师通篇阅读下来都能有所收获，并能将研读学习到的皮肤影像知识系统地应用到自己的临床实践中，从而提高自身的诊疗水平。

本人作为中华医学会皮肤性病学分会主任委员和皮肤病人工智能发展联盟主席，祝愿我国皮肤影像与人工智能事业发展蒸蒸日上，继续提高临床水平及研究水平，切实改善我国皮肤病患者的生活质量，为全面推进健康中国添砖加瓦！

中国医学科学院皮肤病医院执行院长
中华医学会皮肤性病学分会主任委员
亚洲皮肤科学会理事
皮肤病人工智能发展联盟主席
2023 年 7 月

序　三

　　皮肤影像技术与人工智能在我国皮肤病学领域中尚属于新兴方向,但已经显示出在皮肤病临床诊断、慢病管理和临床科研等方面的重要价值。

　　近年来,在全国皮肤影像领域专家团队的大力推动和多个学术组织的协作支持下,我国在皮肤影像技术体系建设和质量控制体系建设方面取得了较为系统的进展,并逐步完善了各类皮肤疾病影像诊断的专家共识、指南和规范意见,为本方向的健康可持续发展构建了坚实基础。

　　非常荣幸受邀为中国医学科学院北京协和医院刘洁教授和朱庆莉教授团队编著的《损容性皮肤病影像诊断》作序,也非常高兴地看到我国皮肤影像与人工智能领域在医疗服务、科学研究、人才培养和学术促进方面不断取得的新成果。

　　《损容性皮肤病影像诊断》一书的编写出版,充分体现了皮肤影像技术适应证的不断扩展,已由最早的皮肤肿瘤良恶性鉴别发展至目前在各种非肿瘤性皮肤病辅助诊断、评估和治疗等方面的应用,很大程度上改变了传统的皮肤病诊疗模式。本书的另一个特点是充分体现了皮肤影像技术正逐步向多模态影像融合的方向发展,各类皮肤影像技术之间的互相补充,将进一步提高其辅助诊疗价值。

　　诚邀对皮肤影像及损容性皮肤病感兴趣的医师和学生阅读和学习本书,也希望有更多对本领域感兴趣的专家学者加入,共同推进我国皮肤影像和皮肤病人工智能事业的发展与提升。

崔勇

中日友好医院副院长,皮肤科主任,皮肤健康研究所所长
国家远程医疗与互联网医学中心负责人
国家中西医结合医学中心常务副主任
首都医科大学皮肤病与性病学系主任
"中国人群皮肤影像资源库项目"发起人
2023 年 7 月

前　言

　　社会不断发展使得人们对仪表及形象的重视程度逐渐提高,损容性皮肤病往往会破坏患者的形象及健康,严重者甚至干扰患者的生活及工作,造成其沉重的生理与心理负担。损容性皮肤病已逐渐成为人们关注的焦点,同时也是目前皮肤科及美容医学的重要研究方向之一。

　　近年来,皮肤影像获得长足发展,以皮肤镜、皮肤高频超声及皮肤反射式共聚焦显微镜为代表的多维度影像技术填补了皮肤科诊疗实践中肉眼观察与组织病理学检查之间的临床空白,既解决了肉眼观察皮损可能遗漏细节和无法观察到深层特征的问题,又避免了皮肤组织病理检查带来的有创性、损容性、检查范围局限等缺陷。不同影像技术间可以实现优势互补、无创、多维度、全面地探查皮损情况,极大地提升了损容性皮肤病的诊疗效果,因此多维度皮肤影像在损容性皮肤病领域的应用也成为近年来最值得重视的新兴领域之一,其发展及研究的拓展速度明显超过预期,原有著作内有限的皮肤病影像知识已越来越难以满足现在的临床需求。

　　因此,本书立足于国际、国内皮肤影像的最新发展,依托多年来不断积累构建的皮肤影像数据库,以皮肤镜、皮肤高频超声及皮肤反射式共聚焦显微镜等多维度影像技术为核心,对损容性皮肤病进行简明易读的系统性阐述。本书以损容性皮肤病及皮肤影像技术的基本概述为始,遵照由常见疾病至少见疾病、由临床至影像学知识、由浅入深等原则,对皮脂腺疾病、物理性疾病、色素性疾病、肿瘤性疾病、炎症性及免疫性疾病、感染性疾病等进行逐一阐述,并特别对皮肤影像在治疗监测中的应用这一近年来的研究热点进行详细总结,以期拓展皮肤科医师的皮肤影像知识,加深其对损容性皮肤病的理解。本书内容有以下特点:①聚焦损容性皮肤病。以常见皮肤病为主,包含部分少见、罕见疾病,充分阐述损容性皮肤病领域的最新影像学应用进展。②整合多维度影像知识。突破单一影像技术的内容局限,对疾病的皮肤镜、皮肤高频超声、皮肤反射式共聚焦显微镜等多维度影像内容进行整合,进行简明清晰的阐述。③系统立体阐述疾病。整合皮肤影像涉及的临床及组织病理等知识,阐述皮肤影像技术与临床或组织病理之间的联系,加深读者对皮肤影像知识的理解。④以图片为内容核心。本书精心选取了大量典型的、精美的病例图片,以取代大段的文字表述,充分发挥图片生动形象的优势。⑤以完整资料呈现影像特征。本书通过完整病例或资料呈现疾病表现,既可充分展示不同皮肤影像技术的优势和特征,亦可方便读者比较疾病不同维度的影像表现。⑥内容精炼简洁。本书尽可能以简练的语言呈现疾病的知识点,并于文中、文末进行"要点总结",方便读者阅读或快速查阅。

　　本书的许多编委来自中国医学科学院北京协和医院皮肤科与超声科,同时还有多位编委来自武汉市第一医院、中国中医科学院广安门医院及首都医科大学附属北京朝阳医院等单位。衷心感谢本书的每一位编委,他们花费了大量时间查阅文献、总结经验、整理文稿,以严谨、热情、求精的态度共同撰写了本书的精彩内容。感谢中国医学科学院北京协和医院皮肤科晋红中主任及全体同仁对本书的指导与支持!本书同时也得到了中央高水平医院临床科研业务费（2022-PUMCH-C-021）及中国医学科学院医学与健康科技创新工程项目（2022-I2M-C&T-A-007）的支持。

　　本书内容虽经反复修订，但难免存在疏漏之处，恳请各位专家、读者们不吝指正、提出宝贵意见，共同推动我国皮肤影像的蓬勃发展！

2023 年 7 月

目　录

第一章　概述

一、损容性皮肤病简述

（一）皮肤的结构和功能

皮肤（skin）被覆于体表，是人体内环境和外界直接接触的第一道防线，具有精密而复杂的生理功能，对于维系人体内环境稳态具有重要意义。在组织学上，皮肤由表皮、真皮、皮下组织及皮肤附属器（包括毛发、皮脂腺、汗腺和甲等）共同构成（图1-1）。

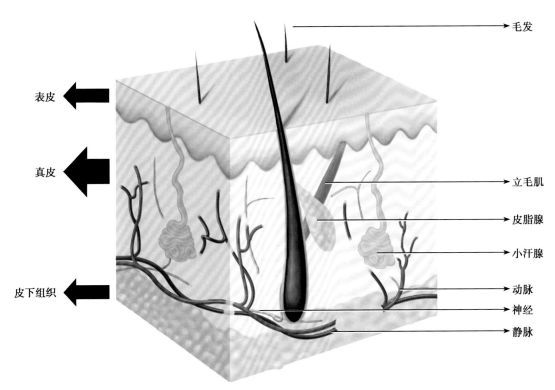

毛发

立毛肌

皮脂腺

小汗腺

动脉

神经

静脉

表皮

真皮

皮下组织

图 1-1　皮肤组织解剖结构

皮肤具有完善的屏障和吸收、分泌和排泄、体温调节、感觉、免疫、呼吸、内分泌和代谢等生理功能，任何皮肤结构和功能异常都可能影响上述环节而影响机体健康。此外，皮肤是人体的外露部分，其也承担着展现个体容貌和魅力的功能。

（二）美容皮肤科学

皮肤病学（dermatology）是专门研究皮肤及其相关疾病的病因、发病机制、临床表现、诊断、治疗及预防、保健等问题的临床医学二级学科，具有相对独立的专业知识理论和体系。广义的皮肤病学还包括性病学（venereology）的相关内容，并统称为皮肤性病学（dermatovenereology）。

随着人民群众生活水平和审美意识的不断提高，皮肤科临床疾病谱也不断演变，既往常见的感染性皮肤病的发病率明显下降,而因各种非感染性炎症性皮肤病、色素异常性皮肤病和肿瘤性皮肤病等病种就诊的患者却逐渐增多。人们对于皮肤健康的定义也从基本的无病无痛提升至美丽、悦目,并希望通过各种可能的技术和手段将自己的皮肤外观改善至心中最理想的状态。

在这样的历史发展背景下,美容皮肤科学(cosmetic dermatology)应运而生,其以皮肤病学为基础,融合医学美学、美容心理学、无创性皮肤检测和各种医学美容治疗技术等内容,研究如何更好地促进和维护皮肤健康及美,成为皮肤科学中一门独特且发展迅速的分支学科。

美容皮肤科学的临床实践包括损容性皮肤病的诊治,非病理性皮肤的修复、重塑和瑕疵改善,皮肤保健,以及对皮肤美容的心理咨询等。其中,对各种损容性皮肤病的诊治仍是美容皮肤科学最常面临的实际临床需求,也是对患者和求美者进行后续医学美容治疗、增进皮肤健美的基础。因此,皮肤科医师应该对损容性皮肤病的诊治有充分的认识和理解,不断更新专业知识,学习新兴的诊断、评估和治疗技术,以进一步改善患者和求美者的生活质量,提高其诊治满意度。

(三)损容性皮肤病及其诊疗特点

损容性皮肤病(disfiguring dermatosis)是指一类好发于颜面和其他身体暴露部位,不同程度地影响患者容貌、社交和心理健康的皮肤疾病。广义而言,损容性皮肤病涉及皮肤病学的多个病种和亚专业,包括皮脂腺疾病(如寻常痤疮)、物理性疾病(如光老化)、色素性疾病(如黄褐斑)、肿瘤性疾病(如脂溢性角化病)、感染性疾病(如病毒疣)、毛发疾病(如斑秃)和甲病(如甲真菌病)等。

损容性皮肤病患者往往对疾病的诊疗会有更高的期待和要求,例如在快速改善临床皮损和症状的基础上,尽可能降低瘢痕形成等继发性损容问题的发生风险,并希望除了对活动期疾病进行治疗外,也进行后续针对遗留的顽固皮损或色素异常等非活动期损害的治疗。由于损容性皮肤病的特殊性,往往限制了包括皮肤活体组织检查(简称:活检)在内的有创检查和操作,但又对疾病诊断、病情评估和治疗效果监测等提出了更高的要求,因此使得皮肤无创检测技术在损容性皮肤病的诊疗工作中具有重要地位,尤其是近年来发展迅猛的皮肤无创影像技术,包括皮肤镜、皮肤高频超声及皮肤反射式共聚焦显微镜等。越来越多的研究将这些新兴技术应用于损容性皮肤病的研究和临床诊疗中,并体现出其重要的临床应用价值。

皮肤影像技术进一步拓展了临床医师对于损容性皮肤病的研究和诊疗维度。在皮肤影像技术的辅助下,皮肤科医师将能够更准确地诊断损容性皮肤病,对病情、疾病分型、病期及严重程度进行更精确地评估,为患者个体化地选择更适宜的治疗方案和治疗周期,并对治疗反应进行实时、在体且客观的监测。

总结

- 皮肤被覆于体表,是人体的第一道防线,也是人体最大的器官,其生理功能对于维系人体内环境稳态具有重要意义。
- 皮肤在组织学上包括表皮、真皮、皮下组织和皮肤附属器。
- 皮肤也承担着展现个体容貌和魅力的重要功能。
- 美容皮肤科学是皮肤病学的新兴分支学科,主要研究如何更好地促进和维护皮肤健康及美,各种损容性皮肤病的诊治是其重要内容。
- 损容性皮肤病是指一类好发于颜面和其他身体暴露部位而不同程度地影响患者容貌、社交和心理健康的皮肤疾病。患者往往对疾病的诊疗会有更高的期待和要求。
- 皮肤无创检测技术在损容性皮肤病的诊疗工作中具有重要地位,尤其是近年来发展迅猛的皮肤无创影像技术。

二、皮肤镜的原理及基本概念

随着影像诊断技术的不断创新和发展,皮肤影像学正作为皮肤科一个新兴的亚专业在世界范围内得到广泛的推广和应用,其包括皮肤镜(dermoscopy)、皮肤高频超声(high-frequency ultrasound)及皮肤反射式共聚焦显微镜（reflectance confocal microscopy，RCM）等多维度影像技术，突出实时、无创、精准和有效的特点，显著提高了皮肤科医师对皮肤疾病诊断及评估的准确性。在众多影像技术中，皮肤镜的研究最为深入，临床应用也最为广泛，又被誉为"皮肤科医师的听诊器"。

（一）皮肤镜发展历史

历史上有关皮肤镜的应用最早可追溯到1663年，Johan Christophorus Kolhaus使用显微镜对甲皱襞的毛细血管进行了观察，并首次用"skin surface microscopy"一词表述了皮肤镜的概念。1879年，德国物理学家Ernst Abbe提出通过在显微镜和被测部位之间浸润油滴来减少光线散射以提高分辨率和图像显示的清晰度。1893年，Paul Unna首次在德语中使用"diaskopie"（透照法）一词，描述这种通过浸油显微镜对皮肤进行观察的方法。20世纪初，Otfried Müller改良出了更加适用于临床实践的便携式单筒及双筒显微镜。1920年，德国皮肤科医师Johann Saphier首次在原始皮肤镜中置入了内置光源，改善了照明效果，并在德语中首次使用了"dermatoskopie"来称呼皮肤镜设备，同时将皮肤镜的应用领域由对皮肤血管结构的观察拓展至色素痣，并提出了"globules"（小球）的概念。1958年，美国皮肤科医师Leon Goldman发明了第一台便携式皮肤镜，用以对皮肤色素性皮损（包括色素痣和恶性黑色素瘤等）进行观察评估。1971年，Rona MacKie首次证实了皮肤镜下的模式差异在色素性皮损良恶性鉴别诊断方面具有很好的实用价值。Fritsch和Peschlaner首次描述了色素痣皮损在皮肤镜下的"pigmented network"（色素网）结构。1987年，Pehamberger等创造了"epiluminescence microscopy（ELM）"一词以表述皮肤镜，并建立了色素性皮损的皮肤镜模式分析法。陆续有多名学者发表了大量有关皮肤镜的研究文献，揭示了部分皮肤镜下特征和组织病理学的联系，并逐渐显示出皮肤镜在皮肤科诊疗中的重要价值。1989年，第一届国际皮肤镜会议在德国汉堡召开，会议首次规范了皮肤镜的标准化术语，并于次年公开发表。20世纪90年代起，皮肤镜学界的学者们不断总结并建立起了多种皮肤镜分析方法和诊断思路，极大地推动了皮肤镜在皮肤科常规诊疗中的应用。1991年，Friedman等学者首次在英语中使用"dermoscopy"一词来表述皮肤镜检查技术。2001年，世界第一台偏振光皮肤镜在美国诞生，免去了检查时浸油的步骤，大大增加了检查的便捷性。偏振模式在显示血管等结构时更具优势，随着这些在偏振模式下更易观察到的结构逐渐被发现和描述，进一步丰富了皮肤镜观察体系。同年2月，第一届世界皮肤镜大会在罗马举办，从此皮肤镜的研究和应用在世界范围内得到了迅速的推广和重视。国际皮肤镜学会于2003年发表了首个皮肤镜诊断色素性皮损的国际专家共识，又分别于2007年和2016年相继发表了皮肤镜报告的规范化建议和皮肤镜标准化术语国际共识，对皮肤镜的标准化描述和应用有指导意义。

目前，皮肤镜的适应证已从对甲皱襞毛细血管和色素性皮损的观察扩展至辅助皮肤各种良恶性肿瘤、感染和非感染性炎症性皮肤病和色素异常性皮肤病的诊断、鉴别诊断、病情评估及治疗监测中，也已成为皮肤科诊疗的常规检查手段。

我国皮肤镜的引入虽起步较晚，但却在众多学者和学术团队的努力协作下，有着非常迅猛的发展势头，近年来在国内外学术期刊上，也不断有国内学者的皮肤镜相关研究文献得到发表，并被引用。2009年，中国医师协会皮肤科医师分会皮肤外科亚专业委员会成立，该委员会承担了分会的皮肤影像相关工作。2011年，中华医学会皮肤性病学分会成立了皮肤病数字化诊断亚学组。2013年，中国中西医结合学会皮肤性病专业委员会成立皮肤影像学组。2016年，中国医学装备协会皮肤病和皮肤影像学组，以及中国医疗保健国际交流促进会皮肤科分会皮肤影像学组相继成立。上述学术组织陆续举办了多个皮肤影像学习班和交流会议，学界专家编译了多部皮肤镜相关专著和指南共识，积极地推动着皮肤镜在国内的临床应用、教学培训和科学研究。

（二）皮肤镜基本原理

皮肤镜的基本原理主要体现在对被观测皮损的光学放大、内置照明及消除皮肤表面反光三方面。

据估计，人眼在距离被观察物体25cm时的分辨率约为0.1mm，也就是说此时人眼在1mm的单位内可以分辨10个像素单元，然而，色素痣中典型色素网的网格线宽度和皮肤毛细血管祥的直径在0.05mm以下，因此肉眼难以辨识到这些细微结构。在借助皮肤镜的光学放大功能之后，这些细微结构才可被清晰识别，从而显示出比肉眼观察更多的皮损细节信息以指导临床诊断和治疗决策（图1-2）。

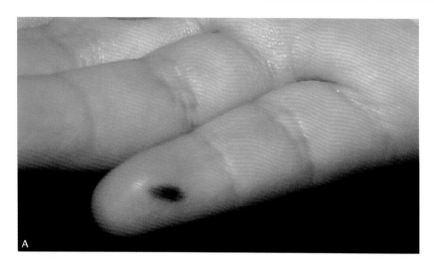

图 1-2A. 患者右手第 5 指可见黑褐色斑片。

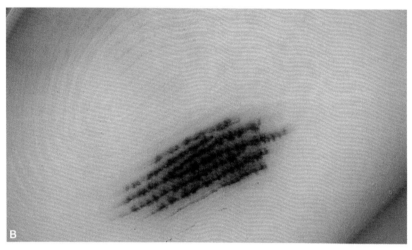

图 1-2B. 皮肤镜表现，放大 40 倍可观察到色素结构呈典型的皮沟平行模式。

图 1-2   1 例典型肢端色素痣的临床及皮肤镜表现

皮肤表面呈层叠紧密排列的角质层具有一定的透光性，但由于角质层的折光率（1.55）比空气（1.00）高，大部分入射光线在皮肤表面会被反射而形成表面眩光效应，这种眩光效应将会极大地干扰对皮肤较深层结构的观察，因此，肉眼仅能辨识到表皮角质层的部分形态结构。此外，对于较厚的皮肤（如掌跖部位）而言，宽厚的角质层会出现更明显的反向散射，因此皮肤结构将显得更加模糊晦暗，反之，薄嫩皮肤（如眼睑部位）的结构则显得更加清晰通透。皮肤镜主要通过两种技术原理来尽可能地消除表面的眩光干扰。第一种经典的方法是将透镜和被观察物体之间的介质从空气更换为折光率等于或接近皮肤的液体，常用的浸润液体包括 70% 的酒精、超声耦合剂、抗生素凝胶、矿物油、橄榄油和水等，这样产生的液体 - 皮肤界面理论上不会发生眩光现象，这是非偏振光皮肤镜（nonpolarized light dermoscopy，NPD）消除皮肤反光的方法。然而，这种通过浸润液来消除反射光的方法由于需要检查设备直接与皮损接触，有交叉感染的风险，此外，浸润液中产生的气泡也会产生小的空气 - 皮肤界面而造成反向散射影响皮损观察。第二种方法则是运用光学中的交叉偏振光原理来消除进入视线的反射光，偏振光皮肤镜（polarized light dermoscopy，PD）在光源和镜头之间放置与偏振方向相垂直的偏振片（光学上称为起偏器和检偏器），皮肤表面反射的光线通过起偏器后便不能再通过与之偏振方向垂直的检偏器，因此会被滤除，而进入皮肤深部的光由于在组织内散射过程中偏振方向发生各种改变，反射出来的光则仍可通过检偏器而被观察到（图 1-3）。偏振光皮肤镜并不一定需要与皮损直接接触，可以降低交叉感染的风险，其可以显示真 - 表皮交界至真皮浅层的结构，但皮面至表皮浅层（60～100μm）的区域则是偏振光皮肤镜检查的盲区，因此若需要观察表皮浅层的结构，则应优先使用非偏振光皮肤镜。偏振光皮肤镜根据是否通过浸润液接触皮肤又可分为偏振光接触式皮肤镜（polarized light contact dermoscopy，PCD）和偏振光非接触式皮肤镜

（polarized light noncontact dermoscopy，PNCD）两种，PCD 通过浸润液体、增加入射皮肤光线可以进一步提高图像质量，而 PNCD 由于不会对皮肤产生压迫，因此在观察血管结构时更有优势。

在皮肤镜下，皮损部位的颜色由黑色素、血液（包括形成痂的血浆）、角蛋白、脂质、胶原和异物等物质共同决定，又由于它们在皮肤中的含量、密度和分布不同而呈现出不同的色彩。由于丁达尔现象，黑色素所处的皮肤层次深浅各异，使得皮肤镜下观察到的颜色也不同，分别为黑色（表皮浅层）、深褐色（表皮基底层）、浅褐色（表皮真皮交界）、灰色（真皮乳头层）和蓝色（真皮网状层）（图 1-4）。

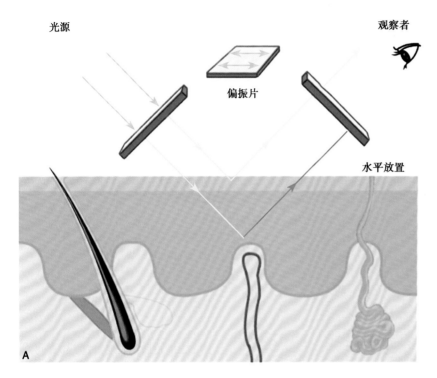

图 1-3A. 偏振片（起偏器和检偏器）水平放置，皮肤表面反射光影响观察者观察。

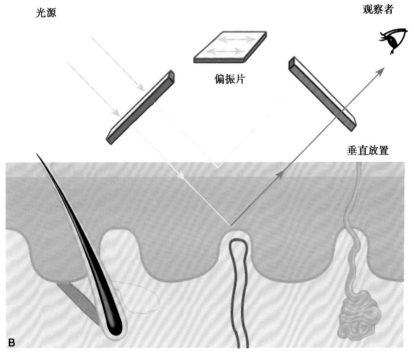

图 1-3B. 偏振片垂直放置，皮肤表面反射光被滤除，而入射光进入皮肤组织后，在散射过程中偏振方向改变，因此部分反射光可通过检偏器而被观察者观察。

图 1-3　偏振光皮肤镜消除反射光原理模式

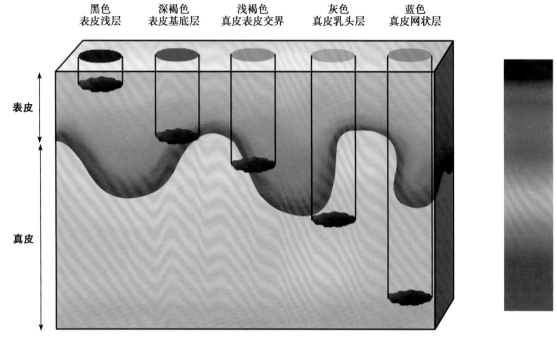

图 1-4   黑色素所在层次与皮肤镜下呈现颜色的关系

（三）皮肤镜术语体系

2016 年，国际皮肤镜学会推出了皮肤镜标准术语体系，次年我国皮肤影像学术组织也出台了含皮肤镜诊断规范用语相关内容的中国专家共识，以促进皮肤镜的规范临床应用。

目前皮肤镜存在两类术语，即隐喻性术语（metaphoric terminology）和描述性术语（descriptive terminology）。隐喻性术语是指用具象化的实物来形象地比喻皮肤镜下的复杂特征或模式的一类术语，如"粟粒样囊肿""星爆状模式"，该类术语既简单又生动，便于初学者学习和使用，但由于数量众多、无一定命名规律而且词汇本身有时比较模糊、主观，因此给学习和交流带来了一定的困难。描述性术语由 5 个基本元素组成（即"线""点""团块""环"和"伪足"），如果缺乏上述基本元素，则称为"无结构"，利用这些基本元素及其颜色、分布便可以对任一皮肤镜结构进行充分描述，逻辑性较强，也更加标准化，但对于部分复杂的皮肤镜下特征可能在表达上将显得比较冗长。

近年来，国内外皮肤镜学界的专家先后完善了皮肤肿瘤和非肿瘤性皮肤病的皮肤镜标准化术语词典，后者包括新归纳出的 5 个标准化基本参数，即血管（包括形态和分布）、鳞屑（包括颜色和分布）、毛囊改变、其他结构（包括颜色和形态）及特异性线索，本书第三章至第十章将优先使用标准化术语以方便各位读者进行规范化的学习和交流。在此示例部分皮肤镜下特征的隐喻性术语及描述性术语（表 1-1）。

表 1-1   部分皮肤镜下特征的标准化术语

描述性术语	隐喻性术语	定义
网状线 （lines, reticular）	色素网（pigment network）	由围绕在色素减退的小孔周围相互连接的色素线所组成的网格样模式。典型色素网（typical pigment network）的色素线的颜色、粗细、间距差异小，分布对称
圆形或卵圆形小团块（clods, small, round or oval）	小球（globules）	规则小球（regular）的颜色、大小、形状差异小；不规则小球（irregular）的颜色、大小、形状、间距有差异或分布不对称
灰点（dots, gray）	胡椒粉样（peppering）	由灰蓝色小点组成
周围伪足或周围放射状线（pseudopods, circumferential or lines, radial, circumferential）	星爆状模式（starburst pattern）	由周围小球、伪足、条纹或其联合组成，位于整个皮损周围

续表

描述性术语	隐喻性术语	定义
蓝色无结构区（structureless zone，blue）	蓝白幕（blue-whitish veil）	形状不规则的蓝色污斑，覆盖白色毛玻璃样混浊
红色无结构区，间有毛囊开口（structureless，red，interrupted by follicular openings）	草莓状模式（strawberry pattern）	毛囊口有凸显的白晕，周围有红色假网（红斑和细小的波浪形血管）
4个白点排列成正方形（dots，white，four arranged in a square）	玫瑰花状（rosettes）	四个亮白点或团块排列成正方形（或四叶草形）

（四）皮肤镜诊断思路

如前所述，随着皮肤镜相关研究的不断深入和拓展，各种皮肤疾病的皮肤镜下特征也不断得到分析和总结，发展至今，皮肤镜学界的专家们已总结出各种诊断方法和思路，如两步法、模式分析法、皮肤镜ABCD法、Menzies法、七分列表法、三分测评法、CASH法及色盘法等，各种分析方法有其适用的范围及优劣势，在进行皮损的皮肤镜分析时应灵活运用、互相补充。在此简要介绍皮肤镜诊断最常用的两步法。

第一步：分为7个不同的诊断等级，具体分析时逐级进行，若皮损不符合上一级的诊断标准，则进入下一级继续判断（表1-2）。

表1-2　皮肤镜修订两步法中第一步的诊断等级

诊断等级		具体标准
第1级	判断皮损是否为黑素细胞源性	● 色素网 ● 假性色素网 ● 条纹 ● 簇集状小球 ● 均质化蓝色色素沉着 ● 皮沟平行模式 ● 皮峰平行模式
第2级	判断皮损是否符合色素性基底细胞癌	1个阴性标准：不含色素网 6个阳性标准： ● 大的蓝灰色卵圆巢 ● 多发蓝灰色非聚集性小球 ● 叶状区域 ● 轮辐状区域 ● 溃疡 ● 树枝状血管
第3级	判断皮损是否符合脂溢性角化病	● 皮损边界清楚 ● 虫蚀状边缘 ● 粟粒样囊肿 ● 粉刺样开口 ● 隐窝 ● 沟嵴模式 ● 脑回状模式 ● 发夹样血管
第4级	判断皮损是否为血管性病变	● 紫红腔隙
第5级	非黑素细胞源性病变的特异性血管模式	主要包括一些特异性血管模式（包括血管的形态和分布等特点），如皮损出现肾小球状血管应考虑鳞状细胞癌，皮损周围出现冠状血管应考虑皮脂腺增生或传染性软疣等
第6级	黑素细胞源性病变的特异性血管模式	● 皮内痣：逗号状血管 ● 恶性黑色素瘤：点状血管、线状不规则血管（或蛇形血管）、粉色背景中不典型的发夹样血管和螺旋状血管、多形性血管等
第7级	"无结构"皮损的诊断	默认进入第二步继续评估

第二步：针对符合第一步中第1级、第6级和第7级诊断的皮损,运用模式分析法、皮肤镜ABCD法、Menzies法、七分列表法、三分测评法、CASH法和修订的模式分析法等进一步判断皮损的良恶性。其中模式分析法的诊断准确度最高,但要求检查者有相对丰富的皮肤镜使用经验,初学者则更加适合使用皮肤镜ABCD法、三分测评法和Menzies法等。

总结

- 皮肤镜的发展起源于普通放大镜对皮肤及其附属器细微结构的观察,此后为了改善图像质量不断进行了技术改良和创新,形成了目前较为成熟的皮肤镜设备。
- 皮肤镜的基本原理包括光学放大、内置照明及消除皮肤表面反光三方面。
- 为了消除皮肤表面反光,非偏振光皮肤镜采用浸润液产生液体-皮肤界面来避免眩光现象,而偏振光皮肤镜则利用交叉偏振的原理来滤除表面反光。在临床实践中,非偏振光和偏振光皮肤镜在显示皮肤镜下特征时各有优势,应当灵活运用。
- 黑色素所处的皮肤层次深浅各异使得其在皮肤镜下观察到的颜色也不同,分别为黑色(表皮浅层)、深褐色(表皮基底层)、浅褐色(表皮真皮交界)、灰色(真皮乳头层)和蓝色(真皮网状层)。
- 皮肤镜存在两类术语,即隐喻性术语和描述性术语。
- 各种皮肤镜诊断思路有其各自适用的范围及优劣势,最常用的是两步法,按照一定的诊断步骤和级别顺序分析皮损,可以在很大程度上提高恶性黑色素瘤的诊断敏感性。

三、皮肤高频超声的原理及基本概念

超声检查是医学上广泛使用的一种有价值的诊断工具。在过去的30年里,这种非侵入性的成像方法已经应用到皮肤科。配备高于20MHz扫描仪的高频超声已被广泛用于观测皮损形态、大小、深度及边界等。高频超声、彩色多普勒超声等超声新技术亦可用于肿瘤血管化及其转移潜能的评估。高频超声提供的各种诊断信息无疑改善了肿瘤性和炎症性皮肤疾病的管理,并强调了其在皮肤科实践中的重要地位。

(一)诊断超声的物理基础

1. 超声波及图像的产生   超声波是频率在20kHz以上的机械波,超过了人类听力的频率上限。超声波是由超声波换能器产生的,它可以将电极施加的电流转换为机械振动。因此,产生了非常短的超声脉冲。来自超声波换能器的振动被传输到被研究的介质中,并以超声波的形式传播。超声波传播到两种不同声阻抗的介质的界面处被部分反射。反射波由同一换能器检测,将机械振动转化为电激励。由计算机处理并以灰度显示在监视器上。

图像亮度由到达传感器的回波幅度决定。高强度回波(或大幅度)会产生强回声图像(白色),而低强度回波(或小幅度)会产生弱回声图像(灰色)。无回声则是黑色图像。

皮肤超声的检查原理是基于皮肤的不同层次与不同组织内部不均匀性和结构差异。

超声波换能器是由压电材料制成的薄片状晶体,当施加电压时会产生声能。当这些压电材料膨胀和收缩时,就会产生声波振动。最早的传感器是由石英制成的。较新的材料包括钛酸铅、陶瓷和压电聚合物,这些新型的材料使得更高频率的换能器的开发成为可能,因为更高频率的声波,可以更好地分辨位于皮肤及其附属器的结构。目前,用于检查区域淋巴结和软组织肿瘤的换能器的工作频率在7.5~15.0MHz范围内,而用于评估皮肤结构的换能器的频率在20~100MHz范围内。

2. 超声波的衰减   超声波在传播过程中的衰减是指声波传播随距离增加而逐渐减弱的现象。这种减弱是由于组织吸收超声波能量并将其转换为热能、与换能器的几何结构有关的超声波的自然发散,以及由于被传播的组织的异质性而导致的波的扩散(散射)。当使用的超声波频率较高时,衰减会增加。根据这一物理特性,我们可以通过测量超声波的衰减来表征组织。此外,衰减限制了穿透深度,因为中心频率越高,穿透深度越小。

3. 分辨力　在皮肤超声探查中,有必要区分不同的层次——表皮、真皮和皮下组织。超声波换能器垂直于皮肤表面激发的超声波的轴向分辨力,是超声波设备能够区分的皮肤各层之间的最小间距。横向分辨力是垂直于声波传播方向的可显示的最小间距。轴向分辨力在物理上受到波长的限制。要获得较好的轴向分辨力,需要较短的波长。轴向分辨力还取决于换能器的带宽。横向分辨力则取决于换能器的直径和中心频率、焦点区域的波束宽度和超声波换能器的空间扫描步长。

4. 皮肤高频超声的可用频率　在超声检查中,频率与穿透深度成反比,与图像分辨率成正比。因此,高频超声波长较短,分辨力较高,但穿透深度较小。频率>7MHz 可改善皮肤、附属器和皮下组织的图像,频率>15MHz 可区分皮肤的不同层次。高频(>20MHz)和超高频超声波换能器(30～70MHz)可进一步探查附属器结构,如皮脂腺、顶泌汗腺和外泌汗腺。皮肤科最常用的频率为 20～25MHz,最高可达100MHz。当频率达到 20MHz 时,分辨力达 50～200μm,穿透深度为 6～7mm。如果频率增加到 50MHz,分辨力可增加到 39～120μm,但穿透深度只有 4mm。

（二）多普勒超声

高频超声的彩色多普勒使血流可视化成为可能。当超声波经过血管、心脏时,流动的红细胞和运动状态的心肌将产生与发射频率不同的回波信号,称为多普勒效应。可用于显示血流的速度和方向。在计算机显示器上,不同颜色代表不同的运动模式,这让我们更易于理解。彩色多普勒血流成像可用于皮肤肿瘤或炎症的鉴别诊断和定量分析。

（三）弹性成像

传统超声提供了肿瘤横向和纵向的重要形态学特征、其与邻近组织的关系(累及肌肉、软骨、骨骼)、轮廓、回声和回声结构等。应变弹性成像在皮肤疾病的诊断中也是一种有用的检查手段。定量与半定量弹性成像的测量数值均可反映病变组织硬度。例如,根据文献报道,恶性肿瘤表现出高度或中度的硬度增加,硬度与肿瘤厚度呈正相关。虽然弹性成像在皮肤疾病中的作用尚有待进一步研究证实,但弹性成像结合传统超声和彩色多普勒超声检查有可能提高临床诊断的准确性。

（四）高频超声在皮肤疾病中的应用进展举例

色素性皮肤病变的诊断是皮肤科医师临床工作的重要组成部分,例如,皮肤科医师必须随时注意确定患者患恶性黑色素瘤的风险并适时调整治疗策略。当我们分析超声形态或回声征象时发现,良性和恶性皮肤肿瘤的表现有较大的重叠,仅靠超声检查不能明确最终诊断。然而,它可以很好地确定不同类别的皮肤病变——良性非血管性或血管性肿瘤;恶性肿瘤;炎性和感染性病变;外源性皮肤成分;甲病变。一项对 4 338 例皮肤超声检查的大样本回顾性研究表明,增加皮肤超声检查将临床诊断的正确率从 73% 提高到 97%。当诊断不同类别的皮肤病变时,超声检查的总体敏感度可达 99%,特异度为100%。

高频超声的其他应用还包括炎症性或纤维性疾病的皮肤厚度测量,如局限性硬皮病、进行性系统性硬化症、慢性硬皮样移植物抗宿主病、银屑病或扁平苔藓。虽然皮肤和附属器的炎症在临床工作中通常可以通过肉眼检查观察到,但一些深层次的疾病进展很难评估,因为它们涉及更深的皮肤结构,如真皮深层和皮下组织。这时,使用 20MHz 探头的超声检查有助于将疾病的进展和治疗效果客观化。因此,在这些病例中,超声的作用是为临床增加有用的可视化信息,以便更准确地对患者进行评估和分期。高频超声也可以用于医学美容,例如评估光化性皮肤损伤、定位植入物、瘢痕疙瘩和血管瘤的治疗控制。

总之,超声检查是一种多功能、无痛、低风险和非侵入性的检查方法,易于操作和重复。它提供皮肤和皮下组织中良性和恶性疾病发展过程的实时影像信息,可应用于皮肤肿瘤、炎症性或纤维性皮肤病的评估及治疗效果的监测。使用 20MHz、75MHz 或 100MHz 频率的超声探头,特别是在较薄的病变中,其超声测量的数据和组织学测量之间的相关性很好;而 7～15MHz 频率的超声探头,虽然其超声测量数据与组织学数据相关性较低,但穿透性较强,可提供更好的深部浸润性病变信息。由此可见,超声不仅在皮肤疾病的诊治中发挥重要作用,也是后续随访中的重要检查手段之一。

总结

- 高频超声已成为皮肤疾病的无创、多功能影像评估手段。
- 二维灰阶超声可提供皮损的纵向形态学特征，可准确测量皮损累及深度，评价皮损的内部结构；彩色多普勒血流显像可显示病灶的血供信息；弹性成像可提供组织硬度信息。上述多维度评估有望为皮肤病的临床诊治提供更多信息。

四、皮肤反射式共聚焦显微镜的原理及基本概念

（一）皮肤反射式共聚焦显微镜的发展历史和现状

1955 年，Marvin Minsky 利用共聚焦原理，首次发明了一台共聚焦显微镜（confocal microscopy），随后于 1957 年申请了共聚焦显微镜的专利并阐释了其原理。Minsky 的发明并没有马上引起人们的注意，主要是因为当时没有足够强度的光源，且计算机的运算能力还不足以处理大量的数据。随着激光技术、计算机和图像处理技术的不断发展，20 世纪 80 年代出现了一种具有突破瑞利衍射极限的超分辨率光学显微镜成像技术——激光扫描共聚焦显微镜（confocal laser scanning microscopy，CLSM），它同时具有独特的三维成像能力。1984 年，Biorad 公司推出了世界第一台商业化的共聚焦显微镜（SOM-100）。1985 年，多个实验室的多篇报道显示 CLSM 可消除焦点模糊，得到清晰的三维图像，标志着 CLSM 的关键技术已基本成熟。1986 年，MRC-500 改进为光束扫描，用作生物荧光显微镜的共聚焦系统。随后多家公司相继开发出不同型号的 CLSM，产品的性能不断改进和更新，应用的范围也越来越广。

CLSM 是一种先进的细胞生物学分析仪器，在研究和分析活细胞结构、分子、离子的实时动态变化过程、组织和细胞的光学连续切片和三维重建等方面，具有明显的优势，有细胞"CT"之称。CLSM 有荧光模式（fluorescence mode，FLSM）及反射模式。利用不同层次细胞结构对入射光源反光和折光的差异捕捉反射光进行成像，称为反射式共聚焦显微镜（reflectance confocal microscopy，RCM）。

Rajadhyaksha 等在 1995 年对 CLSM 进行改造，加入了在体扫描装置，采用了可见光及近红外光波段（400～900nm）的激光束并首次实现了对活体皮肤的无创、即时成像。由此奠定了 RCM 在皮肤科推广应用的基础。Lucid 公司（美国纽约）购买其专利，于 1997 年推出了第一代反射式共聚焦显微镜 VivaScope 1000，其激光源波长为 830nm，功率小于 30mW，不会造成组织损伤。但因其体积庞大，对某些解剖部位不方便检测，且成像非常耗时。随后于 2000 年推出 VivaScope 1500，成为迄今为止最广泛用于人类皮肤成像的共聚焦显微镜。与之前的仪器相比，VivaScope 1500 更小、更灵活、更易移动，可以通过组织环和贴片固定一个区域进行定位扫描，扫描区域从 0.5mm × 0.5mm 到 8.0mm × 8.0mm，横向分辨率为 1μm。该设备首次集成了皮肤镜相机，通过使用皮肤镜图像作为总体图来导航到拟用 RCM 实时观察的目标区域，提供并利用了皮肤镜和共聚焦图像之间的相关性。此外，VivaScope 3000 作为一种手持式共聚焦显微镜，可用于不平整部位的扫描；VivaScope 2500 则可用于对切除的组织进行成像，特别是在 Mohs 手术中被切除的组织。VivaScope 1500 Multilaser 则是将 FLSM 和 RCM 模式结合在一起，且可提供 3 个激光的波长用于检测。

（二）皮肤反射式共聚焦显微镜的原理

1. 共聚焦　RCM 成像是基于共聚焦原理。共聚焦是指光路（激发光和发射光）在两个位置上聚焦。在 CLSM 系统中，激发光聚焦在样品点表面，而来自样品的发射光聚焦于针孔上，形成点像，通过针孔被探测器接收，从而降低了杂质信号的干扰，降低了背景信号的强度。

2. 皮肤反射式共聚焦显微镜成像光学原理　该设备采用 830nm 半导体激光作为激发光源，并用针孔使光源成为点光源，在物镜焦平面对皮肤逐点扫描。皮肤组织中的每个照射点，光线被反射，穿过一个小针孔，在探测器中形成图像。这个小针孔不允许反射光从另一个组织点到达检测器，因此，只有来自焦点区域（共焦）的反射光能够被检测到。RCM 的点光源通过对样品进行左右扫描来获得样本同一横断层

面(X-Y)的图像,也可以沿着 Z 轴上下移动对皮肤不同层面(深度可达 400μm)进行聚焦成像,连续光学切片经计算机三维重建处理,能够从任意角度观察标本的三维剖面或整体结构,因此该技术也被称为皮肤 CT。

3. 皮肤反射式共聚焦显微镜灰度图像原理 基于细胞器和组织结构自身折光率的不同致使反射系数不同,而得以实现 RCM 图像的高分辨率,RCM 图像分辨率与波长成反比。皮肤组织内的微结构如黑色素、含氧血红蛋白及细胞器等对光的折光率不同而呈现明暗程度不等的灰度图像,折光率越高图像越亮。皮肤组织中黑色素(折光率 1.7)和角蛋白(折光率 1.5)具有较高的折光率,是自然对照物,因此黑色素含量比较高的基底细胞层和角蛋白含量比较高的角质层在皮肤 CT 图像中呈现比较明亮的颜色。对于棘层和颗粒层细胞而言,由于细胞核的折光率低,而胞质折光率相对高,因而细胞呈现相对亮的胞质包绕较暗的胞核的成像特点。

(三)皮肤反射式共聚焦显微镜的基本概念

1. VivaBlock RCM 从水平面(X-Y)获得的图像,每一幅基本图像在屏幕上显示为一个 0.5mm×0.5mm 的视野,最大可达到 8.0mm×8.0mm,马赛克的尺寸可以手动选择,进而生成马赛克式的连续的水平图像,这种二维的马赛克被称为 VivaBlock(图 1-5A)。

2. VivaStack 对一个 0.5mm×0.5mm 视野的图像沿 Z 轴获得不同深度的图像,形成特定区域的三维视图,被称为 VivaStack(图 1-5B、C)。

3. 规则(典型)蜂窝状结构 规则(典型)蜂窝状结构见于表皮棘层和颗粒层,角质形成细胞多边形明亮的细胞轮廓,表现为大小、形状、厚度及亮度一致的线条(图 1-6A)。

4. 不规则(不典型)蜂窝状结构 角质形成细胞多边形明亮的细胞轮廓,表现为大小、形状不同,厚度及亮度不一致的线条。

5. 扩大的蜂窝状结构 多边形轮廓比正常结构更厚、更亮,但总体上在大小、形状和亮度上是一致的。

6. 规则(典型)鹅卵石样结构 规则(典型)鹅卵石样结构见于基底层,是一种由紧密排列的明亮的圆形细胞组成的均匀图案,这些细胞被不易折光的多边形轮廓分隔开(图 1-6B)。

7. 不规则(典型)鹅卵石样结构 是一种不均匀的图案,由紧密排列的明亮的圆形细胞组成,细胞之间由不易折光的多边形轮廓分隔,细胞的大小、间距和亮度不一致。

8. 表皮结构紊乱 表皮缺乏可辨认的蜂窝状或鹅卵石图案。

9. 佩吉特样扩散 见于黑素细胞或朗格汉斯细胞,表现为表皮基底上层亮圆形或树突状有核非典型细胞。

10. 真皮乳头环 深色的真皮乳头层被明亮的角质形成细胞包围成一个环状(图 1-6C)。

11. 真皮乳头环消失 真皮乳头层周围看不到明亮的细胞轮廓。

12. 环状模式 低倍镜下真表皮交界处(dermal-epidermal junction,DEJ)的表现,环中间是真皮乳头层。

13. 网状模式 低倍镜下 DEJ 表现为增厚的、相互连接的、明亮细长的聚集物,使乳头间隙变宽。

14. 块状模式 低倍镜下真皮浅层的表现,以明亮的巢状结构为主。

15. 混合模式 包含了环状、网状、块状模式。

16. 密集巢状 圆形的、椭圆形的或多边形的,轮廓分明的致密细胞聚集。

17. 非典型细胞 大(>20μm)、圆形和/或树突状有核细胞,单个细胞或非致密簇状分布于表皮的基底上层和/或 DEJ 和/或真皮层。

18. DEJ 结构紊乱 结构紊乱包括真皮乳头层边界消失,或环状、网状或块状图案的紊乱,或没有任何可识别图案的模糊区域。

19. 嗜碱性条索状/岛屿状变 圆的、拉长的或多环的屈光结构,周围有细胞栅栏,常由一个"暗裂"勾勒出轮廓,它将折光结构与周围的基质分开。

20. 丰满明亮的细胞 指噬黑素细胞,表现为真皮内大而明亮的细胞,界限不清,无可见核。

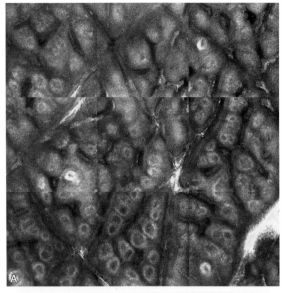

图 1-5A. VivaBlock：1.5mm×1.5mm 马赛克式的连续的水平图像。

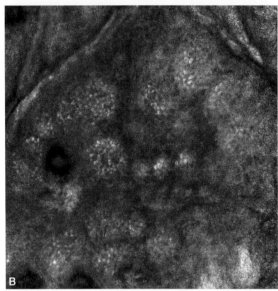

图 1-5B. VivaStack 由沿 Z 轴不同深度的多个 0.5mm×0.5mm 的图像组成。

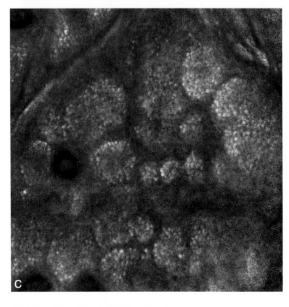

图 1-5C. 与图 B 为同一个 Z 轴、不同深度的 VivaStack。

图 1-5　VivaBlock 与 VivaStack

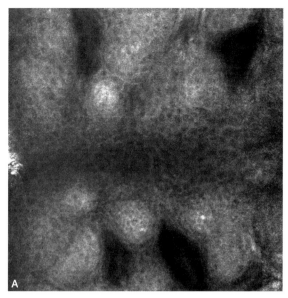

图 1-6A. 表皮棘层的规则蜂窝状结构。

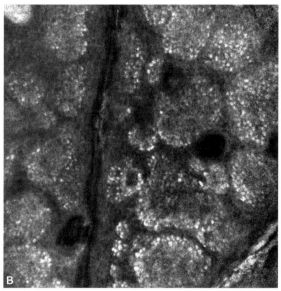

图 1-6B. 基底层规则鹅卵石样结构。

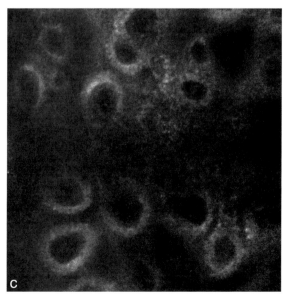

图 1-6C. 表皮真皮交界处的真皮乳头环。

图 1-6 规则蜂窝状结构、规则鹅卵石样结构与真皮乳头环的皮肤反射式共聚焦显微镜下表现

总结

- 皮肤反射式共聚焦显微镜（RCM）又称皮肤CT，是皮肤疾病无创诊断的重要评估手段。
- RCM基于细胞器和组织结构不同的折光率而进行成像，其中黑色素和角蛋白因折光率高而呈现比较明亮的颜色。
- RCM可以从水平面获得图像，还可以沿着Z轴获得不同深度的图像。皮肤不同水平面得到的RCM图像也不同，包括蜂窝状结构、鹅卵石样结构、真皮乳头环等结构。

■ 参考文献

［1］赵辨.中国临床皮肤病学［M］.南京,江苏凤凰科学技术出版社,2017,6-13.

［2］张学军,郑捷.皮肤性病学［M］.北京,人民卫生出版社,2018,6-14.

［3］何黎,刘玮.皮肤美容学［M］.北京,人民卫生出版社,2008,388-420.

［4］孙秋宁,刘洁.协和皮肤镜图谱［M］.北京,人民卫生出版社,2015,3-8.

［5］刘洁,邹先彪.实用皮肤镜学［M］.北京,人民卫生出版社,2021,1-4.

［6］JASAITIENE D, VALIUKEVICIENE S, LINKEVICIUTE G, et al. Principles of high-frequency ultrasonography for investigation of skin pathology［J］. J Eur Acad Dermatol Venereol, 2011, 25（4）, 375-382.

［7］SCHNEIDER S L, KOHLI I, HAMZAVI I H, et al. Emerging imaging technologies in dermatology, Part I, Basic principles ［J］. J Am Acad Dermatol, 2019, 80（4）, 1114-1120.

［8］ALFAGEME F, WORTSMAN X, CATALANO O, et al. European Federation of Societies for Ultrasound in Medicine and Biology（EFSUMB）Position Statement on dermatologic ultrasound［J］. Ultraschall Med, 2021, 42（1）, 39-47.

［9］刘华绪.反射式共聚焦显微镜皮肤病图谱［M］.北京,人民卫生出版社,2013,5-12.

［10］RAINER H W, GIOVANNI P, JOSEPH M, et al. Reflectance confocal microscopy for skin diseases［M］.Berlin Heidelberg, Springer, 2012, 3-22.

［11］SHAHRIARI N, GRANT-KELS JM, RABINOVITZ H, et al. Reflectance confocal microscopy, principles, basic terminology, clinical indications, limitations, and practical considerations［J］. J Am Acad Dermatol, 2021, 84（1）, 1-14.

［12］RAJADHYAKSHA M, GROSSMAN M, ESTEROWITZ D, et al. In vivo confocal scanning laser microscopy of human skin, melanin provides strong contrast［J］. J Invest Dermatol, 1995, 104（6）, 946-952.

第二章　皮肤组织结构及正常皮肤影像表现

第一节　皮肤组织结构

皮肤覆盖于人体表面，是人体最大的器官，与外界环境直接接触，起到了屏障、吸收、感觉、分泌及温度调节等重要作用。皮肤总重量约占个体体重的16%，成人皮肤面积为1.5～2.0m²，新生儿皮肤面积约为0.21m²。皮肤厚度（不包括皮下组织）存在较大个体差异，且不同年龄及部位的差异也较大，掌跖部位的皮肤最厚，可达3～4mm，而眼睑、外阴及乳房皮肤较薄，厚度仅为0.5mm。

皮肤的表面并非完全光滑，而是分布着纵横交错的沟纹网络，由皮嵴与皮沟组成。皮沟是皮肤组织中纤维束排列和牵拉形成的沟纹，皮沟之间的隆起则称为皮嵴，皮嵴之上可见许多凹陷小孔，为汗腺导管开口部位，即汗孔。

皮肤颜色从黑褐色至粉白色不等，主要受褐色的黑色素、红色的氧合血红蛋白、蓝色的脱氧血红蛋白和黄色的胡萝卜素及胆色素影响，与种族、年龄、性别及外界环境均有关。不同人的皮肤颜色不尽相同，同一个人不同部位的皮肤颜色也可存在差异。

皮肤主要由表皮、真皮、皮下组织三层结构组成，表皮与真皮之间通过基底膜带相连。此外，皮肤还包括了各类皮肤附属器如毛发与毛囊、皮脂腺、汗腺和甲等，以及丰富的血管、淋巴管、神经和肌肉。

一、表皮

表皮以角质形成细胞为主，同时包含黑素细胞、梅克尔细胞和朗格汉斯细胞等树突状细胞，从下至上依次为基底层、棘层、颗粒层、透明层（仅存在于掌跖部位）、角质层（图2-1）。

1. **基底层**　位于表皮的最深处，由单层立方形或圆柱状细胞构成，细胞呈栅栏状垂直排列于基底膜之上，黑素细胞散在分布于基底层角质形成细胞之中，比例约为1：10。

2. **棘层**　位于基底层上方，由4～8层的多角形细胞构成，由于细胞有多个棘状突起而称为棘细胞。

3. **颗粒层**　由1～3层细胞组成（掌跖部位可达10余层），细胞排列与皮肤表面平行，细胞内充满粗大的嗜碱性透明角质颗粒。

4. **透明层**　位于颗粒层与角质层之间，由2～3层扁平、无核的细胞构成，仅存在于掌跖部位，为薄层均匀的嗜酸性带。

5. **角质层**　位于表皮最外层，由5～20层扁平、无核、嗜酸性的角质细胞组成，在掌跖部位可厚达40～50层，角质细胞排列紧密，起到重要的屏障功能。

二、真皮

真皮主要由结缔组织组成（包括胶原纤维、弹力纤维及基质等），厚度为表皮的10～40倍，可分为乳头层及网状层。真皮内含有神经、血管、淋巴管、肌肉及皮肤附属器。乳头层较薄，向表皮侧呈乳头状突起，与表皮突相互犬牙交错，构成波纹状吻合的牢固连接。乳头层中的胶原纤维纤细、排列杂乱，成纤维细胞数目较多，基质也较丰富，乳头层内有丰富的小动脉、毛细血管及小静脉组成的微循环网。网状层较厚，胶原纤维束粗厚且数量多，与表皮平行延伸、交织。网状层中的成纤维细胞、基质及血管成分较少。

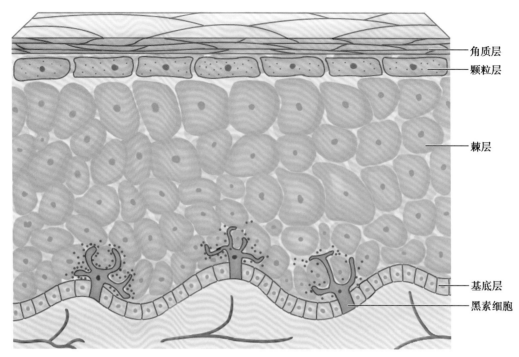

角质层
颗粒层
棘层
基底层
黑素细胞

图 2-1　表皮组织结构示意

三、皮下组织

皮下组织位于真皮下方,向下与肌膜等相连,皮下组织主要由疏松结缔组织及脂肪小叶构成,厚度随部位、性别、营养状况而异。

四、皮肤附属器

众多附属器也是皮肤的重要组成部分,包括毛发与毛囊、皮脂腺、汗腺及甲(图 2-2、图 2-3)。

1. 毛发与毛囊　几乎遍及全身,仅掌跖、指(趾)屈面、指(趾)末节伸面、唇红区、龟头、包皮内侧面、小阴唇、大阴唇内侧及阴蒂等处无毛。毛发可分为长毛、短毛及毳毛。毛囊位于真皮和皮下组织中,是毛发生长所必需的结构。

2. 皮脂腺　常开口于毛囊,组成毛囊皮脂腺单位。皮脂腺在人体分布密度不同,以头皮、面部、躯干中央区域分布较多,而四肢(尤其小腿外侧)皮脂腺最少,掌跖及指(趾)屈面则无皮脂腺分布。

3. 汗腺　包括外泌汗腺(小汗腺)及顶泌汗腺(大汗腺)两种。不同部位的汗腺分布密度不同。外泌汗腺在掌跖部位密度最大,顶泌汗腺则主要分布于鼻翼、腋窝、脐窝、腹股沟、包皮等处。

4. 甲　组成结构包括甲板、甲襞、甲床和甲母质等(图 2-3)。甲板为甲的外露部分,由坚硬的角质所构成,覆盖于四肢末端背侧,呈外凸的长方形。甲板周围皮肤则为甲襞(或称为甲廓),包括近端及侧缘甲襞。深入近端皮肤的甲板部分称为甲根。甲板下方的皮肤为甲床。甲母质位于甲根及近端甲襞下方,是甲的生发部位。

五、皮肤血管、淋巴管、神经及肌肉

1. 血管　皮肤中的血管主要分布在真皮及皮下组织,构成 5 个血管丛,自外向内分别为乳头层血管丛、乳头下血管丛(浅丛)、真皮中静脉丛、真皮下血管丛(深丛)及皮下血管丛,血管丛之间由垂直走向的血管相连,共同发挥营养及体温调节等重要作用。

2. 淋巴管　皮肤毛细淋巴管起始于真皮乳头层,逐渐汇合形成乳头下浅淋巴管网及真皮淋巴管网,与主要血管丛平行,并进一步汇合至皮下组织更大的淋巴管中,逐步进入全身循环。

3. 神经　皮肤中神经纤维丰富,为周围神经的分支,包括感觉神经纤维及运动神经纤维,起到感受

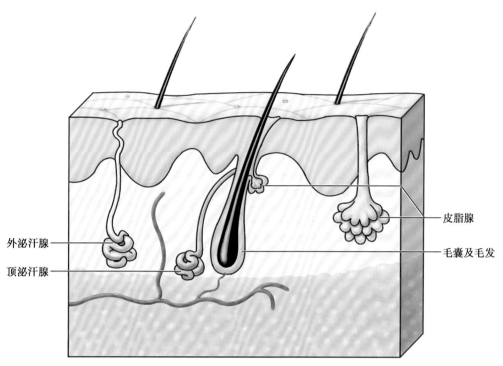

图 2-2 汗腺、毛囊、皮脂腺示意

外泌汗腺

顶泌汗腺

皮脂腺

毛囊及毛发

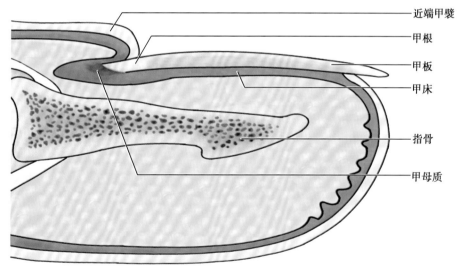

图 2-3 甲结构示意

近端甲襞

甲根

甲板

甲床

指骨

甲母质

刺激、支配靶器官活动、完成神经反射的作用。

4. **肌肉** 皮肤还含有平滑肌与横纹肌,最常见的平滑肌为立毛肌,此外还包括阴囊肌膜、乳晕平滑肌、血管平滑肌等。横纹肌包括面部表情肌及颈部的颈阔肌等。

总结

- 皮肤厚薄不一,表面分布着由皮嵴与皮沟构成的沟纹网络,颜色受黑色素、血红蛋白等多重因素的影响。
- 皮肤在组织学上分为表皮、真皮及皮下组织三层结构,并包含毛发与毛囊、皮脂腺、汗腺和甲等附属器,以及血管、淋巴管、神经及肌肉等结构。
- 了解皮肤正常组织结构,有助于理解不同影像技术的图像特征及其对应的组织结构。

第二节 正常皮肤影像表现

一、正常皮肤皮肤镜表现

皮肤镜可呈现皮肤浅层(即角质层至真皮浅层)的细微结构,包括血管、色素、鳞屑、毛囊开口及毛发、汗孔等亚宏观结构。不同部位表现存在差异(图2-4)。

1. **面部** 面部可见毳毛及毛囊开口,皮肤表面无明显血管扩张,毛囊及周围无明显角栓、黄色晕等(图2-4A)。

2. **掌跖部** 皮嵴及皮沟较为明显,皮嵴上可见汗孔(图2-4B)。

3. **头皮** 头皮表面光滑且颜色均一,无色素结构、明显鳞屑及血管扩张等。可见较多毛囊,分布均匀,毛囊口周围无白色或黄色晕,无毛囊角栓;正常毛囊单位内可见2~3根毛发,毛发直径、颜色均匀一致,末端无异常(图2-4C)。

4. **甲** 正常的甲在镜下一般呈均匀的淡红色,加压处可呈黄白色,无混浊、色素、白点、凹陷、血管扩张、纵裂等。正常的甲襞毛细血管祥呈均一性、发夹样平行排列,以超声凝胶、液状石蜡作为介质,可以获得较好的观察效果。皮肤镜需评估的部位常包括甲板、近端甲襞、甲板远端及远端甲下皮肤等(图2-4D)。

5. **唇部等黏膜部位** 黏膜在镜下表现为粉红至红色背景。

图 2-4A. 面部皮肤:可见散在毳毛及毛囊开口。

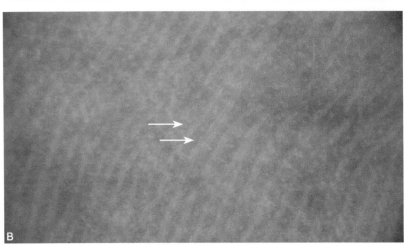

图 2-4B. 手掌部位皮肤:皮嵴及皮沟明显,皮嵴上可见汗孔(白色箭头)。

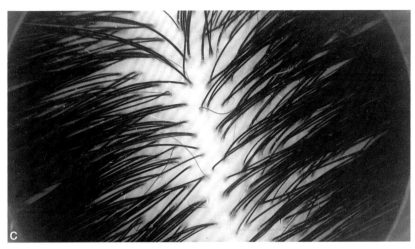

图 2-4C. 头皮皮肤：可见均匀分布的毛囊，多数毛囊内可见多根毛发。

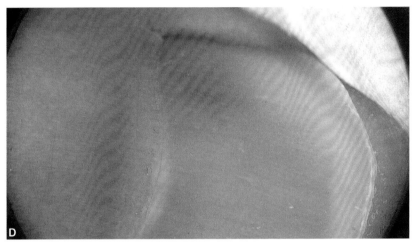

图 2-4D. 甲：甲呈均匀的淡红色，近端甲襞毛细血管袢呈均一性、发夹样平行排列。

图 2-4 正常皮肤的皮肤镜表现

二、正常皮肤高频超声表现

皮肤高频超声具有无创、快速和实时等优点，可清晰地显示皮肤的解剖层次，包括表皮层、真皮层、皮下组织及附属器等。不同的组织结构呈现出不同的表现（图 2-5）。

（一）表皮、真皮、皮下组织

1. **表皮**　由于含有角蛋白，正常表皮通常呈线状高回声结构。在疾病状态下，表皮的回声厚度受角质层及鳞屑厚度的影响，而回声强弱与鳞屑之间的空气滞留量有关（图 2-5A）。

2. **真皮**　在表皮线状高回声以下，呈条带状结构，由于含有丰富的胶原纤维，呈中等回声结构，回声低于表皮层，其内偶可见血管走行。真皮的回声强弱取决于增高回声的胶原纤维的数量和减弱回声的细胞间基质的数量（图 2-5A）。

3. **皮下组织**　皮下组织主要由脂肪构成，呈低至无回声，其内含有由结缔组织间隔形成的高回声带（图 2-5A）。

（二）皮肤附属器

1. **毛发和毛囊**　毛囊表现为团状低回声结构（图 2-5B），纵向结构上包括深部的毛球和其远端的毛干，其相对位置取决于毛囊所处的生长周期：在休止期，毛球位于浅表真皮的位置；在生长期，毛球可以深达皮下组织；在退行期，位于真皮中间位置。毛发是毛囊的最终角化产物，是一种双层或三层的线性高回声结构。

2. **皮脂腺**　皮脂腺为附着在毛囊上的椭圆形结构，其内回声较为杂乱、不均匀，可见到多个点状的高回声。皮脂腺在面部和躯干中央区域分布较多（图 2-5C）。

3. **汗腺**　汗腺呈圆形或椭圆形的低回声结构，内含多个微小的、类似卵巢的无回声腔隙区，故命名为"假卵巢样"（图 2-5D）。

4. **甲** 甲与远端指间关节的关系非常密切。甲板由于富含角蛋白呈双层平行排列线状高回声结构（其间低回声为甲板间隙）；甲床位于甲板与远节指骨骨皮质之间，呈低回声；甲母质为甲根下方不清晰的稍高回声区域；远节指骨呈位于甲床下方的高回声线形结构（图 2-5E）。

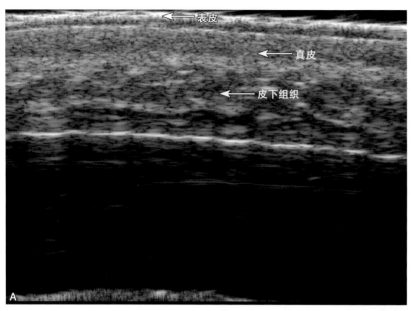

图 2-5A. 额部正常皮肤分层结构。

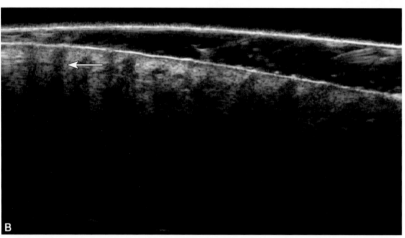

图 2-5B. 头皮毛囊，为倾斜的低回声结构（白色箭头）。

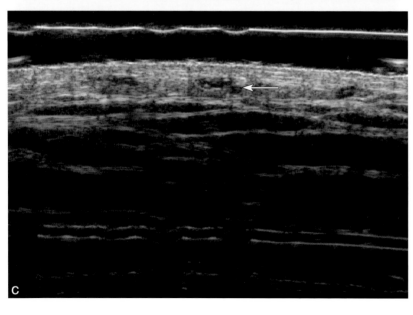

图 2-5C. 面颊皮脂腺（白色箭头）。

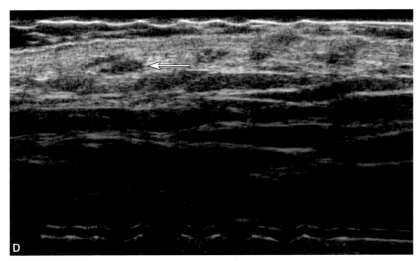

图 2-5D. 腋窝顶泌汗腺（白色箭头）。

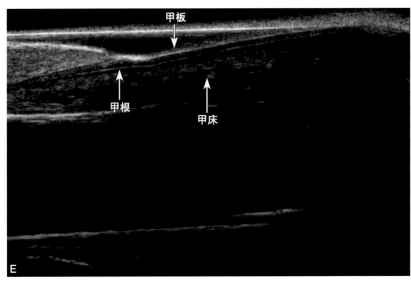

图 2-5E. 甲。

图 2-5　正常皮肤高频超声表现

三、正常皮肤反射式共聚焦显微镜表现

（一）表皮

1. 角质层　角质层位于表皮的最浅表层，由扁平无核的角质形成细胞组成。在 RCM 下表现为高度折光的、较大的多边形无核角质形成细胞，每个角质形成细胞的大小为 10～30μm。皮肤皱褶（皮沟）表现为在成群角质形成细胞之间的无折光或深色的线状沟槽，将角质形成细胞分隔为成群的岛屿状（图 2-6）。

2. 颗粒层　颗粒层位于皮肤表面以下 10～20μm 处，该层的厚度一般为 1～3 层细胞。该层角质形成细胞核大而稀疏，胞质内充满粗大的透明角质颗粒。在 RCM 影像中，颗粒层细胞的直径为 25～35μm，其中央为一个圆形至卵圆形的深色区域，对应着细胞核，周围包绕呈明亮颗粒状的胞质，胞质较亮是因为其中含有大量折光性较强的 0.5～1.0μm 结构，对应着细胞器和透明角质颗粒。颗粒层角质形成细胞轮廓分明，形成了蜂窝状的网格状结构（图 2-7A）。

3. 棘层　棘层位于皮肤表面以下 20～100μm 处，通常由 4～8 层细胞所组成，该层细胞核变小，密度增加。在 RCM 影像中，棘层角质形成细胞的大小为 15～25μm，呈多边形，中央细胞核呈圆形至卵圆形的深色区域，周围有一圈明亮的胞质。棘层角质形成细胞有清晰的细胞边界，形成蜂窝状结构（图 2-7B）。

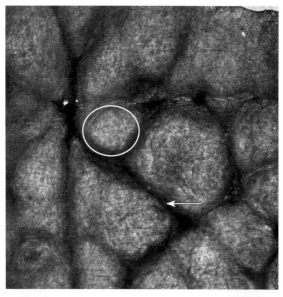

图 2-6 角质层反射式共聚焦显微镜表现
反射式共聚焦显微镜下可见角质形成细胞(白色圆圈)较大，高度折光；皮沟(白色箭头)将角质形成细胞分隔为成群的岛屿状。

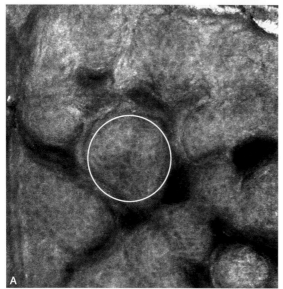

图 2-7A. 颗粒层在反射式共聚焦显微镜下表现为蜂窝状的网格状结构(白色圆圈)。

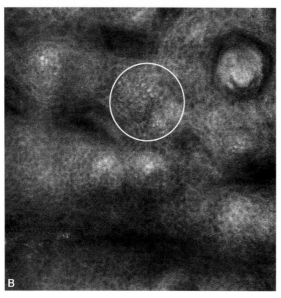

图 2-7B. 棘层 RCM 图像同样表现为蜂窝状的网格状结构(白色圆圈)，细胞较颗粒层更小。

图 2-7 颗粒层及棘层反射式共聚焦显微镜表现

4. **基底层**　基底层位于皮肤表面以下 50～100μm 处,位于基底膜上,由单层角质形成细胞组成,其中随机散在着黑素细胞。基底层角质形成细胞通常含有较多的色素,且这些色素位于细胞的上部、包裹着细胞核形成色素帽。在 RCM 影像中,基底层角质形成细胞成像比棘层细胞更为明亮,且大小和形态较均一,直径为 7～12μm,由于有色素帽的存在,基底层角质形成细胞表现为相反的折光率模式——相比外周的细胞质,细胞中心更明亮。在真皮乳头层上方,可由簇集的圆形基底角质形成细胞形成鹅卵石样结构(图 2-8A)。

5. **其他细胞类型**　朗格汉斯细胞一般在组织学切片或 RCM 中都不明显,当被活化后,朗格汉斯细胞呈现为高折光率的树突状细胞,但与同样为树突状的黑素细胞难以区分。

(二)表皮真皮交界处

在表皮真皮交界处,真皮乳头层形成手指状突起向上进入表皮,在 RCM 下表现为:由较亮的基底角质形成细胞沿周边排列形成椭圆形至圆形的"环",围绕着较暗、折光率较低的真皮乳头层,这一特征被称为"真皮乳头环"(图 2-8B、C)。在 RCM 成像时,可以实时看到流经真皮乳头层血管的血流。

(三)真皮

1. **真皮乳头层**　真皮乳头层位于皮肤表面以下 50～100μm 处。在 RCM 影像中,真皮乳头层一般比表皮更暗,看不到细胞核,当有表皮突存在时,真皮乳头层中的胶原蛋白纤维呈现暗色,并被一圈明亮的基底层角质形成细胞所围绕(图 2-9A)。

2. **真皮网状层**　真皮网状层位于皮肤表面以下 >150μm 处,RCM 只能看到真皮网状层的上部,真皮网状层呈现灰色、粗大、中度折光率的平行排列的胶原蛋白束(图 2-9B)。在真皮网状层,噬黑素细胞容易被识别,表现为高度折光率的不规则的星状细胞,其细胞核不可见。

(四)皮肤附属器

通过 RCM 仅能识别皮肤附属器的浅表部分。

1. **毛囊及毛干**　在 RCM 影像中,毛囊的漏斗部呈环状或不规则形状的低折光区,可见较高折光率的毛干伸出(图 2-10A)。

2. **汗腺导管**　在 RCM 影像中,汗腺导管表现为高折光率的成群的圆形面包圈状结构,周围有一圈暗色的晕,中央为小而暗色的腔,螺旋状穿过表皮和真皮(图 2-10B)。

3. **皮脂腺及导管**　在 RCM 影像中,皮脂腺腺泡细胞内所含的脂肪滴具有较高的折光率,使腺体呈现为明亮的桑葚状或蛙卵状外观(图 2-10C)。

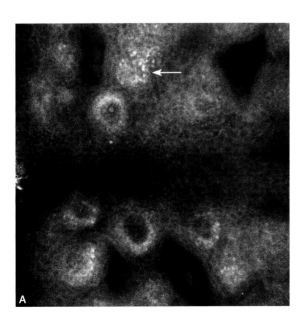

图 2-8A. 基底层角质形成细胞在 RCM 影像中表现为鹅卵石样结构(白色箭头)。

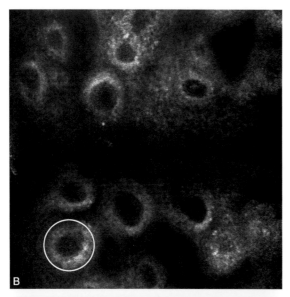

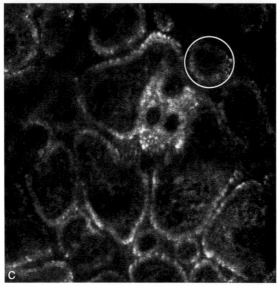

图 2-8B、C. 表皮真皮交界处在 RCM 影像中表现为真皮乳头环结构（白色圆圈）。

图 2-8   基底层及表皮真皮交界处反射式共聚焦显微镜表现

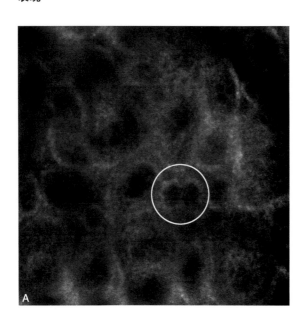

图 2-9A. 真皮乳头层的 RCM 图像可见真皮乳头环结构（白色圆圈）。

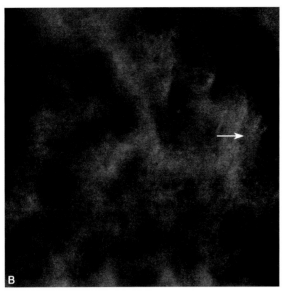

图 2-9B. 真皮网状层的 RCM 图像可见到灰色、粗大、中度折光率的平行排列的胶原蛋白束（白色箭头）。

图 2-9　真皮乳头层及真皮网状层反射式共聚焦显微镜表现

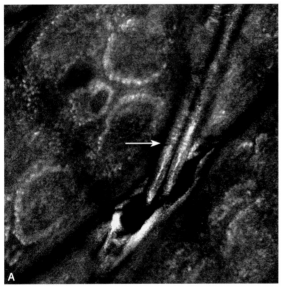

图 2-10A. 毛囊及毛干的 RCM 影像中可见到低折光率的毛囊中央有较高折光率的毛干（白色箭头）伸出。

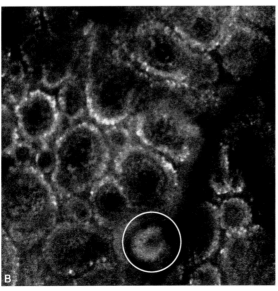

图 2-10B. 汗腺导管在 RCM 影像中表现为高折光率结构，周围有一暗色的圈（白色圆圈）。

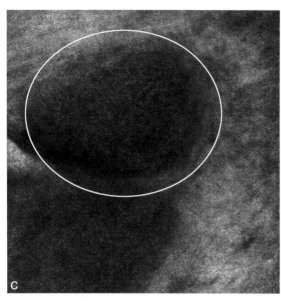

图 2-10C. 皮脂腺腺泡细胞内的脂肪滴在 RCM 下具有较高折光率，呈现桑葚或蛙卵状外观（白色圆圈）。

图 2-10　皮肤附属器的反射式共聚焦显微镜表现

参考文献

［1］赵辨. 中国临床皮肤病学［M］. 2 版. 南京，江苏凤凰科学技术出版社，2017，6-13.

［2］ANDERSON B E. 奈特绘图板医学全集第 4 卷，皮肤系统［M］. 刘跃华，译. 北京，科学出版社，2015，2-4.

［3］刘华绪. 反射式共聚焦显微镜皮肤病图谱［M］. 北京，人民卫生出版社，2013，5-12.

［4］HOFMANN-WELLENHOF R，PELLACANI G. Reflectance confocal microscopy for skin diseases［M］. Berlin Heidelberg，Springer，2012，23-33.

［5］SHAHRIARI N，GRANT-KELS J M，RABINOVITZ H，et al. Reflectance confocal microscopy，principles，basic terminology，clinical indications，limitations，and practical considerations［J］. J Am Acad Dermatol，2021，84（1），1-14.

第三章 皮脂腺疾病

一、寻常痤疮

寻常痤疮(acne vulgaris)是一种常见的累及毛囊皮脂腺单位的炎性疾病,可呈粉刺、炎性丘疹、脓疱、囊肿及结节等多形皮损表现,发病高峰出现于青春期,2011年中国人群截面统计痤疮发病率为8.1%。其发病机制与毛囊角化过度、皮脂分泌增多、痤疮丙酸杆菌引发炎症及免疫反应相关,部分患者还受到遗传、内分泌、情绪及饮食的影响。

【临床表现】

痤疮多累及面部、颈部、躯干上部等皮脂腺丰富部位,皮损可分为非炎性皮损(白头粉刺与黑头粉刺)及炎性皮损(包括炎性丘疹、脓疱、囊肿及结节)。与毛囊一致的微小粉刺常被认为是痤疮皮损的起始先兆,可表现为开放性粉刺(黑头粉刺)或闭合性粉刺(白头粉刺),皮损多为对称性分布,其通常为1mm大小,无明显红斑。随着炎症反应的进展,粉刺可逐渐发展至炎性丘疹及脓疱,严重时可形成囊肿及结节,晚期也可导致增生性或萎缩性瘢痕的形成,或引起炎症后红斑或色素沉着。

寻常痤疮的严重程度可据皮损性质分为三度四级(图3-1)。

轻度(Ⅰ级):仅有粉刺(图3-2A,图3-3A)。

中度(Ⅱ级):有炎性丘疹(图3-4A,图3-5A)。

中度(Ⅲ级):出现脓疱(图3-6A)。

重度(Ⅳ级):有结节、囊肿(图3-1D,图3-7A,图3-8A)。

此外,多种因素可诱发痤疮样皮疹,如药物性痤疮(如类固醇激素诱发)、化妆品性痤疮及职业性痤疮等,需注意与寻常痤疮区分。由于痤疮常常影响面容,如泛发的皮疹及遗留的瘢痕等,可导致患者出现严重的心理问题,因此痤疮的有效诊治十分重要。

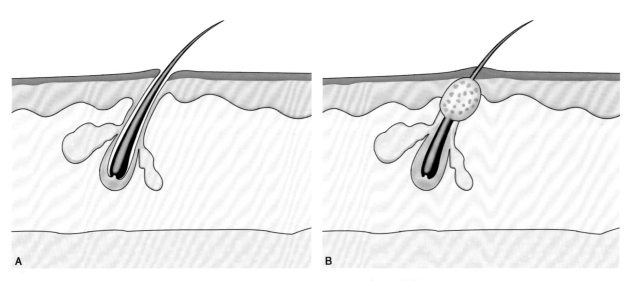

图 3-1A. 正常毛囊。　　　　　　　　　　　　　　图 3-1B. 轻度:粉刺。

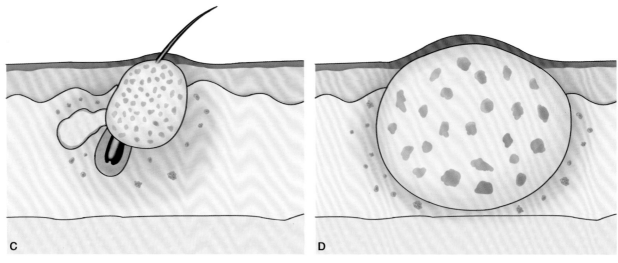

图 3-1C. 中度：炎性丘疹 / 脓疱。　　　　　图 3-1D. 重度：囊肿 / 结节。

图 3-1　**痤疮示意**

【皮肤多维度影像特征】

（一）皮肤镜表现

1. 非炎症性皮损　表现为棕黄色毛囊角栓（图 3-2B，图 3-3B）。

2. 炎症性皮损　炎性丘疹常表现为境界清楚、伴有细棕色边界的黄白色毛囊角栓，周围绕以红晕（图 3-4B，图 3-5B）；脓疱表现为边界清楚的暗白色至黄色无结构区，周围绕以红晕（图 3-6B）。当皮损进展至囊肿或结节时，毛囊周围红晕更为明显。

> **小贴士**
> √　痤疮患者常伴有面部皮脂分泌旺盛，皮肤镜下有时可见毛囊周围淡黄色晕，即面部脂溢性皮炎中常见的"油滴样外观"。

（二）高频超声表现

痤疮病灶有时较肉眼所见更为严重。既往研究表明，高频超声作为简便、无创、客观的工具可显示痤疮病灶的实际深度和发展情况，为临床正确评估痤疮的严重程度及制订有效的治疗方案提供影像学依据。

1. 毛囊低回声带　表现为穿过真皮层的斜行的增宽低回声带，与周围组织分界不清，常见于轻度皮损（粉刺）（图 3-2C，图 3-3C）。

2. 局灶性低回声　真皮层内局限性的小片状低回声区，边界模糊，直径一般小于 5mm，常见于中度皮损（炎性丘疹 / 脓疱）（图 3-4C，图 3-5C，图 3-6C）。

3. 假性囊肿　假性囊肿为位于真皮层内类圆形的低回声结构，直径一般在 5mm 以上，形态规则，与周围组织分界清晰，后方可见回声增强的征象，部分病灶向外突出可致皮肤表面明显隆起，或向下发展可至皮下软组织层，常见于重度皮损（囊肿 / 结节）（图 3-7B，图 3-8B）。

4. 瘘管　真皮层内与皮肤表面平行的无回声或低回声带，边界清晰。

5. 钙化灶　表现为局部密集分布的强回声点。

既往研究表明，高频超声也可用于寻常痤疮的评估分级，主要包含以下两种分级方法。①SOS-Acne 超声分级：根据皮损超声表现及皮损数目，将痤疮分为轻、中、重度（表 3-1）。②SSSA 超声分级（sonographic scoring system of acne）：观察患者最严重皮损处的超声表现，将严重程度分为Ⅰ级、Ⅱ级、Ⅲ级（表 3-2）。

表 3-1　SOS-Acne 超声分级

分级	表现
轻度	＜5 个假性囊肿，未形成瘘管
中度	5～9 个假性囊肿，未形成瘘管
重度	≥10 个假性囊肿，伴 / 不伴有瘘管形成

表 3-2　SSSA 超声分级

分级	表现
Ⅰ级	真皮层内可见斜行增宽的低回声带，可见周围真皮层回声增强、不均
Ⅱ级	真皮层内可见局限的小片状低回声区，即局灶性低回声形成
Ⅲ级	假性囊肿形成，可见皮肤表面明显隆起

　　此外，痤疮瘢痕是寻常痤疮常见的后遗症，主要分为萎缩性瘢痕及增生性瘢痕。其中萎缩性瘢痕在高频超声下表现为不同类型的表皮凹陷：冰锥型呈 "V" 形凹陷；厢车型呈 "U" 形凹陷；滚动型由于凹陷程度轻微，高频超声难以清晰显示病灶凹陷的宽度。增生性瘢痕则表现为皮肤不同程度的隆起及增厚。

高频超声诊断要点

- 粉刺多表现为穿行真皮层的毛囊处斜行低回声带。
- 炎性丘疹 / 脓疱常表现为真皮层内边界不清的局限性低回声病灶。
- 囊肿 / 结节多表现为假性囊肿。
- 痤疮超声分级方法包括判断皮损性质类型的 SSSA 超声分级，以及以计算假性囊肿数目为主的 SOS-Acne 超声分级。
- 痤疮萎缩性瘢痕在高频超声下征象不同，冰锥型呈 "V" 形凹陷，厢车型呈 "U" 形凹陷，而滚动型显示不清。

（三）皮肤反射式共聚焦显微镜表现

寻常痤疮 RCM 表现如下。

1. 毛囊漏斗部扩张，其中含有角化性物质，较粗的胶原纤维在毛囊周围形成管状结构（图 3-2D，图 3-6D）。

2. 真皮乳头层及真皮浅层稀疏炎症细胞浸润，多环乳头轮廓增多（图 3-2D）。

3. 真皮乳头层及真皮浅层血管扩张、充血，管周及多处毛囊周围可见不等量炎症细胞浸润。

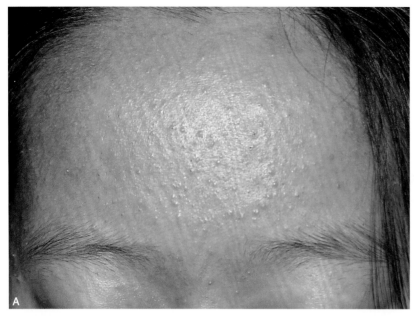

图 3-2A. 轻度痤疮临床表现。

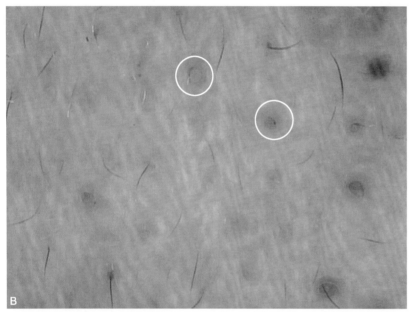

图 3-2B. 皮肤镜表现：散在棕黄色毛囊角栓（白色圆圈）（×20）。

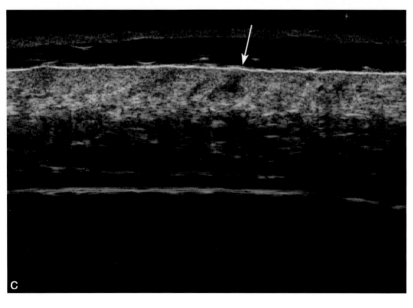

图 3-2C. 50MHz 高频超声表现：穿过真皮层内斜行的低回声带，边界不清（白色箭头）。

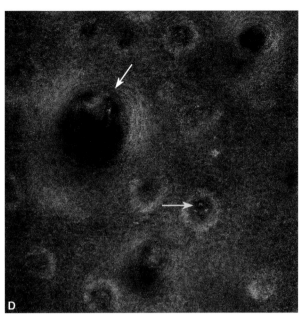

图 3-2D. RCM 表现：毛囊漏斗部扩张（白色箭头），其中含有角化性物质，真皮乳头层及真皮浅层稀疏炎症细胞（黄色箭头）浸润。

图 3-2　轻度痤疮典型表现

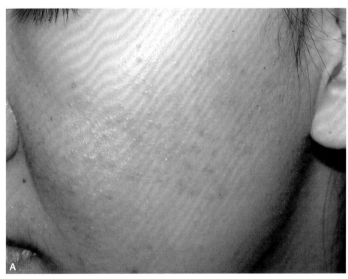

图 3-3A. 患者左侧面颊多发粉刺及少量红色丘疹。

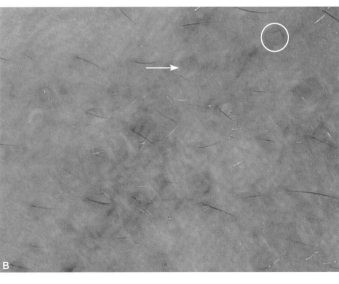

图 3-3B. 皮肤镜下可见多个棕黄色毛囊角栓（白色圆圈），可见毛囊周围淡黄色晕（白色箭头）（×20）。

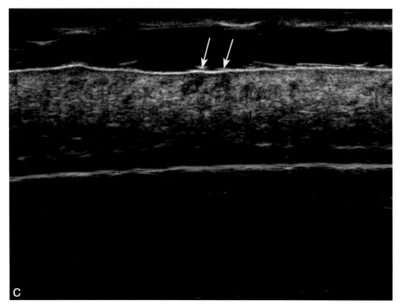

图 3-3C. 50MHz 高频超声下表现为穿过真皮层内多发斜行的增宽低回声带，边界尚清，内可见等回声（白色箭头）。

图 3-3　轻中度痤疮病例

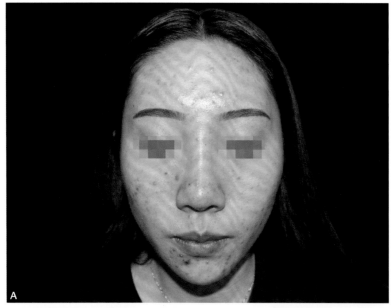

图 3-4A. 患者面部散在炎性丘疹。

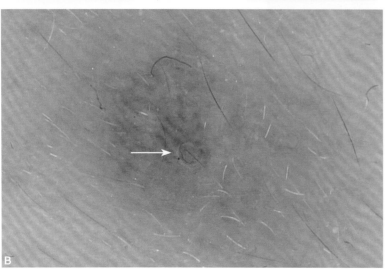

图 3-4B. 皮肤镜下可见境界清楚、伴有细棕色边界的褐色毛囊角栓，周围绕以红晕（白色箭头）（×20）。

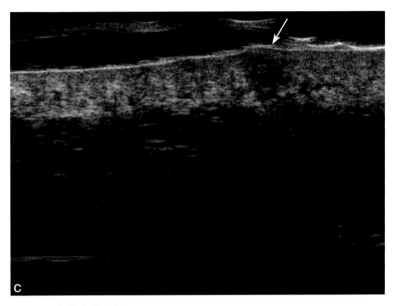

图 3-4C. 50MHz 高频超声下表现为局限于真皮层内的小片状低回声，边界不清（白色箭头）。

图 3-4　中度痤疮病例 1

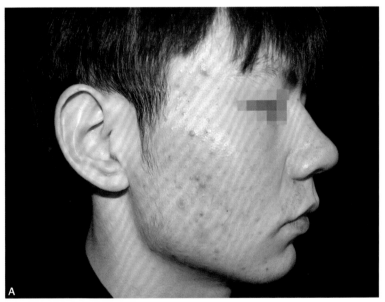

图 3-5A. 患者右侧面颊多发炎性丘疹。

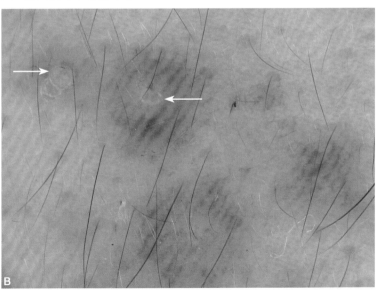

图 3-5B. 皮肤镜下可见中央黄白色或棕色毛囊角栓（白色箭头），周围环形鳞屑，绕以明显红晕（×20）。

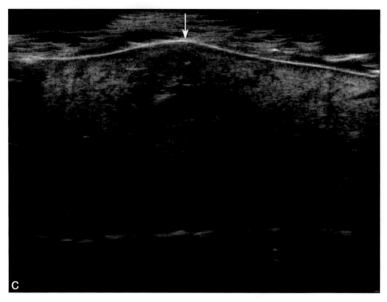

图 3-5C. 50MHz 高频超声下可见局限于真皮层内的椭圆形低回声,边界不清(白色箭头)。

图 3-5　中度痤疮病例 2

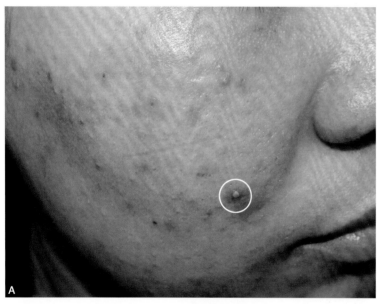

图 3-6A. 中度痤疮临床表现(白色圆圈示脓疱)。

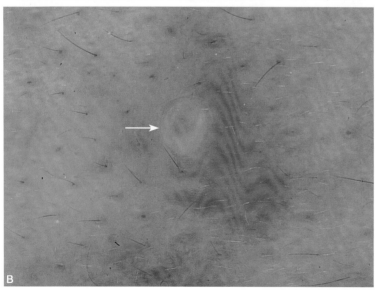

图 3-6B. 皮肤镜表现:界限清楚的黄白色无结构区(白色箭头),周围绕以红晕(×20)。

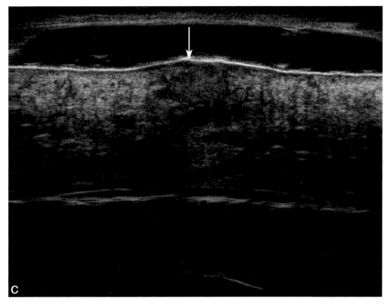

图 3-6C. 50MHz 高频超声表现：局限于真皮层内的小片状低回声，边界不清（白色箭头）。

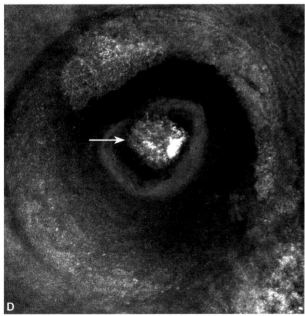

图 3-6D. RCM 表现：脓疱显示为圆形结构，漏斗扩大，漏斗边缘增厚，过度角化，呈洋葱状外观。中央通常含有颗粒状的白色浅灰色碎片（白色箭头）。

图 3-6 中度痤疮典型表现

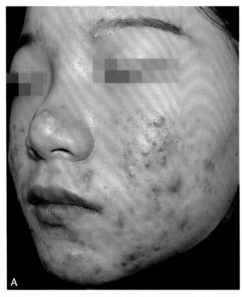
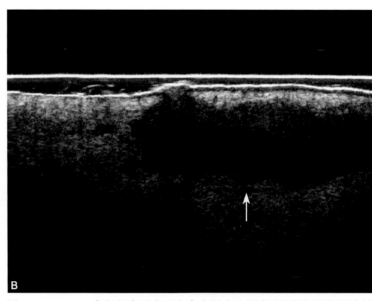

图 3-7A. 患者面部可见较多炎性丘疹、结节及 囊肿。

图 3-7B. 50MHz 高频超声下表现为真皮层内边界清晰的椭圆形低回声结构（白色箭头）。

图 3-7   重度痤疮病例 1

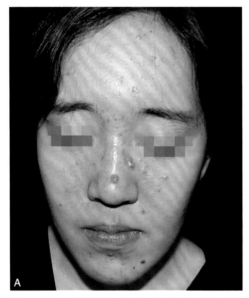
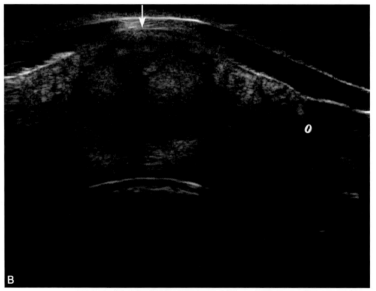

图 3-8A. 患者面部散在炎性丘疹、脓疱及少量 囊肿。

图 3-8B. 50MHz 高频超声下表现为真皮层内边界清晰的椭圆形低回声结构，向外突出致皮表隆起（白色箭头）。

图 3-8   重度痤疮病例 2

【鉴别诊断】

寻常痤疮在临床中十分常见，在鉴别诊断时需结合病史及临床表现与多种疾病鉴别，如皮肤镜可为部分疾病的鉴别诊断提供线索。

1. **马拉色菌毛囊炎**   好发于青年男性，出汗增加及皮脂分泌旺盛均可促进其发生，常表现为瘙痒性、毛囊性红色丘疹或脓疱。皮肤镜下除可见类似于寻常痤疮的毛囊角栓、白色至黄色无结构区及毛周红晕，还可伴有污秽白色鳞屑、线圈状或环状毛发，部分受侵犯毛干色素减退，消退中的皮损可见毛囊周围色素沉着。

2. **玫瑰痤疮**   多发生于面部中央，以持续皮肤潮红、明显毛细血管扩张为主要表现，可出现丘疹及脓疱，但一般不出现粉刺，有时可并发寻常痤疮。皮肤镜下常表现为紫红色背景下呈网状分布的线状血管，形成多角形血管网，有时可见毛囊角栓、橙黄色无结构区及毛囊性黄白色无结构区。

3. 毛发上皮瘤 通常表现为质硬、正常肤色的丘疹或小结节，好发于面部，常无自觉症状。皮肤镜下可表现为细小的分支状血管、亮白色条纹或无结构区以及粟粒样囊肿，有时可出现蓝灰色点或小球。

【皮肤多维度影像评估疗效】

（一）皮肤镜评估疗效

皮肤镜可用于观察痤疮的治疗效果，可使用皮肤镜对患者的痤疮红斑进行评级，以治疗前后评分差异简单评估治疗效果；也可通过观察皮肤镜下的皮肤纹理、毛囊口大小、血管扩张程度、皮损炎症程度及毛囊口油脂分泌状态等多参数评估痤疮治疗后的改善程度（图3-9A～D，图3-10A～D）。

（二）高频超声评估疗效

高频超声也可协助皮肤科医师观察痤疮的疗效，观察参数包括皮损的深度、最长径、超声分级是否降级等（图3-9E、F，图3-10E、F）。

治疗前　　　　　　　　　　　　　　　　治疗14个月后

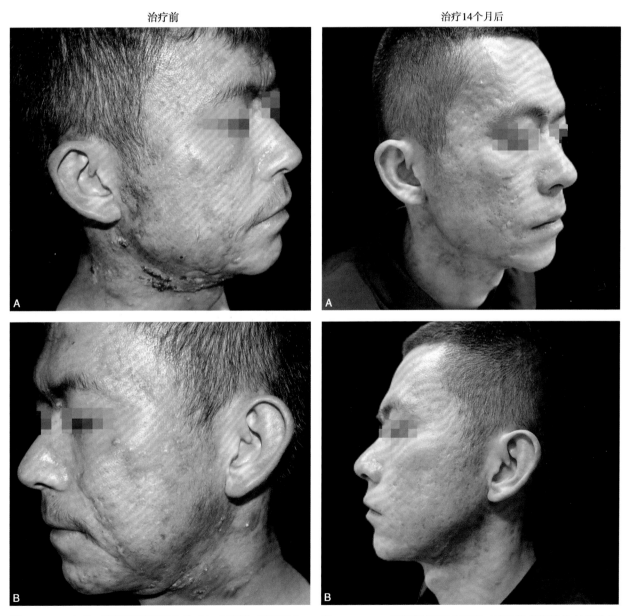

图3-9A、B. 患者面部及颈部可见多发暗红色囊肿，部分融合，其上可见脓血性结痂，面部可见散在黑头粉刺、红斑及脓疱。

图3-10A、B. 面部肿胀基本消退，可见较多萎缩性与增生性痤疮瘢痕，以及痤疮后红斑。

治疗前

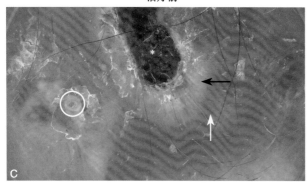

治疗14个月后

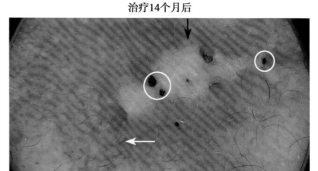

图 3-9C. 在皮肤镜下背景鲜红，可见棕黄色结痂（＊），外周绕以放射状白色条纹（黑色箭头）及少量鳞屑，局部可见有黄白色毛囊角栓（白色圆圈）和少量线状血管（白色箭头）（×20）。

图 3-10C. 皮肤镜下红色背景明显减淡，可见瘢痕形成的黄白色无结构区（黑色箭头），中央及边缘可见棕黑色毛囊开口及角栓（白色圆圈），周围可见网状及线状血管（白色箭头）（×20）。

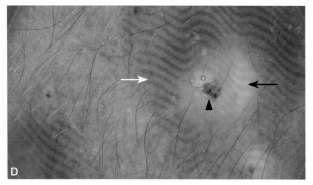

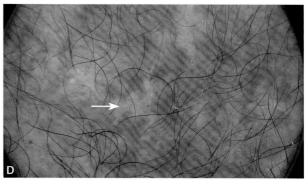

图 3-9D. 在皮肤镜下可见黄白色无结构区（黑色箭头），中央可见白色无结构区（＊）及黄褐色结痂（▲），周围有红晕、线状及分支状血管（白色箭头）（×20）。

图 3-10D. 在皮肤镜下可见红白相间背景（白色箭头），可见少量线状或分支状血管扩张（×20）。

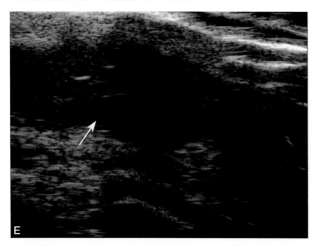

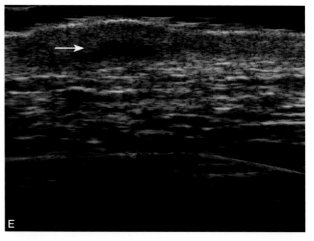

图 3-9E. 在 20MHz 高频超声下可见超出视野范围的大面积低回声结构（白色箭头），边界清楚，深度达皮下组织。

图 3-10E. 在 20MHz 高频超声下可见一 2mm 大小低回声区（白色箭头），皮下组织结构回声均匀，最长径及深度较前明显减小。

治疗前 治疗14个月后

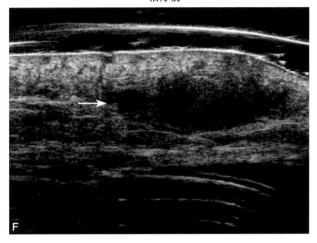 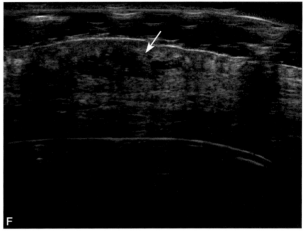

图 3-9F. 在 50MHz 高频超声下可见真皮层内假性囊肿形成（白色箭头），边界清楚，皮肤表面稍隆起，已累及皮下组织（SSSA Ⅲ 级）。

图 3-10F. 在 50MHz 高频超声下真皮层内可见不规则局灶性低回声区（白色箭头），最长径较前减小，SSSA 超声分级由 Ⅲ 级降至 Ⅱ 级。

图 3-9 重度痤疮（治疗前）

图 3-10 重度痤疮（治疗 14 个月后）

总结

● 寻常痤疮是一种十分常见的累及毛囊皮脂腺单位的炎性疾病。

● 临床表现为非炎症性皮损（白头／黑头粉刺）及炎性皮损（炎性丘疹、脓疱、囊肿及结节）。

● 非炎症性皮损在皮肤镜下可表现为棕黄色毛囊角栓；炎症性皮损则表现为界限清楚、伴有细棕色边界的黄白色毛囊角栓或黄白色无结构区，周围绕以红晕，炎症越严重毛周红晕越明显。

● 高频超声可显示皮损的实际深度和发展情况，为临床正确评估痤疮的严重程度及制订治疗方案提供影像学依据。不同严重程度的痤疮皮损的高频超声表现不同，粉刺多表现为穿行真皮层的斜行低回声带；炎性丘疹／脓疱常表现为真皮层内边界不清的局限性低回声病灶；囊肿／结节多表现为"假性囊肿"。通过皮损的不同超声表现及数目可进行超声分级，包括 SSSA 超声分级法及 SOS-Acne 超声分级法。

● 痤疮在 RCM 影像中表现为毛囊漏斗部扩张，其中可含有角化性物质，较粗的胶原纤维在毛囊周围形成管状结构。真皮乳头层及真皮浅层稀疏炎症细胞浸润，血管扩张、充血，管周及多处毛囊周围可见不等量炎症细胞浸润。

● 可利用皮肤镜、高频超声观察并评估痤疮的治疗效果。皮肤镜评估参数包括皮肤纹理、毛囊口大小、血管扩张程度、皮损炎症程度及毛囊口油脂分泌状态等；高频超声评估参数包括皮损深度、最长径、超声分级等。

二、玫瑰痤疮

玫瑰痤疮（rosacea）又称酒渣鼻，为常见的慢性复发性面部皮肤病，主要累及面部血管、神经及毛囊皮脂腺单位，好发于 20～50 岁女性，也可见于儿童及老人。皮损主要出现于面中部，表现为鼻及鼻周阵发性潮红、持续性红斑、丘疹、脓疱、血管扩张和鼻赘等。本病与遗传、血管高反应性、免疫功能异常、皮肤屏障功能障碍及毛囊蠕形螨等相关，辛辣饮食、情绪激动、饮酒、高温或寒冷刺激均是本病的诱发及加重因素。

【临床表现】

玫瑰痤疮既往曾分为红斑毛细血管扩张型、丘疹脓疱型、增生肥大型和眼型四种亚型。近年来多基于临床表现评判疾病，其主要临床表现包括阵发性潮红、持续性红斑、丘疹与脓疱、毛细血管扩张及肥大增生；次要临床表现包括皮肤敏感症状、面部水肿、皮肤干燥及眼部表现。阵发性潮红可在接受刺激后数秒至数分钟内发生，常伴有灼热、刺痛感，多于面颊部，久而久之可引起持续性红斑及毛细血管扩张（图3-11A）。持续性红斑可随外界刺激因素周期性加重或减轻，但不会完全自行消退。丘疹及脓疱是在面部红斑的基础上出现典型的红色丘疹及针头大小浅表脓疱，但无粉刺形成（图3-12A，图3-13A）。随病程反复，患者可出现增生肥大表现，表现为皮肤增厚、腺体增生和球状外观，表面可见扩大皮脂腺开口，最常见于鼻部（图3-14A）。肉芽肿型玫瑰痤疮为玫瑰痤疮的特殊亚型，常表现为肤色至暗红色的持续性丘疹，皮损可出现于面颊及口周（图3-15A）。

【皮肤多维度影像特征】

（一）皮肤镜表现

多角形血管网是玫瑰痤疮的典型表现，具有高度特异性，在此基础上，不同表型可出现各自具有特征性的表现。

1. **以红斑、毛细血管扩张为主要表现的玫瑰痤疮**　表现为大量的线状血管，可形成多角形血管网，有时可见黄色或白色鳞屑、毛囊角栓，部分可见毛囊红点伴毛周白晕（又称"反向草莓征"）（图3-11B）。

2. **以丘疹、脓疱为主要表现的玫瑰痤疮**　除多角形血管网外，皮肤镜下还可见明显的黄白色及白色无结构区（图3-12B、C，图3-13B）。

3. **以肥大、增生为主要表现的玫瑰痤疮**　可见红黄色无结构区（图3-14B）及毛囊角栓。

4. **肉芽肿型玫瑰痤疮**　除多角形血管网外，还可见橙黄色无结构区（图3-15B）。

皮肤镜诊断要点

◆ 多角形血管网为玫瑰痤疮典型表现。

◆ 以丘疹、脓疱为主要表现时，可见黄白色/白色无结构区。

◆ 以肥大、增生为主要表现时，可见红黄色无结构区及毛囊角栓。

◆ 肉芽肿型玫瑰痤疮可见橙黄色无结构区。

小贴士

√ 红黄色无结构区可能对应组织病理学上大量皮脂腺增生及毛囊周围上皮样结节。

（二）高频超声表现

不同分型的玫瑰痤疮在高频超声下表现不一。

1. **以红斑、毛细血管扩张为主要表现的玫瑰痤疮**　主要表现为病变部真皮浅层条带状回声减低区，与正常皮肤分界清晰（图3-11C）。

2. **以丘疹、脓疱为主要表现的玫瑰痤疮**　常表现为真皮层内局灶性的低回声区，形态不规则，边界尚清；病变部位真皮回声紊乱不均，浅层回声减低（图3-12D，图3-13C）。

3. **以肥大、增生为主要表现的玫瑰痤疮**　主要表现为皮肤表面凹凸不平，真皮层内可见散在分布的局灶性低回声区，常位于皮肤凹陷处（图3-14C）。

4. **肉芽肿型玫瑰痤疮**　病变部位可见真皮浅层条带状回声减低区，内间断分布局灶性小片状低回声区（图3-15C）。

高频超声诊断要点

■ 以红斑、毛细血管扩张为主要表现时，高频超声表现为真皮浅层条带状回声减低区，与正常组织分界清楚。

■ 以丘疹、脓疱为主要表现时，超声常显示真皮层内的局灶性低回声结构。

（三）皮肤反射式共聚焦显微镜表现

1. 皮损处棘层轻度灶性海绵水肿。

2. 真皮浅层血管明显扩张、充血，管周及多处毛囊周围可见不等量炎症细胞浸润，扩张的毛囊口内可见蠕形螨，表现为膨大的毛囊内簇集的、闪亮的、圆形或锥形灰色结构，周围有透明环（图 3-11D）。

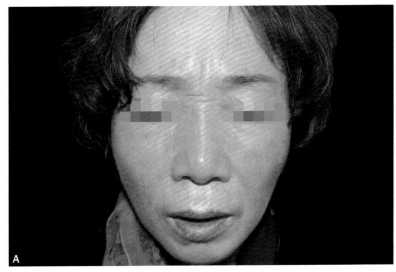

图 3-11A. 以红斑、毛细血管扩张为主要表现的玫瑰痤疮的临床表现。

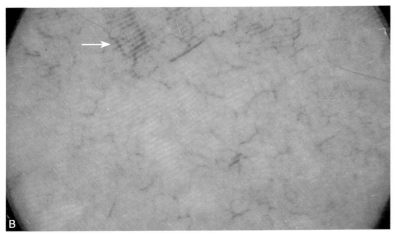

图 3-11B. 皮肤镜表现：粗大的线状及分支状血管（白色箭头），部分呈多角形（×20）。

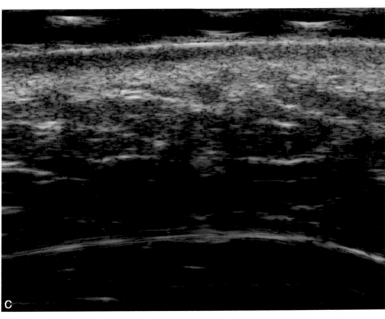

图 3-11C. 20MHz 高频超声表现：真皮浅层见条带状回声减低区。

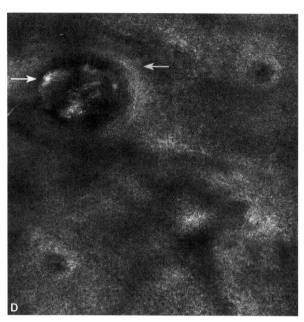

图 3-11D. RCM 表现：皮损处真皮浅层血管明显扩张、充血，管周及多处毛囊周围可见不等量炎症细胞浸润（黄色箭头），扩张的毛囊口内可见数条蠕形螨，表现为膨大的毛囊内簇集的、闪亮的、圆形或锥形灰色结构，周围有透明环（白色箭头）。

图 3-11 以红斑、毛细血管扩张为主要表现的玫瑰痤疮典型表现

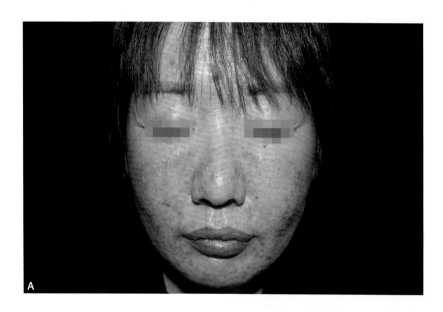

图 3-12A. 患者面部弥漫红斑、红色丘疹及脓疱。

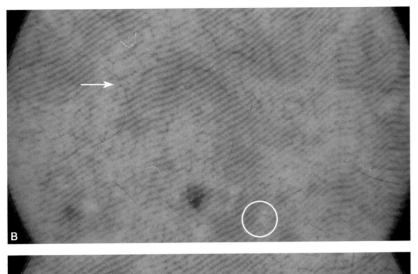

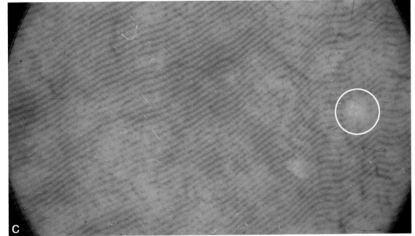

图 3-12B、C. 皮肤镜示红色背景，可见多角形血管网（白色箭头），局部可见黄白色无结构区（白色圆圈）（×20）。

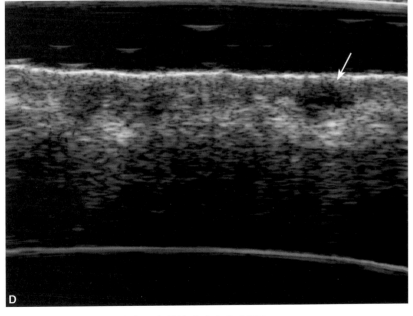

图 3-12D. 20MHz 高频超声示真皮层内可见小片状局灶性低回声区（白色箭头），伴有真皮浅层回声稍减低。

图 3-12 以丘疹、脓疱为主要表现的玫瑰痤疮病例 1

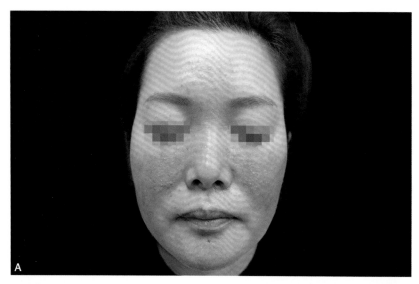

图 3-13A. 患者在面部红斑的基础上多发红色丘疹及脓疱。

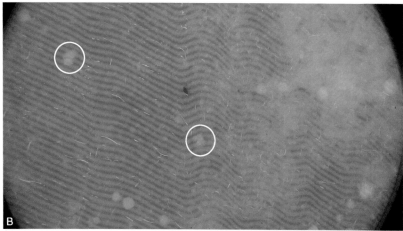

图 3-13B. 皮肤镜示红色背景，明显扩张的线状血管，多发黄白色无结构区（白色圆圈）及毛囊角栓，部分毛囊周围可见黄色晕（×20）。

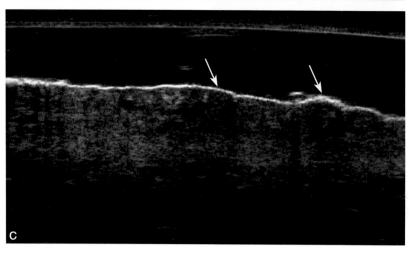

图 3-13C. 50MHz 高频超声示真皮层内的局灶性低回声结构，形态不规则（白色箭头）。

图 3-13 以丘疹、脓疱为主要表现的玫瑰痤疮病例 2

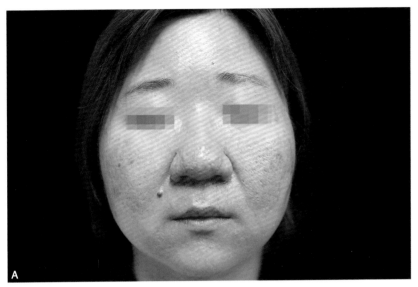

图 3-14A. 患者鼻部增生肥大形成鼻赘，伴毛孔扩张。

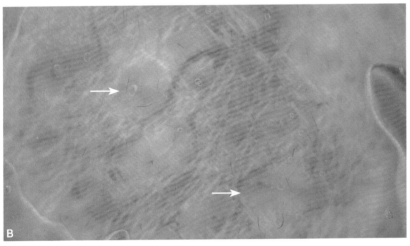

图 3-14B. 皮肤镜下可见明显扩张的线状血管及较多大小不一红黄色无结构区（白色箭头）（×40）。

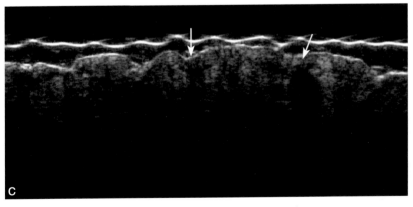

图 3-14C. 50MHz 高频超声下可见皮肤表面凹凸不平，真皮层内可见位于凹陷处的局灶性低回声（白色箭头）。

图 3-14　以肥大、增生为主要表现的玫瑰痤疮病例

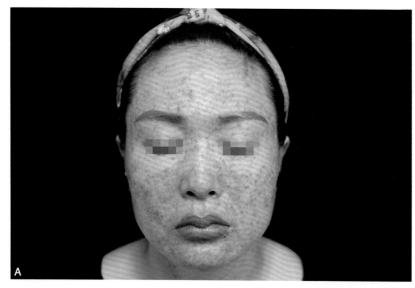

图 3-15A. 患者面部密集分布的持久性红色丘疹及红斑。

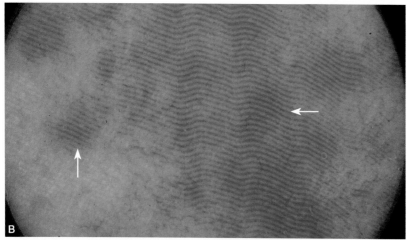

图 3-15B. 皮肤镜下可见线状及多角形血管，橙黄色无结构区（白色箭头）（×20）。

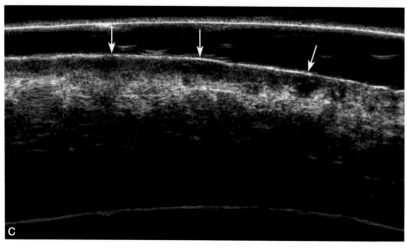

图 3-15C. 50MHz 高频超声下可见真皮浅层呈条带状回声减低区，内散在分布小片状低回声区（白色箭头）。

图 3-15   肉芽肿型玫瑰痤疮病例

【鉴别诊断】

多种疾病可表现出与玫瑰痤疮类似的临床表现，包括出现类似的面部红斑、丘疹及脓疱等，皮肤镜可提供一定的鉴别诊断线索。

1. **脂溢性皮炎** 临床上常表现为鼻周围的边界清楚的红斑及油腻性鳞屑，除常见于面中部外，还可见于头皮、外耳及躯干上部等皮脂腺丰富的部位，在皮肤镜下常表现为点状或分支状血管，可见淡黄色鳞屑。

2. **急性皮肤红斑狼疮** 往往为系统性红斑狼疮的皮肤表现，常表现为面部蝶形红斑，不累及鼻唇沟，日晒后加重，部分可出现盘状改变。皮肤镜下的表现为毛囊红点及白晕，与组织病理学中的毛囊周围炎症或纤维化相关。

3. **寻常痤疮** 寻常痤疮为常见的面部炎症性疾病，青少年为好发人群，可表现为粉刺、炎性丘疹、脓疱、囊肿及结节，好发于面部、胸背部等皮脂腺丰富的部位，而玫瑰痤疮无粉刺形成。在皮肤镜下可表现为棕黄色毛囊角栓，也可表现为周围绕有明显红晕的毛囊角栓或黄白色无结构区。

总结

- 玫瑰痤疮为慢性复发性面部疾病，好发于面中部，主要表现为阵发性潮红、持续性红斑、丘疹与脓疱、毛细血管扩张及肥大增生。
- 多角形血管网为玫瑰痤疮典型的皮肤镜表现，此外镜下还可见大量线状血管、毛囊角栓，以及黄白色/红黄色/橙黄色无结构区，可能分别对应脓疱、皮脂腺增生及毛囊周围上皮样结节、肉芽肿。
- 高频超声可清晰显示皮损深部的不同受累情况：以红斑、毛细血管扩张为主时表现为真皮浅层条带状回声减低区；以丘疹、脓疱为主时常可见真皮层内局限性低回声灶；以肥大、增生为主时可见皮肤表面凹凸不平，常于凹陷处的真皮层内见局灶性低回声结构；肉芽肿型玫瑰痤疮则表现为病变部位真皮浅层的条带状回声减低区伴其内多发的局灶性小片状低回声区。
- RCM下可见皮损处棘层轻度灶性海绵水肿，真皮浅层血管明显扩张、充血，管周及多处毛囊周围不等量炎症细胞浸润，扩张的毛囊口内可见蠕形螨。

三、脂溢性皮炎

脂溢性皮炎（seborrheic dermatitis）是一种常见的轻度慢性皮炎，常见于婴儿、青少年及中年人，皮损好发于皮脂分泌旺盛部位及褶皱部位，可表现为极轻度的无症状性头皮鳞屑至较广泛的皮肤受累，一般与皮脂分泌过多及马拉色菌过度生长相关。

【临床表现】

脂溢性皮炎的特征性临床表现是界限清楚的红斑，上覆淡黄色的油腻状鳞屑，好发于皮脂腺丰富的部位，包括头皮、面中部、耳部、躯干上部，其次好发于间擦部位（图3-16A，图3-17A）。本病常表现为慢性复发性病程，可分为婴儿型与成年型。婴儿型脂溢性皮炎有一定的自限性，好发于3个月以内的婴儿，最初轻度油腻鳞屑出现于头顶或前额，随后可发展为覆盖整个头皮的黏着鳞屑性及结痂性红色斑块，也可发生于尿布区、躯干或间擦部位，呈急性皮炎表现。成人型脂溢性皮炎好发于面部及头皮，间擦部位少见，可表现为轻症、无红斑的头部单纯糠疹（头皮屑），严重时出现斑片状橙色至鲑鱼色斑块，上覆黄色油腻鳞屑，头顶常受累；面部则多出现于发际线以下的前额、眉毛与眉间，以及鼻唇沟。皮损呈蝶状分布。

【皮肤多维度影像特征】

（一）皮肤镜表现

脂溢性皮炎的皮肤镜典型表现为非特异分布的点状血管及片状分布的黄色鳞屑，此外不同部位也可有不同表现。

1. 面部脂溢性皮炎　为红色或淡红色背景,可见灶状分布的非典型血管及黄色鳞屑,此外可见毛囊周围淡黄色晕,呈油滴样外观(图3-16B,图3-17B)。

2. 头皮脂溢性皮炎　可表现为线状、分支状及弯曲线状(环状)血管等,其中分支状血管对头皮脂溢性皮炎的诊断具有较高特异度与敏感度(图3-18),有时可见黄色或白色无结构区及蜂窝状色素网。

> **小贴士**
> √ 鼻周的脂溢性皮炎有时也可见扩张的线状血管、毛囊角栓等,但黄色鳞屑较玫瑰痤疮更多见。
> √ 脂溢性皮炎有时会有较多鳞屑,使用浸润模式将有利于观察血管形态及分布等。

皮肤镜诊断要点
◆ 典型表现为非特异分布的点状血管、片状分布的黄色鳞屑。
◆ 头皮皮损可见线状、分支状、弯曲线状血管。头皮部位分支状血管具有较高鉴别诊断价值。
◆ 面部皮损为红色、淡红色背景下灶状分布的非典型血管、黄色鳞屑,以及毛囊周围淡黄色晕。

(二)高频超声表现

1. 表皮不平整,角质层增厚,可见多发宽度不一的短线状强回声,后伴长条带状或大片状声影(图3-16C,图3-17C)。

2. 表皮真皮交界处可见线状低回声带,边界清晰(图3-16D)。

3. 真皮层回声减低、紊乱、不均(图3-16E)。

(三)皮肤反射式共聚焦显微镜表现

1. 角质细胞数量增多,可见毛囊角栓(图3-16F)。

2. 棘层轻度灶状海绵水肿(图3-17D)。

3. 真皮浅层血管扩张,管周不等量炎症细胞浸润(图3-17D)。

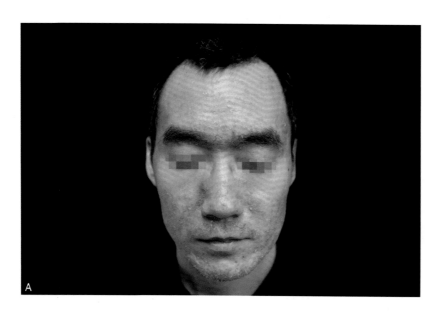

图3-16A. 面部脂溢性皮炎临床表现。

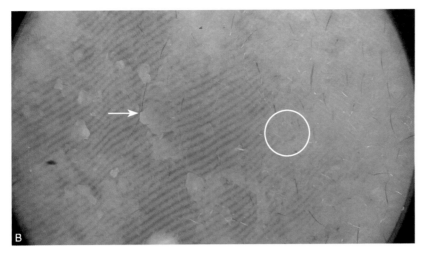

图 3-16B. 皮肤镜表现:红色背景下非特异分布的点状及线状血管,可见较多灶状分布的黄色鳞屑(白色箭头),毛囊周围可见淡黄色晕,呈油滴样外观(白色圆圈)(×20)。

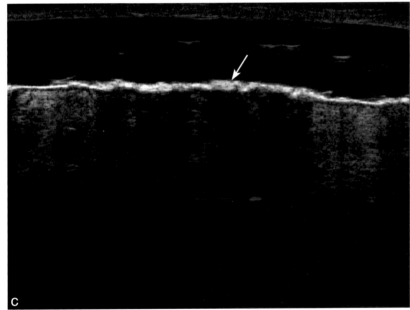

图 3-16C. 50MHz 高频超声表现:病变处角质层增厚,表面可见多个短线状强回声堆叠在一起,后方伴大片状声影(白色箭头)。

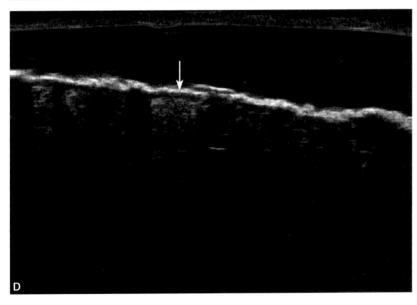

图 3-16D. 50MHz 高频超声表现:表皮真皮交界处可见线状低回声带(白色箭头)。

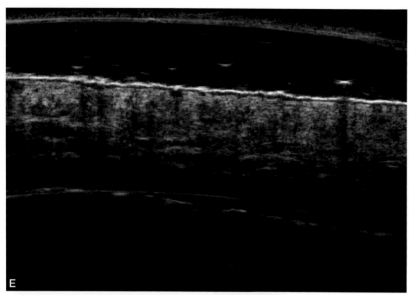

图 3-16E. 50MHz 高频超声表现：真皮层回声紊乱、不均。

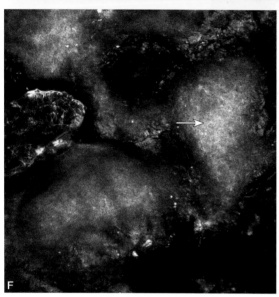

图 3-16F. RCM 表现：角质细胞数量增多（白色箭头）。

图 3-16 面部脂溢性皮炎典型表现

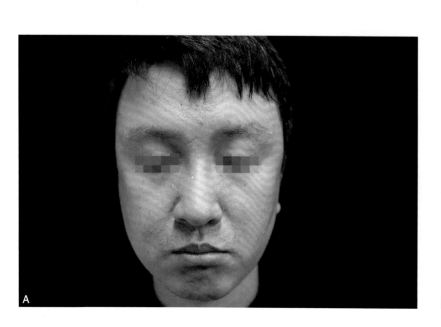

图 3-17A. 面部脂溢性皮炎临床表现。

图 3-17B. 皮肤镜表现: 红色背景下非特异分布的点状与线状血管, 以及少量黄白色鳞屑(×30)。

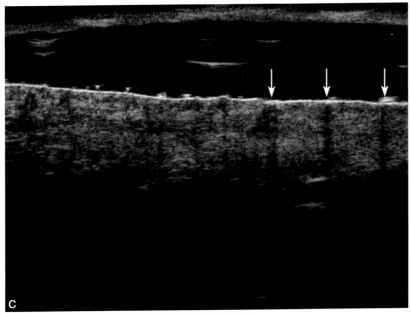

图 3-17C. 50MHz 高频超声表现: 表皮表面散在的点条状强回声, 后伴条带状声影(白色箭头)。

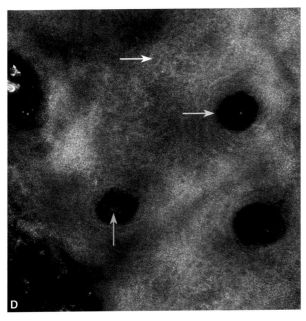

图 3-17D. RCM 表现: 棘层轻度灶状海绵水肿(白色箭头), 真皮乳头扩张(黄色箭头), 管周不等量炎症细胞浸润(蓝色箭头)。

图 3-17　面部脂溢性皮炎典型表现 2

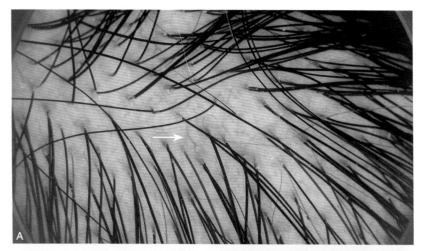

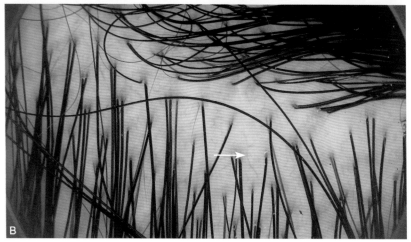

皮肤镜下可见较多分支状血管（图 A 中白色箭头）及线状血管（图 B 中白色箭头）（×20）。

图 3-18   头皮脂溢性皮炎皮肤镜表现

【鉴别诊断】

不同部位脂溢性皮炎需要鉴别诊断的疾病不同，如头皮部位需要与银屑病鉴别，面部需要与玫瑰痤疮、系统性红斑狼疮等鉴别，躯干部位则需与玫瑰糠疹等鉴别。

1. **头皮银屑病**   头皮脂溢性皮炎与银屑病有时鉴别较为困难，皮肤镜能提供鉴别诊断线索。头皮银屑病皮肤镜下通常可见较为均匀的点状、弯曲线状（包括环状及发夹样）血管，可见白色鳞屑。而头皮脂溢性皮炎可见线状、弯曲线状及分支状血管，其中分支状血管有助于鉴别。需要注意的是，在部分病例中，两种疾病也可重叠出现。

2. **玫瑰痤疮**   面部脂溢性皮炎表现与早期玫瑰痤疮相似，但后者主要累及鼻、颊部和口周，皮肤镜下主要表现为深红色背景下大量的线状血管或多角形血管，鳞屑较少，有时可见脓疱。有时这两种疾病也可并存。

3. **玫瑰糠疹**   本病起病较为突然，可在几周内消退，好发于躯干及四肢近端，常起始于椭圆形的"前驱斑"，伴有领圈状脱屑。从病程发展可与脂溢性皮炎鉴别，同时皮肤镜下所见淡红色至橘黄色背景下领圈状的白色鳞屑也常提示本病可能。

4. **红斑型天疱疮**   为局限型落叶型天疱疮，可于脂溢区域（包括面部、头皮等）出现上覆鳞屑、结痂的局限型红斑，无明显水疱形成（图 3-19A）。本病皮肤镜下表现与面部脂溢性皮炎类似（图 3-19B），但本病有时可累及躯干，抗 Dsg-1 抗体阳性，直接及间接免疫荧光检查均可辅助鉴别。

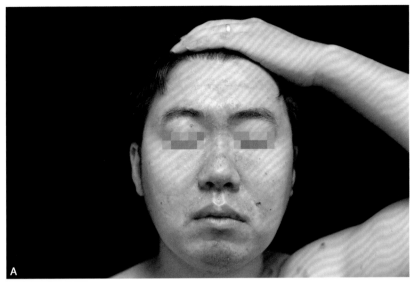

图 3-19A. 患者面中部红斑、油腻性鳞屑及结痂。

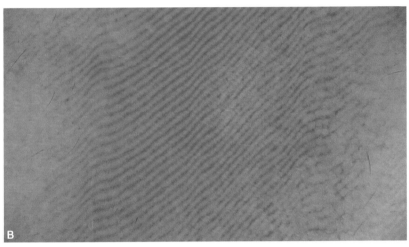

图 3-19B. 皮肤镜下可见呈网状分布的分支状血管,局部可见毛囊周围油滴样外观(× 40)。

图 3-19　红斑型天疱疮病例

总结

- 脂溢性皮炎临床上多表现为界限清楚的红斑伴油腻状鳞屑,好发于皮脂腺丰富的部位及间擦部位。脂溢性皮炎可分为婴儿型与成人型,前者以头皮及间擦部位为主,可出现急性炎症表现;后者多见于头皮及面部。
- 脂溢性皮炎的典型皮肤镜下表现为非特异分布的点状血管及片状分布的黄色鳞屑,头皮皮损分支状血管具有较高鉴别诊断价值,面部皮损可见呈油滴样外观的毛囊周围淡黄色晕。
- 高频超声下脂溢性皮炎病变处常显示为角质层增厚,表皮表面可见多发的短线状强回声,后方伴有与其宽度一致的声影。
- RCM 下可见角质细胞数量增多,可见毛囊角栓。棘层轻度灶状海绵水肿。真皮浅层血管扩张,管周不等量炎症细胞浸润。
- 不同部位的脂溢性皮炎需要鉴别的疾病不同,包括头皮银屑病(皮肤镜下为均匀的点状血管及白色鳞屑)、面部玫瑰痤疮(皮肤镜下为大量的线状血管或多角形血管,鳞屑较少)及躯干玫瑰糠疹(起病突然,自行消退,皮肤镜下可见外周领圈状白色鳞屑)等。

参考文献

［1］中国痤疮治疗指南专家组.中国痤疮治疗指南（2019修订版）［J］.临床皮肤科杂志，2019，48（9），583-588.

［2］ABDEL HAY R，HEGAZY R，ABDEL HADY M，et al. Clinical and dermoscopic evaluation of combined（salicylic acid 20% and azelaic acid 20%）versus trichloroacetic acid 25% chemical peel in acne，an RCT［J］. J Dermatolog Treat，2019，30（6），572-577.

［3］WORTSMAN X，CLAVERIA P，VALENZUELA F，et al. Sonography of acne vulgaris［J］. J Ultrasound Med，2014，33（1），93-102.

［4］WANG J，LUO Y，LIU J，et al. High-frequency ultrasonography and scoring of acne at 20 and 50 MHz［J］. J Eur Acad Dermatol Venereol，2020，34（11），e743-e745.

［5］LACARRUBBA F，VERZÌ A E，TEDESCHI A，et al. Clinical and ultrasonographic correlation of acne scars［J］. Dermatol Surg，2013，39（11），1683-1688.

［6］LALLAS A，ARGENZIANO G，APALLA Z，et al. Dermoscopic patterns of common facial inflammatory skin diseases［J］. J Eur Acad Dermatol Venereol，2014，28（5），609-614.

［7］LALLAS A，ARGENZIANO G，LONGO C，et al. Polygonal vessels of rosacea are highlighted by dermoscopy［J］. Int J Dermatol，2014，53（5），e325-e327.

［8］SGOUROS D，APALLA Z，IOANNIDES D，et al. Dermoscopy of common inflammatory disorders［J］. Dermatol Clin，2018，36（4），359-368.

［9］ZHENG X，WU C，JIN H，et al. Investigation of using very high-frequency ultrasound in the differential diagnosis of early-stage pemphigus vulgaris vs seborrheic dermatitis［J］. Skin Res Technol，2020，26（4），476-481.

［10］NKENGNE A，PELLACANI G，CIARDO S，et al. Visible characteristics and structural modifications relating to enlarged facial pores［J］Skin Res Technol，2020，27（4），560-568.

［11］CAPPILLI S，GIOVANARDI G，DI STEFANI A，et al. Real-time confocal imaging for hidradenitis suppurativa，description of morphological aspects and focus on the role of follicular ostia［J］Dermatology，2021，237（5），705-711.

第四章　物理性疾病

一、多形性日光疹

多形性日光疹（polymorphous light eruption，PLE）属于日光诱导的内源性皮肤Ⅳ型超敏反应（又称迟发型超敏反应），多由长波紫外线暴露诱发，同时也受一定遗传易患性因素影响。春季和初夏最严重，随着夏季时间的推移而逐渐减轻，秋季或冬季消退，次年春季又可复发。反复发作可达数年，然而疾病严重程度通常随时间推移而缓解。发病年龄常在30岁以下，女性多见，浅肤色个体最常受累。青少年春季疹是多形性日光疹的变异型。

【临床表现】

多形性日光疹的特征是皮肤于日光暴露后数小时或数日出现曝光部位的瘙痒性丘疹、丘疱疹或斑块（图 4-1A、B），持续数日后逐渐消退，不留瘢痕，偶可持续数周。持续少量日光暴露可能会导致对紫外线的耐受力提高，甚至皮损消退，这一过程称为"钝化"。

【皮肤多维度影像特征】

（一）皮肤镜表现

未见文献报道。从皮损的发生机制看，多形性日光疹的表现应与其他皮炎湿疹类疾病的表现大致相同。急性期皮炎的皮肤镜典型表现为黄色鳞屑和结痂，对应组织病理中的海绵水肿。亚急性和慢性皮炎中因表皮不均匀增厚，可出现散在、不规则分布的点状血管和鳞屑（图 4-1C）。慢性皮炎的苔藓样皮损可见点状血管呈弥漫性分布。瘙痒较为剧烈的患者中可观察到出血点及结痂（图 4-1D）。

（二）高频超声表现

1. 表皮真皮交界处可见低回声带（图 4-1E、F）。

2. 局部表皮略隆起，如伴有鳞屑，可出现表皮表面多发短线状强回声（图 4-1G）。

3. 如伴有真皮层炎症，可出现真皮层回声不均，真皮层深部可见回声衰减（图 4-1H）。

> **高频超声诊断要点**
> - 多形性日光疹多表现为皮损处表皮真皮交界处低回声带。
> - 伴有鳞屑者，表皮表面可见多发短线状强回声；伴有真皮层炎症者，表现为真皮层回声不均。

（三）皮肤反射式共聚焦显微镜表现

棘层或颗粒层灶状海绵水肿，角质形成细胞间距增大，可见界限清晰的暗区，中度折光的炎症细胞游入（图 4-1I）。

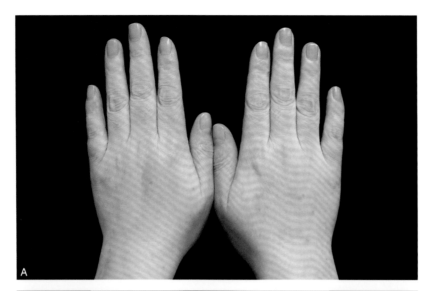

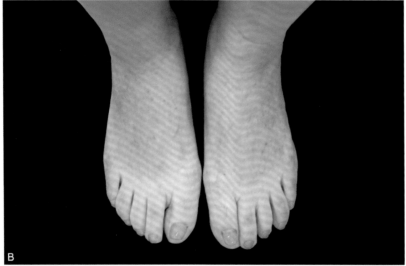

图 4-1A、B. 多形性日光疹临床表现。

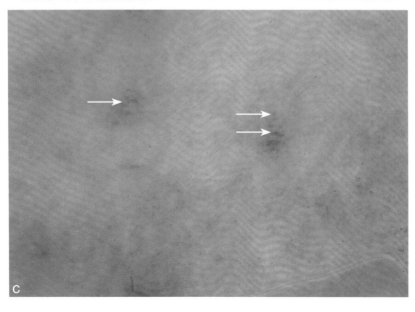

图 4-1C. 皮肤镜表现：可见粉红色背景，散在、不规则分布的模糊点状血管（白色箭头）（×40）。

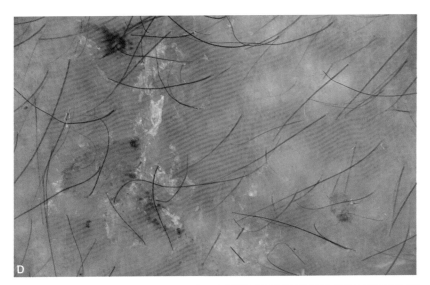

图 4-1D. 皮肤镜表现：慢性皮炎的苔藓样皮损中，可见点状血管呈弥漫性分布，可观察到出血点及结痂（×40）。

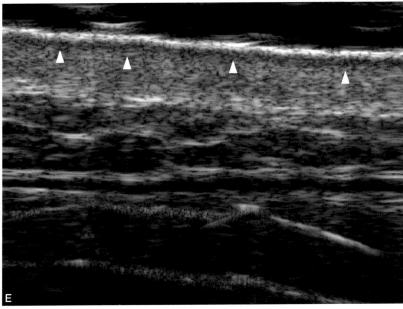

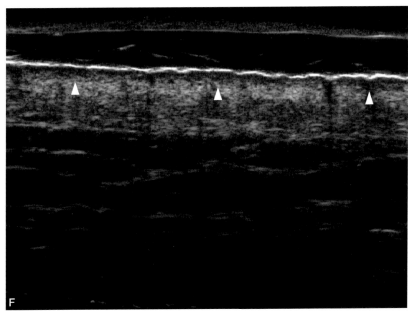

图 4-1E、F. 20MHz 及 50MHz 高频超声表现：表皮真皮交界处均匀的条带状低回声（白色▲），即表皮下低回声带。

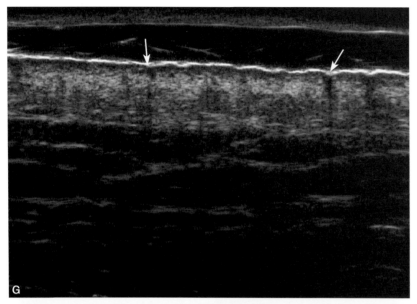

图 4-1G. 50MHz 高频超声表现：表皮表面短线状强回声伴后方声影（白色箭头）。

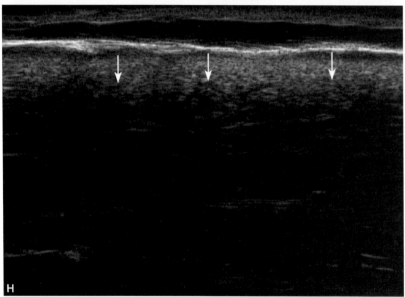

图 4-1H. 50MHz 高频超声表现：真皮层深部回声衰减（白色箭头）。

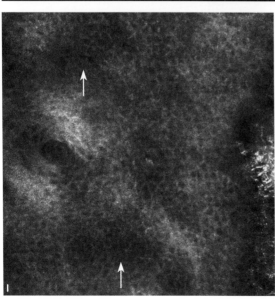

图 4-1I. RCM 表现：棘层或颗粒层灶状海绵水肿，角质形成细胞间距增大，可见界限清晰的暗区（白色箭头）。

图 4-1 多形性日光疹典型表现

【鉴别诊断】

1. 红斑狼疮 同样好发于曝光部位,但瘙痒多不明显,可持续存在数月以上。可结合血抗核抗体(antinuclear antibody,ANA)、可提取性核抗原(extractable nuclear antigen,ENA)抗体等血清学指标进行鉴别。在皮肤镜影像中,急性皮肤红斑狼疮多表现为毛囊中心性红点及周围白晕,以及聚焦清晰的网状血管;亚急性皮肤红斑狼疮在皮肤镜下可表现为粉红-红色背景上的白色鳞屑和混合性血管模式(包括点状、不规则线状、线状和分支状血管);盘状红斑狼疮可见毛囊角栓形成,毛囊红点和周围白晕,后期可见颗粒状色素沉着及白色无结构区(对应皮肤组织病理中的色素失禁和真皮纤维化)。

2. 皮肌炎 以向阳疹、Gottron 丘疹和 Gottron 征为特征性表现,可伴瘙痒。患者同时可有曝光部位的皮肤异色改变和甲周毛细血管扩张。在皮肤镜下,Gottron 丘疹活动期皮损表现为粉红色背景下点状或不规则线状血管,伴有中央鳞屑或结痂;进展期皮损的特征性表现为白色无结构区围绕以粉红色晕。Gottron 征部位在皮肤镜下多表现为网状或不规则线状血管及黄色无结构区,可有鳞屑。近端甲皱襞的皮肤镜检查可发现红斑背景上的血管扩张、出血点及甲小皮增厚或角化过度。

其他尚需鉴别皮肤卟啉病和日光性荨麻疹等其他光敏性疾病,可结合典型的临床表现、血卟啉代谢指标等辅助检查进行鉴别。

总结

- 多形性日光疹为日光诱发的内源性皮肤过敏反应,临床表现为紫外线暴露后出现的瘙痒性红斑、丘疹和斑块,有一定自限倾向。
- 多形性日光疹在皮肤镜下主要表现为曝光部位类似皮炎湿疹样的改变。
- 高频超声和 RCM 可有助于多形性日光疹皮损严重程度的评估及与其他皮肤疾病进行鉴别。

二、日晒伤

日晒伤(sunburn)又称日光性皮炎(solar dermatitis),为皮肤过度暴露于中波紫外线而产生的炎症反应,与 UVB 诱导的表皮细胞坏死有关。日光性皮炎可发生于各年龄阶段,任何人群的皮肤达到足够的中波紫外线暴露剂量均可被诱发,浅肤色人群相对更易出现。

【临床表现】

临床表现可为紫外线暴露部位界限清晰的红斑、水肿、水疱(图 4-2A),触痛明显。通常皮肤暴露于中波紫外线 3～5 小时后可观察到红斑,在 12～24 小时达到高峰,并且大多数情况下在 72 小时开始消退,有一定的自限性。

【皮肤多维度影像特征】

(一)皮肤镜表现

目前尚缺少对日光性皮炎进行皮肤镜观察的报道。

(二)高频超声表现

日光性皮炎的高频超声表现较为轻微,显示为真皮浅层回声轻度减低(图 4-2B、C)。

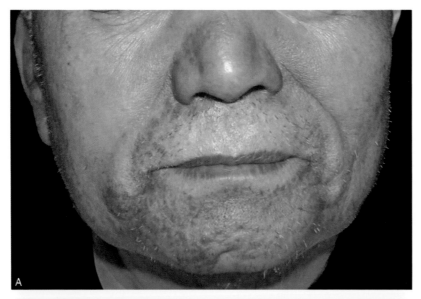

图 4-2A. 患者面部可见边界相对清楚的红斑。

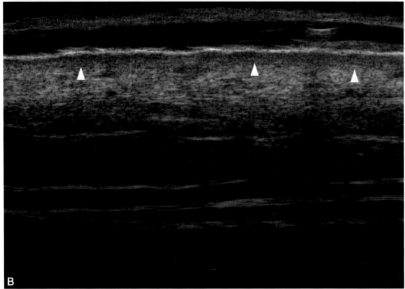

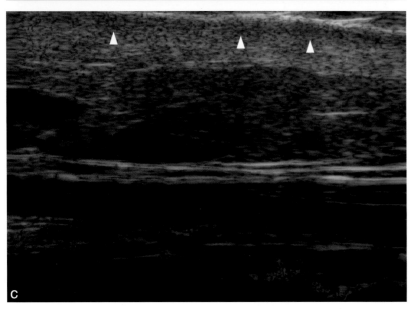

图 4-2B、C. 50MHz（图 B）及 20MHz（图 C）高频超声示与日晒伤范围相应的真皮浅层回声轻度减低（白色▲）。

图 4-2 日光性皮炎病例

【鉴别诊断】

在鉴别诊断方面，日光性皮炎主要与外源性物质诱导的光毒性反应、植物日光性皮炎，以及遗传性因素相关的着色性干皮病、红细胞生成性原卟啉病相鉴别。患者光毒性药物或局部光敏剂应用史，以及遗传性疾病史可提供鉴别线索。

> **总结**
> - 日光性皮炎可出现于所有日光过度暴露的人群，表现为界限清晰的红斑和触痛，通过临床表现可作出诊断和评估。
> - 皮肤高频超声可在一定程度上辅助皮损严重程度评估。

三、光老化

光老化（photoaging）是指皮肤长期反复暴露于太阳辐射而发生的过早老化，属于皮肤外源性老化原因，大部分皮肤老化改变也是由皮肤光老化所致，通常浅肤色皮肤更易受到光损伤。组织学改变中，光老化可表现为表皮变薄、表皮突数量减少、色素沉积，以及真皮弹性纤维、胶原纤维、核心蛋白聚糖数量的下降及其代谢产物沉积，同时非典型角质形成细胞和非典型黑素细胞数量增多。

【临床表现】

1. **皮肤表面形貌改变**　包括干燥性纹理、粗大皱纹形成、日光弹力纤维变性、皮肤弹性降低（图4-3A）。

2. **色素方面改变**　表现为日光性黑子、色素沉着斑、皮肤暗黄、皮肤透明度下降（图4-3A）。

3. **血管方面改变**　可表现为毛细血管扩张、光化性紫癜。

4. **其他**　可有日光性角化病、慢性光化性皮炎、胶样粟丘疹（详见本章第九节内容）等改变。

【皮肤多维度影像特征】

（一）皮肤镜表现

在皮肤镜下，皮肤内源性老化和光老化均显示为不同程度的皮肤干燥：①轻度，鳞屑局限于皮肤皱纹；②中度，鳞屑延伸超出皮肤皱纹并伴有皮肤印迹的加重；③重度，板状鳞屑延伸到皮沟之外，并形成深层皮肤裂缝。光老化皮肤尚可发现较多不均匀的色素沉着区域（棕色小球、网状色素沉着和斑状分布的均质色素沉着），以及不同程度的毛细血管扩张（线状和分支状血管）。

皮肤光老化可通过皮肤镜光老化量表（dermoscopy photoaging scal，DPAS）进行量化评估。DPAS将面部分为额头、右颊部、左颊部和下巴4个区域，对每个区域进行以下评估：①淡黄色改变和黄色丘疹（提示日光弹力纤维变性）；②白色线状区域（提示皮肤萎缩和瘢痕）；③日光性黑子；④色素减退及色素沉着斑混杂区；⑤毛细血管扩张；⑥日光性角化病；⑦老年粉刺；⑧深在皱纹；⑨浅表皱纹；⑩十字形皱纹（图4-3B）。

通过皮肤镜还可对皮肤光老化的进展进行评估并对相应治疗进行监测。

（二）高频超声表现

光老化导致的弹性纤维变性在高频超声影像中可表现为表皮下低回声带（subepidermal low echogenic band，SLEB）。该低回声带厚度的增加与年龄增长和光暴露程度呈正相关，是皮肤光老化较为敏感且特异的高频超声表现，其范围和厚度可以反映光老化的严重程度。此外，光老化在高频超声下还可表现为真皮厚度减少和高回声像素数目的减少，并伴有低回声像素的增多（图4-3C），与真皮变薄、弹性纤维变性及黏多糖沉积等有关。有研究显示，真皮低回声像素比值与年龄增长呈正相关，光暴露部位更为显著。光暴露部位的平均强回声像素数目也低于非光暴露部位。高频超声也能敏感地探测出维A酸乳膏治疗后真皮厚度及回声强度增加的情况，可用于抗光老化的无创治疗评估。

（三）皮肤反射式共聚焦显微镜表现

光老化区域显示出更多不规则蜂窝状结构、多圆形乳头状轮廓、胶原蛋白粗大、拥挤的胶原蛋白、卷曲的明亮结构、表皮厚度增大，以及皮沟加深。

有研究显示，光老化皮肤经过点阵激光治疗后，在 RCM 下可观察到真皮乳头层总数的明显增加，可以用于点阵激光治疗改善皮肤光老化的疗效监测。

（四）偏振光照相技术

多光谱偏振光照相技术可用于皮肤光老化的评估，且商业化应用较为广泛，成为目前皮肤光老化客观评估和存档的常用技术，其中紫外线照相可增强对表皮色素斑的显示，对于皮肤光老化的早期发现和早期黑色素沉着的干预可有一定帮助。

（五）其他

近红外漫反射光谱检查提示光老化患者存在皮肤胶原蛋白的弹性下降和蛋白数量的下降。

在多光子激光扫描显微镜检查中，二次谐波（second harmonic generation，SHG）产生强度和真皮的自发荧光（autofluorescence，AF）与皮肤光老化有关，可通过真皮 SHG 比 AF 衰老指数（second harmonic generation to autofluorescence aging index of dermis，SAAID）进行定量。

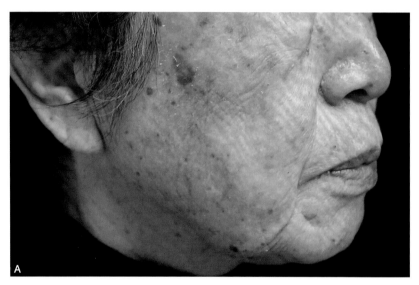

图 4-3A. 患者面部干燥性纹理、粗大皱纹形成，可见色素沉着斑、皮肤暗黄。

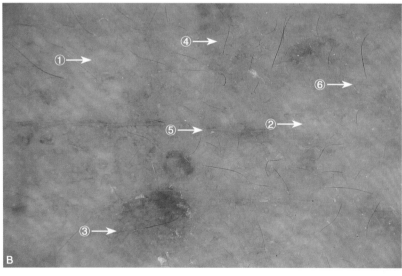

图 4-3B. 皮肤镜下可见：①淡黄色区域；②白色区域；③日光性黑子；④色素减退及色素沉着斑混杂区；⑤深在皱纹；⑥浅表皱纹（×20）。

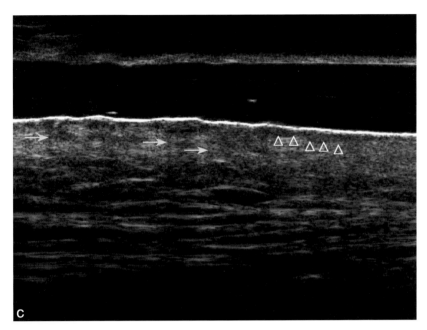

图 4-3C. 50MHz 高频超声示表皮下低回声带(白色△)和低回声像素的增多(黄色箭头)。

图 4-3 光老化病例

【鉴别诊断】

1. **内源性老化**　即皮肤自然老化,与年龄老化相符合。皮肤镜下也可表现出纹理加深、色素不均和血管扩张相对较为均一地出现。

2. **着色性干皮病**　着色性干皮病(xeroderma pigmentosum, XP)是一种罕见的遗传性皮肤病,因皮肤光损伤后 DNA 的修复缺陷,表现为皮肤与年龄不符的严重光老化,以及基底细胞癌、鳞状细胞癌的高发。皮肤镜有助于早期发现其中鳞状细胞癌、基底细胞癌和黑色素瘤的相应特征。在 RCM 下,真皮乳头层不可见及表皮真皮交界处的非典型细胞为 XP 的特征性表现。

总结

- 光老化为皮肤长期反复暴露于紫外线辐射下而发生的外源性老化。
- 其特征性改变包括:干燥性纹理、粗大皱纹、日光性黑子、色素沉着斑、皮肤暗黄、毛细血管扩张、皮肤透明度和弹性降低等。
- 皮肤镜和其他多维度影像技术有助于对皮肤光老化的程度进行定量评估,并可对皮肤年轻化的治疗效果进行监测。

四、西瓦特皮肤异色病

西瓦特皮肤异色病(Civatte poikiloderma)为一种较为常见的曝光部位皮肤问题,系局部长期紫外线暴露所致,为慢性、进展性且不可逆的过程。表现为皮肤斑驳状色素沉着和色素减少(皮肤异色)、皮肤萎缩和毛细血管扩张,日光暴露部位较为常见,好发于 40 岁以上的浅肤色人群。

【临床表现】

典型表现为边界不清的暗红斑,伴色素沉着和色素减退区域交错分布,其间有皮肤萎缩和毛细血管扩张区(图 4-4A)。皮损多累及光暴露部位,如胸部中央、颈部两侧和面部,通常不累及颏下区域。

【皮肤多维度影像特征】

皮肤镜表现

1. 西瓦特皮肤异色病在皮肤镜下的典型表现为点状、小球状血管,以及线状不规则血管,可呈类似"意大利面和肉丸"样的外观(与表皮变薄萎缩和真皮乳头层毛细血管扩张有关),其间可见毛囊周围白色均质区域。

2. 其他特征包括毛囊角栓和纤细的棕色色素网或棕色无结构区(图 4-4B)。

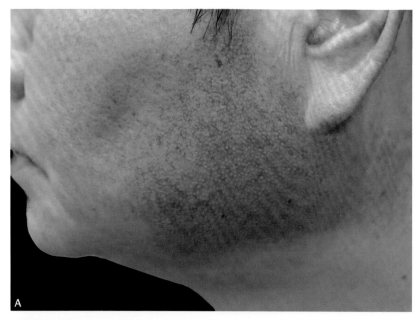

图 4-4A. 患者左侧面部可见边界不清的暗红斑,其间色素沉着和色素减退区域交错分布,伴网状毛细血管扩张。

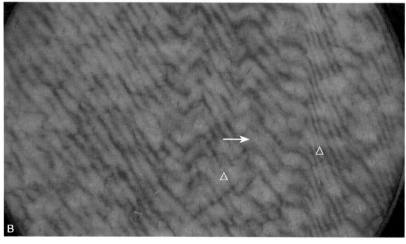

图 4-4B. 皮肤镜下可见线状不规则血管,呈"意大利面和肉丸"样外观,其间可见毛囊周围白色均质区域,可见毛囊角栓(白色△)和棕色无结构区(白色箭头)(×20)。

图 4-4 西瓦特皮肤异色病病例

【鉴别诊断】

1. **皮肌炎** 西瓦特皮肤异色病需与皮肌炎的披肩征 /V 字征进行鉴别。后者表现为上背部、肩部和手臂部位"披肩"样分布的紫红斑,颈前、胸部红斑可呈"V 形"分布。在皮肤镜下,上述区域可见网状或不规则线状血管,但毛囊周围白色区域相对较为少见。皮肌炎多同时伴有眶周向阳疹和 Gottron 征,以及甲周毛细血管扩张,可与西瓦特皮肤异色病相鉴别。

2. **面颈部毛囊性红斑黑变病** 主要累及儿童或青少年的面颈部,与毛周角化有关。主要表现为面、颈部双侧对称出现的棕色色素沉着和红斑,伴有毛囊角化性丘疹。在皮肤镜下,面颈部毛囊性红斑黑变病表现为棕红色背景上白色脱屑和较多白色毛囊角化性丘疹;毛囊周围和毛囊间可见灰蓝色胡椒粉样颗粒。

3. **里尔黑变病** 表现为面部、颈部弥漫性灰色或棕灰色网状色素沉着,前驱症状可有局部红斑、水肿、瘙痒症状。在皮肤镜下同样可表现出毛囊周围白色区、毛囊角栓及棕色无结构区,但同时还可观察到毛细血管网状扩张和假性色素网,伴有灰色点和颗粒,可有细碎样白色鳞屑。

总结
- 西瓦特皮肤异色病为长期紫外线暴露所致的斑驳状皮肤异色、皮肤萎缩和毛细血管扩张。
- 皮肤镜有助于将其与其他曝光部位伴有色素异常和血管扩张的疾病进行鉴别。

五、热痱

热痱(miliaria)又称痱子,是因环境湿热、体感温度较高,加之皮肤汗液大量产生而不能顺畅排出所致,好发于夏季及炎热天气。大量汗液使表皮角质浸渍、汗腺导管口闭塞,继而导致汗液淤积、汗腺导管破裂,可伴有表皮炎症反应。

【临床表现】

皮损多发于肘窝、颈项、躯干、股内侧、妇女乳房下及小儿头面部等部位。临床上可分为四型。

1. **红痱(miliaria rubra)** 最常见的一型。表现为粟粒或针头大小的丘疹或丘疱疹,皮损相对均一,密集成片,周围有红晕(图4-5A)。患者可有自觉瘙痒、灼热和刺痛感。环境凉爽后多可在数日内快速消退,皮损消退后可有轻度脱屑。

2. **白痱** 又称晶痱(miliaria crystallina),表现为散在或簇集分布的粟粒到针头大小、壁薄且晶莹透亮的小丘疱疹,无红晕(图4-6A),易破裂,一般无自觉症状。环境凉爽后多可于1~2日内消退并伴局部细碎脱屑。

3. **脓痱(miliaria pustulosa)** 表现为孤立、表浅、与毛囊无关的粟粒样白色脓疱,主要发生于皮肤皱襞处、四肢屈侧或阴囊部,以及小儿头部。脓疱为无菌性,破裂后有可能继发感染。

4. **深在痱(miliaria profunda)** 多发生于暴露在持续性高温环境下的患者。皮损为浸润性丘疹及丘疱疹,肤色或淡红色,可伴有剧烈瘙痒。

【皮肤多维度影像特征】

(一)皮肤镜表现

在皮肤镜下,红痱中可观察到白色小球状结构,周围有数个深色晕的"白色牛眼征"结构(图4-5B);白痱表现为红色背景下的黄白色腔隙样结构(露珠样皮损区,可能与阻塞的汗腺导管开口有关)(图4-6B)。

(二)光学相干断层成像表现

高清晰度光学相干断层成像在检查深在痱皮损时,可见角质层下低折光区域,可能与异常堵塞的汗腺导管有关。

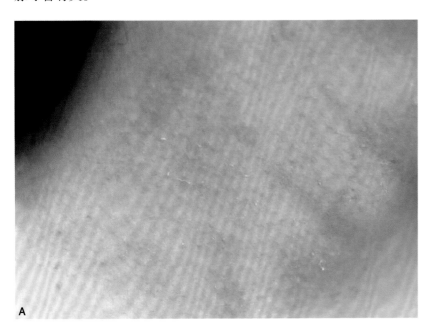

图4-5A. 患者右颈部多发粟粒大小丘疹。

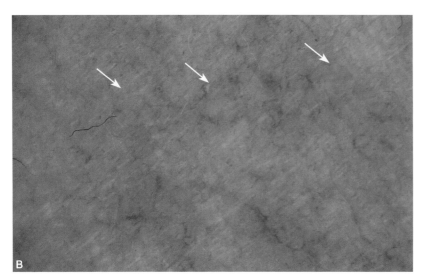

图 4-5B. 皮肤镜下可见多个模糊的黄白色小球状结构（白色箭头），背景可见线状弯曲血管（×30）。

图 4-5   红痱病例

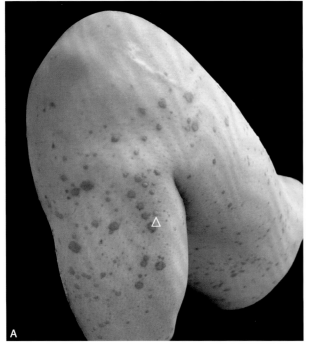

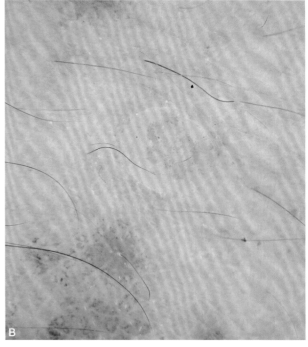

图 4-6A. 患者确诊为别嘌呤醇诱导的 TEN，在皮肤恢复过程中突发单侧肢体压迫部位多发水疱样损害（△所示为白痱），患者无不适。

图 4-6B. 皮肤镜下可见黄白色腔隙样结构，顶端有边界清晰的假性色素网结构（×40）。皮损未作特殊治疗，在 2 日后自然干燥消退。

图 4-6   中毒性表皮坏死松解症（toxic epidermal necrolysis，TEN）患者恢复过程中出现热痱（白痱）

【鉴别诊断】

1. **湿疹** 幼儿热痱可表现为类似湿疹的外观,或与湿疹重叠出现。除了临床热暴露史和典型的皮损分布之外,在皮肤镜下湿疹多表现为黄色鳞屑和结痂,而合并热痱者则可发现其中"牛眼"样特征区域。

2. **刺激性皮炎** 汗液引起的刺激性皮炎可表现为弥漫性红色背景下散在分布的淡黄白色腔隙区域(露滴样损害),可能对应于阻塞的汗腺导管开口。在表皮坏死区域还观察到深褐色假网状结构和褐色鳞屑,呈现"星空"样外观。

总结

● 热痱系在湿热环境暴露后汗液大量分泌,加之汗管阻塞、皮肤出汗不通畅所致。

● 皮肤镜等皮肤影像学观察手段有助于其和湿疹、刺激性皮炎相鉴别。

六、热激红斑

热激红斑(erythema ab igne)是由于局部皮肤长期受红外辐射或低于烫伤阈值的热作用引起的慢性热损伤,表现为皮肤网状红斑及色素沉着。

【临床表现】

热激红斑好发生于皮肤接触热源处,初起时表现为局部暂时性充血性红斑,随热暴露时间延长,逐渐变成固定位置的网状红斑,最后出现色素沉着(图 4-7A)。上述皮肤改变可同时存在,多无自觉症状。

【皮肤多维度影像特征】

(一)皮肤镜表现

早期在皮肤镜下可表现为弥漫性红棕色或棕色的皮肤异色样改变,可伴有毛细血管扩张及白色鳞屑(图 4-7B)。上述表现虽然并无显著特异性,但皮肤镜检查仍有助于排除其他伴有色素沉着的疾病,如网状青斑、血管炎等。

(二)高频超声表现

在高频超声下热激红斑的改变如图 4-7C、D 所示。可见真皮层萎缩变薄,可能与真皮胶原变性有关;表皮下可见低回声带,可能与局部轻微炎症反应有关。

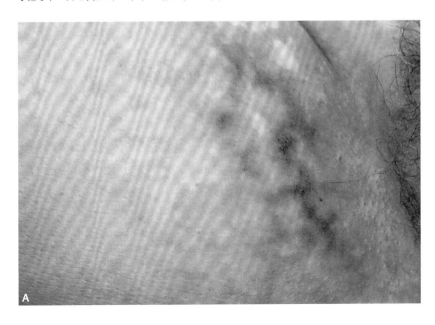

图 4-7A. 老年患者于大腿内侧热敷区出现的网状红斑,伴色素沉着。

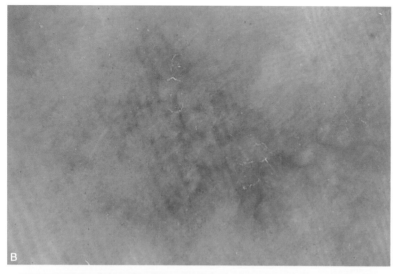

图 4-7B. 皮肤镜下可见弥漫性红棕色或棕色的皮肤异色样改变,伴毛细血管扩张(×30)。

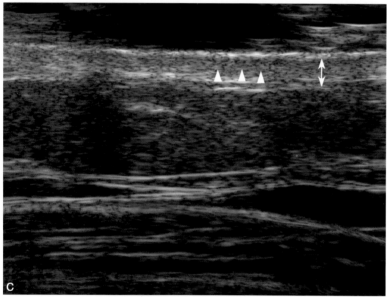

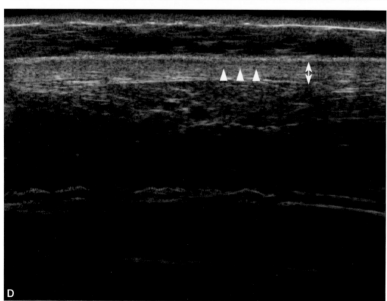

图 4-7C、D. 20MHz(图 C)及 50MHz(图 D)高频超声示真皮萎缩变薄(白色双箭头表示真皮厚度),表皮下可见低回声带(白色▲)。

图 4-7 热激红斑病例

【鉴别诊断】

1. 网状青斑 网状青斑发生在女性下肢、躯干等部位，受寒冷刺激后发病，肢体温度恢复后消退，常伴有冻疮、肢端青紫等。皮肤镜检查显示对焦模糊的紫色网状血管和稀疏的点状血管，可有紫癜样改变。

2. 青斑样血管病 青斑样血管病被认为是血液高凝状态引起的皮肤闭塞性血管病变。在皮肤镜下可观察到溃疡或星状白色无结构区，周围环绕以小球状或线状不规则、匍行状扩张的血管，可同时观察到棕黄色背景上的紫癜样损害。

> **总结**
> ● 热激红斑是由于局部皮肤长期受温热作用引起的慢性损伤，皮肤镜、高频超声有助于将其与其他免疫性或血管病变性网状皮肤红斑进行鉴别。

七、冻疮

冻疮（chilblain）是由于皮肤暴露于湿冷环境后引起局部皮肤血管收缩、组织缺血所致。相关因素包括低温、潮湿、局部血液循环不良、皮肤自主神经功能紊乱等，与遗传因素也有一定关系。部分患者本身可合并系统性红斑狼疮等自身免疫性疾病，或患有冷球蛋白血症。

【临床表现】

冻疮多见于儿童，女性好发，典型表现为局限性蓝紫色或红色斑，可伴有局部肿胀、水疱、糜烂和结痂，通常累及肢端部位，如手足背面、足跟、手指、足趾及耳郭等。皮损通常在暴露于寒冷环境后数小时出现。患者可能出现瘙痒、疼痛、肿胀和灼热感。

【皮肤多维度影像特征】

皮肤镜表现

1. 红色背景上的红色及蓝色无结构区。

2. 可见白色鳞屑。

3. 不规则或线状、点状血管，以及紫癜样出血点。

【鉴别诊断】

1. 冻疮样红斑狼疮 冻疮样红斑狼疮的某些皮肤表现与冻疮相似，可依据狼疮带试验或抗核抗体阳性等鉴别。在皮肤镜下，冻疮样红斑狼疮可表现为红色或紫色背景上的亮白色区域（由显著的真皮水肿或黏蛋白增多造成），伴或不伴点状或不规则线状血管和出血点；而冻疮通常不会在皮肤镜下出现亮白色区域。

2. 变应性皮肤血管炎 除足背、足趾发病外，还可以发生在小腿等处，与寒冷无直接关系。在皮肤镜下，变应性皮肤血管炎多表现为模糊的出血点、紫癜或淡紫色斑片，常呈斑驳状或星点状模式分布，也可见到蓝灰色斑片及溃疡、糜烂，散在分布于紫癜及紫色斑片间。

> **总结**
> ● 冻疮为皮肤暴露于湿冷环境后引起的血管性病变和皮肤炎症反应。
> ● 皮肤镜有助于将其与其他免疫性血管病变进行鉴别。

八、放射性皮炎

放射性皮炎（radiodermatitis）是癌症放射治疗（简称放射治疗）最常见的副作用之一，大多数放射治疗患者均可出现。急性期损伤与电离辐射诱发的表皮坏死和炎症有关，而反复暴露于低剂量电离辐射下使细胞没有足够的时间修复 DNA,损伤不断累积,使皮肤损伤逐渐进展为慢性、不可逆损害,好发于身体对辐射敏感的区域,如颈前区、四肢、胸部、腹部及面部,皮肤改变取决于放射剂量。

【临床表现】

电离辐射暴露后数小时至数周内可出现急性放射性皮炎,电离辐射暴露后数月到数年可出现晚期或慢性放射性皮炎。

1. **轻度放射性皮炎**　表现为轻度、压之变白的红斑或干性脱屑,在开始放射治疗后数日到数周内出现,症状可能在 1 个月内消退。瘙痒和毛发脱落是常见的伴随症状。

2. **中度放射性皮炎**　表现为痛性红斑和水肿,可能进展为表皮剥脱和湿性皮肤脱屑,多局限于皮肤皱褶处(图 4-8A),常在治疗结束后 1～2 周达高峰。

3. **重度放射性皮炎**　表现为融合性湿性皮肤脱屑,可进展为皮肤全层坏死和溃疡,溃疡可继发感染,常伴严重疼痛,应用阿片类药物可能效果不佳。

4. **晚期或慢性放射性皮炎**　可表现为真皮纤维化、皮肤异色性改变(包括色素沉着和色素减退)、萎缩及毛细血管扩张,可类似硬皮病样改变。

【皮肤多维度影像特征】

(一)皮肤镜表现

放射性皮炎的特异性皮肤镜表现缺乏文献报道,但目前已有通过皮肤镜和皮肤超声监测放射治疗后皮肤不良反应的文献报道,提示皮肤镜和皮肤超声等无创皮肤检测手段可用于皮肤放射不良反应的监测。笔者临床所见病例部分可表现为暗红色背景,点球状及不规则血管,可见糜烂、结痂(图 4-8B)。

(二)皮肤反射式共聚焦显微镜表现

电离辐射暴露平均 15 天后通过 RCM 可以检测到组织病理学改变,主要特征包括:最初出现的海绵水肿、胞吐作用、炎症细胞;继而出现树突状细胞、"液流样外观""乳头地形断裂"、表皮结构紊乱、皮沟-皮嵴结构消失、噬色素细胞;终末期可见基底层色素沉着。

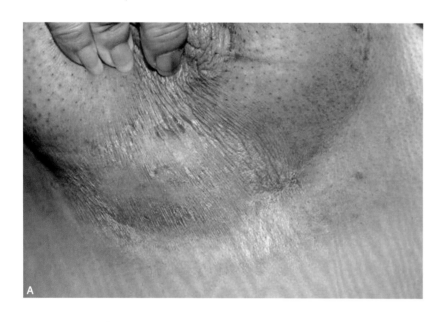

图 4-8A. 患者乳房下部出现红斑、脱屑、溃疡。

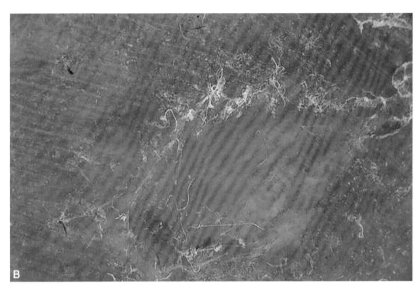

图 4-8B. 皮肤镜下可见暗红色背景，中央糜烂，可见点球状、不规则线状血管，周围黄色结痂、白色鳞屑（×30）。

图 4-8　放射性皮炎病例

【鉴别诊断】

1. 移植物抗宿主病　急性移植物抗宿主病（graft versus host disease, GVHD）的组织病理学特征与放射性皮炎相似，结合病史、发病部位及皮损表现可进行鉴别。

2. 史 - 约综合征（Stevens-Johnson syndrome）/ 中毒性表皮坏死松解症　结合用药史、黏膜受累及初期"虹膜样"损害可进行鉴别。

3. 慢性放射性皮炎　局限性硬斑病需与慢性放射性皮炎相鉴别，慢性放射性皮炎多有放射线暴露史，而局限性硬斑病多自发出现，且初期有红肿等前驱期表现。

总结

● 放射性皮炎与皮肤暴露于电离辐射有关，急性期可表现为红斑、水肿、表皮坏死和疼痛，慢性期可表现为皮肤萎缩、毛细血管扩张、皮肤异色。

● 皮肤镜和 RCM 等无创皮肤检测手段可用于皮肤放射不良反应的监测。

九、胶样粟丘疹

胶样粟丘疹（colloid milium）主要由真皮的弹性纤维退行性变形成，可能与长期日光暴露有关。除了与日光相关的成人型之外，另有幼年型、色素型和结节型三种其他类型的胶样粟丘疹，病因尚不是完全明确，可能与遗传易患性因素、石油化工产品接触等因素有关。

【临床表现】

典型的成人型胶样粟丘疹常见于浅肤色中年男性，多有长期日光暴露史。皮损多分布于日常暴露于日光下的部位，如面、颈和手背等。皮损特征为直径 1～3mm 的半透明黄色丘疹，顶端可见小凹或粉刺样开口（图 4-9A），用针挑破后内有胶样物质。

【皮肤多维度影像特征】

皮肤镜表现

1. 皮肤镜下可见棕褐色至橙色背景上孤立出现的粟粒样无结构区，可呈乳白色或浅蓝色，部分无结构区周围可见模糊的弯曲血管（图 4-9B）。

2. 乳白色无结构区对应组织病理上的真皮内的均质无定形物质（图 4-9C、D）。

上述表现虽然并无特异性，但皮肤镜检查有助于鉴别毛发上皮瘤、颜面播散性粟粒样狼疮、皮脂腺增生等其他面部丘疹。因光老化因素，胶样粟丘疹周围的皮肤可观察到日光性黑子等其他皮肤光老化表现，如模糊色素网、指纹样结构及棕色假网状结构等。

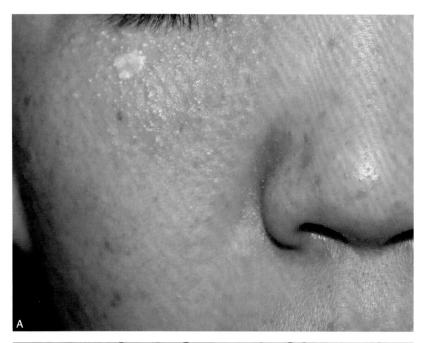

图 4-9A. 患者左侧面颊部多发半透明黄色丘疹,顶端可见粉刺样开口。

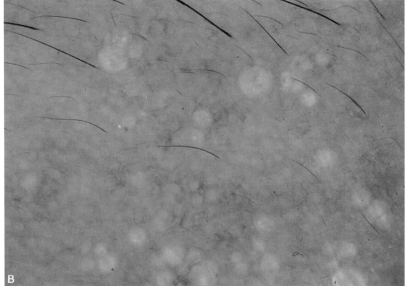

图 4-9B. 在皮肤镜下可见橙色背景,多发粟粒样乳白色无结构区,周围可见模糊的弯曲血管(×30)。

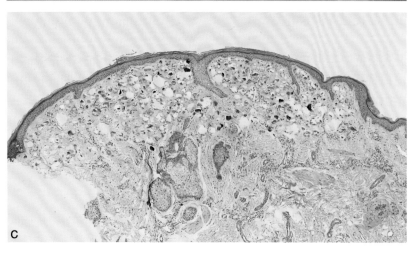

图 4-9C. 组织病理可见表皮萎缩,真皮浅层可见均质、无定形的物质沉积,沉积物间有裂隙(苏木精-伊红染色,×40)。

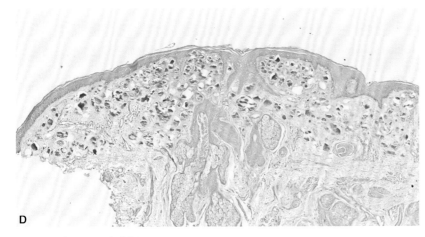

D

图 4-9D. PAS 染色（＋）。

图 4-9　胶样粟丘疹病例

【鉴别诊断】

临床需与粟丘疹、小汗腺汗囊瘤、皮脂腺增生、黑头粉刺等皮损相鉴别。

1. **粟丘疹**　多为孤立出现的白色丘疹,通常无粉刺样开口,在皮肤镜下为均质白色结构。

2. **小汗腺汗囊瘤**　多于夏季加重,天气凉爽时有所减轻,在皮肤镜下为均质淡蓝色结构。

3. **皮脂腺增生**　为黄色疣状凸起,中心有脐凹,在皮肤镜下可见冠状血管。

4. **黑头粉刺**　多出现于年轻人,周围多伴随炎症性丘疹出现,皮损本身有自发缓解消退的趋势,在皮肤镜下可见中心角栓。

总结

- 典型的胶样粟丘疹多与皮肤慢性光损伤有关,表现为日光暴露部位的半透明黄色丘疹,顶部可见粉刺样开口。
- 皮肤镜可有助其与毛发上皮瘤、皮脂腺增生等增生性损害,以及与颜面播散性粟粒样狼疮等炎症性损害的鉴别。

参考文献

［1］KAWABATA K, KOBAYASHI M, KUSAKA-KIKUSHIMA A, et al. A new objective histological scale for studying human photoaged skin［J］. Skin Res Technol, 2014, 20(2): 155-163.

［2］王煜坤, 朱庆莉, 刘洁. 高频超声在部分损容性皮肤病中的应用价值［J］. 中华皮肤科杂志, 2021, 55(12): 1110-1113.

［3］HU S C, LIN C L, YU H S. Dermoscopic assessment of xerosis severity, pigmentation pattern and vascular morphology in subjects with physiological aging and photoaging［J］. Eur J Dermatol, 2019, 29(3): 274-280.

［4］ISIK B, GUREL M S, ERDEMIR A T, et al. Development of skin aging scale by using dermoscopy［J］. Skin Res Technol, 2013, 19(2): 69-74.

［5］MAZZEO M, DILUVIO L, DI PRETE M, et al. New local treatment for photoaging using a formulation containing piroxicam 0.8% and sunscreen［J］. J Int Med Res, 2019, 47(7): 3127-3132.

［6］HAYTOGLU N S, GUREL M S, ERDEMIR A, et al. Assessment of skin photoaging with reflectance confocal microscopy［J］. Skin Res Technol, 2014, 20(3): 363-372.

［7］SHIN M K, KIM M J, BAEK J H, et al. Analysis of the temporal change in biophysical parameters after fractional laser treatments using reflectance confocal microscopy［J］. Skin Res Technol, 2013, 19(1): e515-e520.

［8］MIYAMAE Y, YAMAKAWA Y, KAWABATA M, et al. A noninvasive method for assessing interior skin damage caused by chronological aging and photoaging based on near-infrared diffuse reflection spectroscopy［J］. Appl Spectrosc, 2008, 62(6): 677-681.

［9］SUGATA K, OSANAI O, SANO T, et al. Evaluation of photoaging in facial skin by multiphoton laser scanning microscopy

　　　　［J］. Skin Res Technol, 2011, 17(1): 1-3.

［10］ROCHA L, FERREIRA P S, AVANCINI J, et al. In vivo confocal microscopy of dermoscopic suspicious lesions in patients with xeroderma pigmentosum: a cross-sectional study［J］. J Am Acad Dermatol, 2020, 83(6): 1668-1673.

［11］INANI K, MERNISSI F. Xeroderma pigmentosum and dermoscopy［J］. Pan Afr Med J, 2013, 16: 105.

［12］ERRICHETTI E, STINCO G. Dermoscopy in facilitating the recognition of poikiloderma of Civatte［J］. Dermatol Surg, 2018, 44(3): 446-447.

［13］LALLAS A, ERRICHETTI E, IOANNIDES D. 非肿瘤皮肤病的皮肤镜应用［M］. 刘洁, 徐峰, 译. 北京: 人民卫生出版社, 2020: 112-113.

［14］MOHANAN S, BEHERA B, CHANDRASHEKAR L, et al. Bull's-eye pattern in miliaria rubra［J］. Australas J Dermatol, 2014, 55(4): 263-265.

［15］CHAN M M H, LIM G H, ZHAO X, et al. Isolated hypohidrosis: pathogenesis and treatment［J］. Eur J Dermatol, 2020, 30(6): 680-687.

［16］SONI R, LOKHANDE A J, D'SOUZA P. Atypical presentation of sweat dermatitis with review of literature［J］. Indian Dermatol Online J, 2019, 10(6): 698-703.

［17］BONDIAU P Y, COURDI A, BAHADORAN P, et al. Phase 1 clinical trial of stereotactic body radiation therapy concomitant with neoadjuvant chemotherapy for breast cancer［J］. Int J Radiat Oncol Biol Phys, 2013, 85(5): 1193-1199.

［18］VANO-GALVAN S, FERNANDEZ-LIZARBE E, TRUCHUELO M, et al. Dynamic skin changes of acute radiation dermatitis revealed by in vivo reflectance confocal microscopy［J］. J Eur Acad Dermatol Venereol, 2013, 27(9): 1143-1150.

第五章 色素性疾病

第一节 色素增加性疾病

一、黄褐斑

黄褐斑(chloasma)是一种获得性皮肤色素沉着性疾病,通常累及面部日光暴露区域,包括面中部、颧骨和下颌区域,表现为黄褐色色素沉着斑。本病好发于女性,发病机制可能与血中雌激素水平升高有关,从青春期至绝经期均可发病。部分患者还与一些慢性疾病(如肝脏疾病、自身免疫性疾病)和遗传因素等相关。

【临床表现】

黄褐斑表现为淡黄褐色、暗褐色或深咖啡色斑,斑片形状不一,可呈圆形、条形或蝴蝶形(图 5-1A)。典型皮损位于颧骨和前额,也可累及眉弓、眼周、鼻背等其他面部区域,一般不累及眼睑和口腔黏膜。皮损无自觉症状,颜色深浅可随季节、日晒及内分泌等因素出现变化。黄褐斑好发于面部,带有明显的损容性特征,给部分患者造成了沉重的心理负担,因此黄褐斑的准确诊治具有重要意义。

【皮肤多维度影像特征】

(一)皮肤镜表现(图 5-1B)

1. 浅至深褐色背景,淡黄褐色均匀一致的斑片、褐色点或小球,真皮型/混合型可见蓝灰色点或小球。
2. 毛囊周围无色素沉着。
3. 假性色素网。
4. 毛细血管扩张。
5. 毳毛增粗变黑。

皮肤镜诊断要点

◆ 淡黄褐色均匀一致的斑片、褐色点或小球,真皮型/混合型可见蓝灰色点或小球。

◆ 假性色素网。

(二)皮肤反射式共聚焦显微镜表现(图 5-1C)

1. **进行期** 表皮基底层较多高折光的、树突多且长的树枝状及星爆状黑素细胞,真皮浅层可见粗糙、折光率较低的花边结构及数量不等的中等折光的单核细胞浸润。真皮乳头环缺失,部分可见高折光的噬色素细胞。真皮上部网状结构内血管呈深色圆形至管状结构。与皮损周围的正常皮肤相比,皮损中的血管增多。

2. **稳定期** 表皮基底层较少的树枝状黑素细胞,树突较进行期黑素细胞缩短,星爆状黑素细胞较罕见,真皮浅层浸润的单核细胞减少。

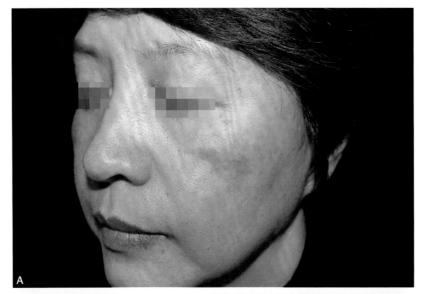

图 5-1A. 黄褐斑临床表现。

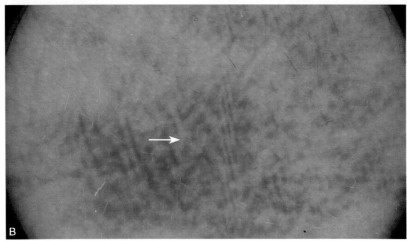

图 5-1B. 皮肤镜表现: 均匀一致的黄褐色斑片, 假性色素网, 毛细血管扩张(白色箭头)(×20)。

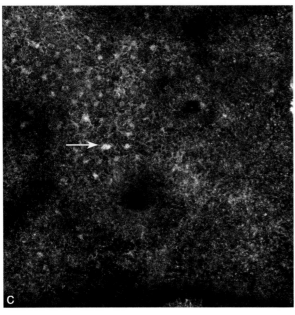

图 5-1C. RCM 表现: 表皮基底层较多高折光的、树突多且长的树枝状及星爆状黑素细胞(白色箭头)。

图 5-1 黄褐斑典型表现

【鉴别诊断】

黄褐斑的临床表现可能与其他面部色素增加性疾病相混淆，鉴于该病一般不会首选有创的活检检查帮助明确诊断，可以使用皮肤镜辅助鉴别诊断黄褐斑和其他临床表现相似的疾病。

1. **里尔黑变病** 皮肤镜下可见红色背景，假性色素网和毛囊周围分布的棕色至蓝灰色小点。

2. **太田痣** 皮肤镜下可见蓝灰色线状色素沉着及其间正常颜色的小球。

3. **色素性扁平苔藓** 大致均匀分布的蓝灰色点和球；假性色素网、毛囊和小汗腺周围有灰色至褐色色素沉积。

4. **外源性褐黄病** 皮肤镜下可见棕色、蓝色和/或灰色色素结构，形态各异，包括球状、"鱼子酱"状、弧形/环形、曲线状、蠕虫状和/或无定形等，色素可覆盖毛囊开口。

【皮肤多维度影像评估疗效】

皮肤镜可用于评估黄褐斑的治疗效果并对患者进行治疗随访。一项研究使用皮肤镜观察 1 064nm 调 Q 开关 ND：YAG 激光治疗黄褐斑的效果，研究通过评估临床摄影、改良黄褐斑面积和严重程度指数（modified melasma area and severity index，mMASI）、比色法及皮肤镜下色素和血管评分（用皮肤镜观察假性色素网、褐色点、褐色小球、弓形色素结构和毛细血管扩张特征，并予 0～3 分的评分，各项特征评分相加得到总分），在基线检查时和最后一次治疗后 2 周对患者的皮损进行综合评估。结果发现，皮肤镜观察到的色素及血管评分在治疗前后有显著变化，其评价效果优于其他指标，可用于患者的长期治疗随访。此外，皮肤镜还可用于监测黄褐斑治疗相关的不良反应，如皮质类固醇局部外用所致的面部色沉、萎缩，以及氢醌外用诱发的外源性褐黄病等。

总结
- 黄褐斑是一种好发于女性、深肤色人群的获得性色素增加性疾病。
- 临床表现为常见于面部的、对称的、不规则形的色素沉着斑。
- 黄褐斑皮肤镜下表现为浅至深褐色背景，淡黄褐色均匀一致的斑片、褐色点或小球，真皮型/混合型可见蓝灰色点或小球；毛囊周围无色素沉着；假性色素网；毛细血管扩张；毳毛增粗变黑。可利用皮肤镜鉴别黄褐斑和其他面部色素增加性疾病，如里尔黑变病、太田痣、色素性扁平苔藓、外源性褐黄病等。皮肤镜可用于观察黄褐斑激光治疗疗效，以及监测局部外用药物的不良反应。
- 黄褐斑进行期 RCM 下表现为表皮基底层较多高折光的、树突多且长的树枝状及星爆状黑素细胞；真皮浅层可见粗糙、折光率较低的花边结构及数量不等的中等折光的单一核细胞浸润；黄褐斑稳定期 RCM 下表现为表皮基底层较少的树枝状黑素细胞，树突较进行期缩短，星爆状黑素细胞较罕见，真皮浅层浸润的单核细胞减少。

二、雀斑

雀斑（freckle）是常见于面部的褐色点状色素沉着斑，好发于浅肤色患者，家族聚集的患者可能与常染色体显性遗传有关，致病基因定位于 4q32-q34。接受日光、X 线、紫外线照射可促发或加重本病。在组织病理学上，雀斑表现为表皮黑色素增加，而黑素细胞数目未见增多。

【临床表现】

雀斑好发于面部日光暴露区域，特别是鼻和两颊部，手背、手臂伸侧、颈与肩部也可发生，黏膜及非曝光部位不受累。皮损边界清楚，为针尖至米粒大小的淡褐色至褐色斑点，圆形、卵圆形或不规则形（图 5-2A）。皮损数目和累及范围可逐渐增多、扩大，并可相互融合，其临床表现因季节、年龄和人种不同而存在差异。

【皮肤多维度影像特征】

（一）皮肤镜表现

大小不一、形状不规则的浅至深褐色斑，部分呈环状、蜂巢状分布；边界清晰（图 5-2B）。

（二）皮肤反射式共聚焦显微镜表现

较之周围正常皮肤，皮损区域基底层色素显著增加；表皮真皮交界处可见高屈光乳头环；真皮一般无明显色素颗粒沉积（图 5-2C）。

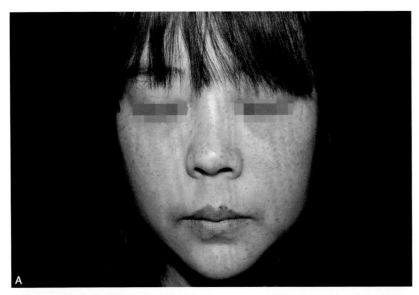

图 5-2A. 雀斑临床表现。

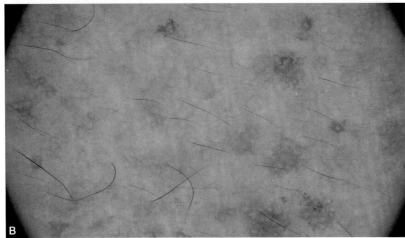

图 5-2B. 皮肤镜表现：大小不一、形状不规则的褐色斑（×20）。

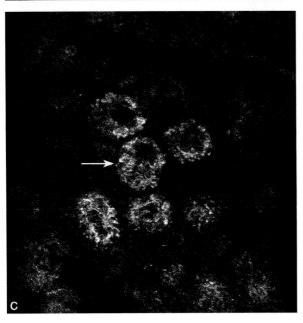

图 5-2C. RCM 表现：较之周围正常皮肤，皮损区域基底层色素显著增加，表皮真皮交界处可见高屈光乳头环（白色箭头）。

图 5-2　雀斑典型表现

> **总结**
> - 雀斑是一种常见于面部的褐色点状色素斑,发病与遗传因素相关。
> - 临床表现为淡褐色至褐色针尖至米粒大小的斑点,可呈圆形、卵圆形或不规则形。
> - 雀斑皮肤镜下表现为大小不一、形状不规则的浅至深褐色斑,部分呈环状、蜂巢状分布,边界清晰。
> - 雀斑RCM下表现皮损区域基底层色素显著增加,表皮真皮交界处高屈光乳头环。

三、雀斑样痣

雀斑样痣(lentigo),又称黑子,指皮肤或黏膜上的褐色或黑色斑点或斑片,是由不同程度黑素细胞增生所导致的良性病变。雀斑样痣可以作为独立病症存在,也可以是某些遗传性综合征的特点之一,如面中部黑子病、色素沉着 - 息肉综合征等。

【临床表现】

单纯性雀斑样痣表现为颜色一致的褐色或黑褐色斑点,直径通常不超过 5mm,边界清楚,表面光滑或轻微脱屑,可散发、单发或多发但不融合(图 5-3A,图 5-4A)。可局限于某一部位亦可泛发全身。皮肤的任何部位、皮肤黏膜交界处或眼结膜处均可发生。

【皮肤多维度影像特征】

(一)皮肤镜表现(图 5-3B,图 5-4B)

1. 规则分布的浅褐色至褐色斑,边缘颜色变淡,可见毛囊开口部位白点。

2. 边界清晰。

3. 斑片中央可见褐色至黑色点 / 小球。

(二)皮肤反射式共聚焦显微镜表现(图 5-4C)

1. 皮损处表皮基底层色素较周围正常皮肤增加,部分区域皮突延长。

2. 真皮乳头及真皮浅层散在少数黑素细胞。

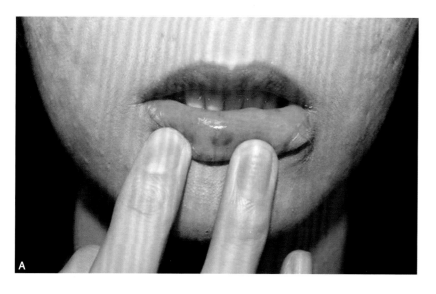

A

图 5-3A. 患者下唇黏膜可见褐色斑片。

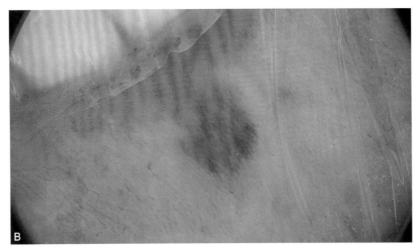

图 5-3B. 皮肤镜下可见均质模式的褐色点及小球,边界清晰(×20)。

图 5-3   单纯性雀斑样痣病例

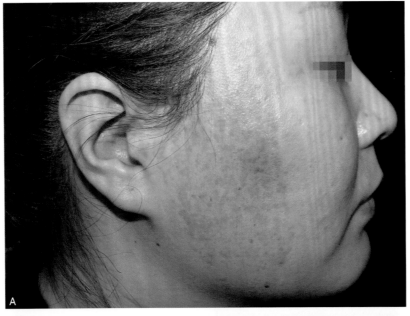

图 5-4A. 单纯性雀斑样痣临床表现。

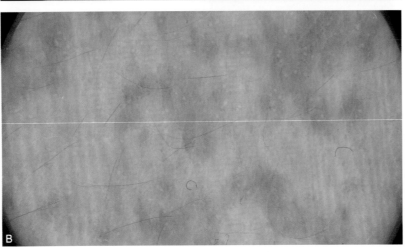

图 5-4B. 皮肤镜表现:多发褐色斑,毛囊、汗腺开口部位白点,斑片之间可见正常皮肤(×20)。

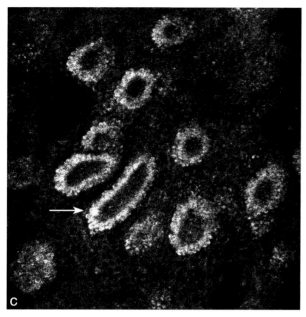

图 5-4C. RCM 表现：皮损处表皮基底层色素较周围正常皮肤增加（白色箭头），部分区域皮突延长，真皮乳头及真皮浅层散在少数黑素细胞。

图 5-4 单纯性雀斑样痣典型表现

> **总结**
> - 雀斑样痣又称黑子，是皮肤或黏膜上的褐色或黑色斑点。
> - 单纯性雀斑样痣表现为颜色一致的褐色或黑褐色斑点，可发生于皮肤、皮肤黏膜交界处或眼结膜处。
> - 单纯性雀斑样痣在皮肤镜下可见规则分布的浅褐色至褐色斑，边缘颜色变淡，毛囊开口白点，斑片中央可见褐色至黑色点／小球。
> - 单纯性雀斑样痣在 RCM 下可见皮损处表皮基底层色素较周围正常皮肤增加，真皮乳头及真皮浅层散在少数黑素细胞。

四、太田痣

太田痣（nevus of Ota）又称为眼上颚部褐青色痣（nevus fusco-caeruleus ophthalmomarillaris），常累及巩膜及同侧面部，表现为沿三叉神经眼支、上颌支走行的灰蓝色斑片。该病多发于亚洲人和黑人，有 2 个高峰发病年龄段，1 岁以内和 11～20 岁。

【临床表现】

皮损发生于一侧面部，特别是三叉神经眼支、上颌支所支配的部位，最常见于眶周、颞部、鼻部、前额和颧部。皮损可为灰蓝色、青褐色、灰褐色、黑色或紫色的约数厘米大小的色素沉着斑，斑片着色不均，呈斑点状或网状，边界不清（图 5-5A）。皮损颜色随年龄增长而加深，偶有结节表现。约 2/3 的患者同侧眼部可出现类似损害，部分患者伴发青光眼。

【皮肤多维度影像特征】

（一）皮肤镜表现

弥漫及网状分布的蓝灰色色素沉着斑（图 5-5B）。

（二）皮肤反射式共聚焦显微镜表现

表皮基底层色素一般正常，真皮中部可见散在分布的条索状高折光色素团块（图 5-5C）。

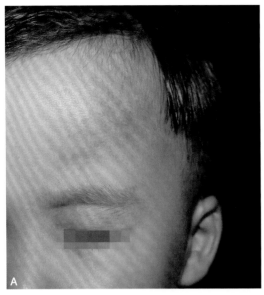

图 5-5A. 太田痣临床表现。

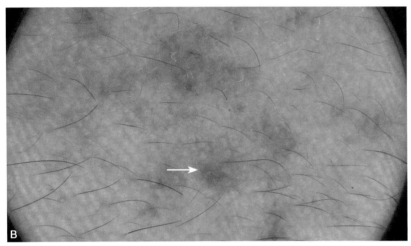

图 5-5B. 皮肤镜表现：多发弥漫及网状分布的蓝灰色色素沉着斑（白色箭头）（×20）。

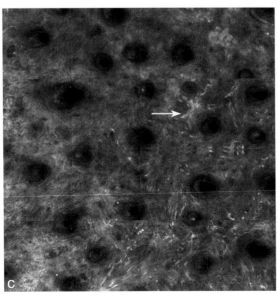

图 5-5C. RCM 表现：表皮基底层色素一般正常，真皮中部可见散在分布的条索状高折光色素团块（白色箭头）。

图 5-5　太田痣典型表现

总结

● 太田痣是一种常于婴幼儿期或青春期发病的面部色素沉着性疾病。

● 皮损一般位于面部三叉神经支配区域，颜色深浅不一，表现为褐色、青灰色、青黑色的斑疹、斑片，皮损同侧巩膜常受累。

● 太田痣在皮肤镜下表现为弥漫及网状分布的蓝灰色色素沉着斑。

● 太田痣在RCM下表现为表皮基底层色素一般正常，真皮中部可见散在分布的条索状高折光色素团块。

五、伊藤痣

伊藤痣（nevus of Ito）又称肩峰三角肌褐青色痣，临床表现和组织病理改变与太田痣相同，仅发病部位不同。太田痣和伊藤痣在儿童期内可有轻微褪色，在青春期后色素沉着更明显，不会自然消退。

【临床表现】

皮损位于锁骨上后支和皮肤臂丛神经侧支分布区域，如肩部、颈侧、锁骨上区和上臂，表现为局限性淡青灰色、淡褐色、深褐色或青褐色斑片（图 5-6A）。该病可单独发生，或与太田痣同时发生。

【皮肤多维度影像特征】

皮肤镜表现：伊藤痣在皮肤镜下表现与太田痣相似，表现为弥漫分布的蓝灰色、褐色色素沉着斑（图 5-6B）。

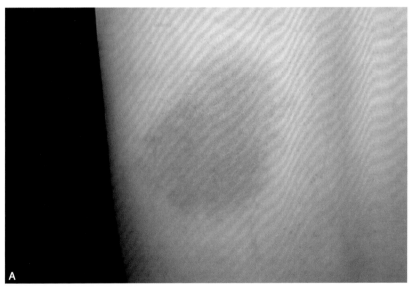

图 5-6A. 患者背部可见青褐色斑片。

图 5-6B. 皮肤镜下可见青褐色色素沉着斑，边界欠清（×20）。

图 5-6 伊藤痣病例

总结

● 伊藤痣与太田痣的临床表现及组织病理改变相似，只是发病部位不同。
● 伊藤痣的皮损位于锁骨上后支和皮肤臂丛神经侧支分布区域，表现为局限性淡青灰色、淡褐色、深褐色或蓝褐色斑片。
● 伊藤痣在皮肤镜下表现为弥漫分布的蓝灰色、褐色色素沉着斑。

六、蒙古斑

　　蒙古斑（Mongolian spot）是发生于婴幼儿腰骶部的蓝灰色斑片，出生时即有，几年后可自然消退。有色人种较多，白种人少见。其发病与遗传因素有关，系胚胎期黑素细胞由神经嵴向表皮移行期间停留在真皮深部所致，故又称真皮黑变病（dermal melanosis）。

　　【临床表现】

　　皮损好发于腰骶部中央和臀部，有时发生在背、股或肩部，为圆形、椭圆形或方形大小不等的灰青色、暗蓝色或灰褐色斑，边缘不规则（图 5-7A）。常为单个，偶有多发。大部分病例在 5 岁前皮损可逐渐自然消退，少数可持续到成年期。

　　【皮肤多维度影像特征】

　　（一）皮肤镜表现

　　蒙古斑在皮肤镜下的表现与太田痣、伊藤痣相似，表现为弥漫分布的蓝灰色、褐色色素沉着斑（图 5-7B）。

　　（二）皮肤反射式共聚焦显微镜表现

　　表皮基底层色素一般正常；真皮浅层可见条索状中高折光胶原束；真皮中层可见条索状高折光色素团块；无炎症细胞浸润（图 5-7C）。

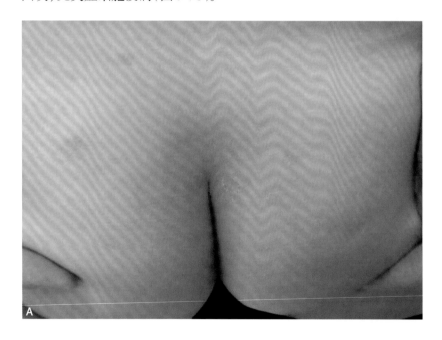

图 5-7A. 蒙古斑临床表现。

图 5-7B. 皮肤镜表现：弥漫分布的蓝灰色色素沉着斑，边界欠清（×20）。

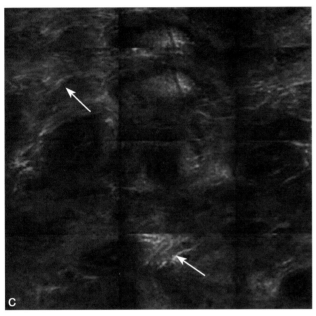

图 5-7C. RCM 表现：真皮中层条索状高折光色素团块（白色箭头）。

图 5-7　蒙古斑典型表现

小贴士

√ 太田痣、伊藤痣与蒙古斑的皮肤镜表现相似，但皮损好发部位不同。太田痣与蒙古斑的 RCM 表现相似，但太田痣黑素细胞量更多，位置也较表浅。

总结

● 蒙古斑是发生于婴幼儿腰骶部的蓝灰色斑片，出生时即有，几年后可自然消退。
● 蒙古斑的皮损好发于腰骶部中央和臀部，为圆形、椭圆形或方形大小不等的灰青色、暗蓝色或灰褐色斑，边缘不规则。
● 蒙古斑的皮肤镜下表现与太田痣和伊藤痣相似，为弥漫分布的蓝灰色、褐色色素沉着斑。
● 蒙古斑在 RCM 下可见表皮基底层色素正常，真皮浅层、中层可见条索状中高折光胶原束及条索状高折光色素团块，无炎症细胞浸润。

七、颧部褐青色痣

颧部褐青色痣（nevus fusco-ceruleus zygomaticus）为颧部对称分布的黑灰色斑点状色素沉着,其发病机制与太田痣相似。该病发病较晚,好发于25~45岁人群,女性多于男性,部分患者有家族史。

【临床表现】

本病好发于颧部、颞部,少数可见于眼睑、鼻翼,为圆形、椭圆形或不规则形,粟粒至黄豆大小,边界较清楚、孤立不融合的灰褐色、黑灰色或黑褐色斑点（图 5-8A）。数目不等,可为数个至数十个。绝大多数患者皮损为双侧对称分布。

【皮肤多维度影像特征】

（一）皮肤镜表现

均匀一致、形状不规则的浅褐色至深褐色色素沉着斑,边界清晰（图 5-8B）。

（二）皮肤反射式共聚焦显微镜表现（图 5-8C）

1. 表皮基底层色素正常。

2. 真皮浅层及中层胶原纤维束之间可见条索状或树突状的黑素细胞。

3. 无炎症细胞浸润。

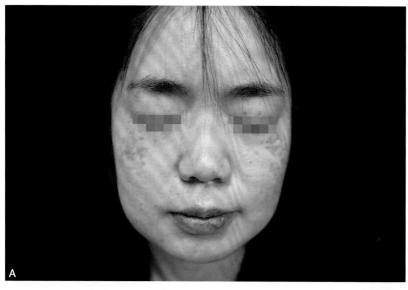

图 5-8A. 颧部褐青色痣临床表现。

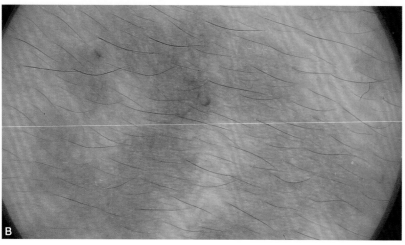

图 5-8B. 皮肤镜表现：均匀一致的浅褐色色素沉着斑（×20）。

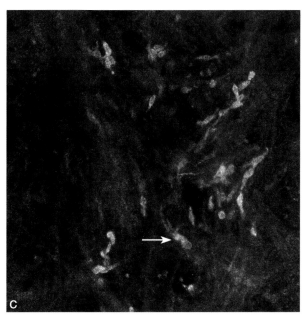

图 5-8C. RCM 表现：表皮基底层色素正常，真皮浅层及中层胶原纤维束之间可见条索状或树突状的黑素细胞（白色箭头），无炎症细胞浸润。

图 5-8 颧部褐青色痣典型表现

小贴士

√ 本病临床有时与黄褐斑不易鉴别，RCM 可提供线索：黄褐斑患者 RCM 表现为基底层或表皮全层色素增加，部分患者真皮浅层色素颗粒沉积，色素不呈条索形；而颧部褐青色痣 RCM 表现为表皮色素与周围正常皮肤无差别，可见真皮胶原间条索或树突状黑素细胞。

总结

● 颧部褐青色痣为颧部对称分布的黑灰色斑点状色素沉着。
● 皮损好发于颧部、颞部，为圆形、椭圆形或不规则形的灰褐色、黑灰色或黑褐色斑点，数目不等，常双侧对称分布。
● 颧部褐青色痣皮肤镜下可见均匀一致、形状不规则的浅褐色至深褐色色素沉着斑。
● 颧部褐青色痣 RCM 下可见表皮基底层色素正常，真皮浅层、中层胶原纤维束之间可见条索状或树突状黑素细胞，无炎症细胞浸润。

八、咖啡斑

咖啡斑（café-au-lait-spot）为边界清楚的褐色色素沉着斑，通常发生于婴儿期或儿童早期。可单发，也可多发。多发性咖啡斑提示遗传性综合征可能，例如神经纤维瘤病 I 型等。

【临床表现】

皮损多为散在分布，为界限清楚，形状、数目不一的浅褐色至深褐色斑片，在成人患者大小通常为 2～5cm，但也可小于 2mm 或大于 20cm（图 5-9A）。除掌、跖外，身体的任何部位均可受累，但多发生于面部和躯干。

【皮肤多维度影像特征】

（一）皮肤镜表现（图 5-9B）

表现为均匀一致的浅褐色至深褐色色素沉着斑，发生于面部时可见假性色素网。

（二）皮肤反射式共聚焦显微镜表现（图 5-9C）

咖啡斑样皮损处黑素细胞增多，折光性增强。

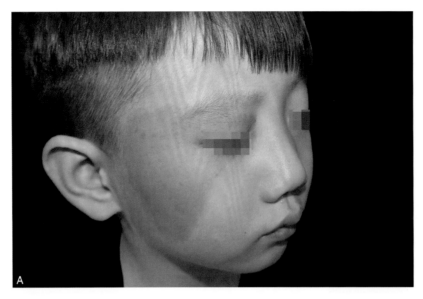

图 5-9A. 咖啡斑临床表现。

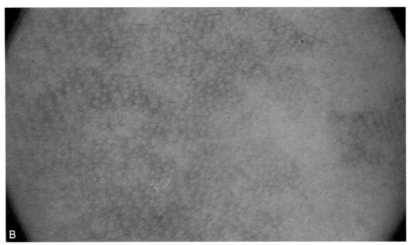

图 5-9B. 皮肤镜表现：均匀一致的浅褐色色素沉着斑，假性色素网（×20）。

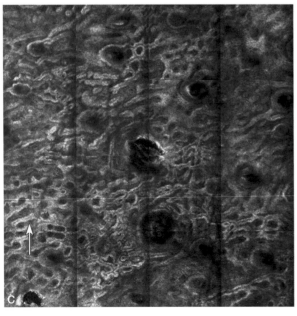

图 5-9C. RCM 表现：皮损处黑素细胞增多，折光性增强（白色箭头）。

图 5-9 咖啡斑典型表现

总结

- 咖啡斑是一种边界清楚、颜色均匀的浅褐色至深褐色斑片。
- 当皮损多发时可能作为潜在遗传性皮肤病的标志，例如可伴发神经纤维瘤病Ⅰ型等。
- 咖啡斑在皮肤镜下的表现为均匀一致的浅褐色至深褐色色素沉着斑，发生于面部时可见假性色素网。
- 咖啡斑 RCM 下表现为皮损处黑素细胞增多，折光性增强。

九、里尔黑变病

里尔黑变病（Riehl's melanosis）又称色素性接触性皮炎（pigmented contact dermatitis, PCD），是一种好发于面颈部的真皮黑变病。该病病因尚不明确，可由多种致病因素引起，例如反复接触化妆品成分、日晒、营养不良、内分泌功能紊乱等。由于致病原、色素沉积深度和患者本身肤色的不同，病变皮肤可表现为褐色、灰褐色或蓝灰色。本病于任何年龄均可发生，以中年女性多见，起病初期常有轻微红斑、瘙痒或灼热感。

【临床表现】

皮损好发于面、颈部，特别是额、颞、颧部、耳后、颈的两侧和其他暴露部位，黏膜无受累。皮损初为局限在毛囊开口周围的淡褐色至紫褐色斑，排列呈网点状，随后逐渐融合成大小不一的斑片，上覆微细的粉状鳞屑，呈特征性粉尘样外观，可伴有毛囊性角化过度（图 5-10A）。

【皮肤多维度影像特征】

（一）皮肤镜表现

假性色素网；褐色至灰色点/小球；毛囊角栓；毛囊口周围白晕；毛细血管扩张（图 5-10B）。

（二）皮肤反射式共聚焦显微镜表现（图 5-10C）

1. 高折光的基底细胞环样结构消失，表皮真皮交界不清，对应组织学的基底细胞液化变性。
2. 真皮浅层较多高折光的圆形及不规则形态的色素团块或单一核细胞。

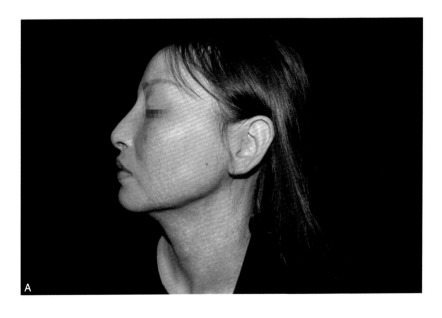

图 5-10A. 里尔黑变病临床表现。

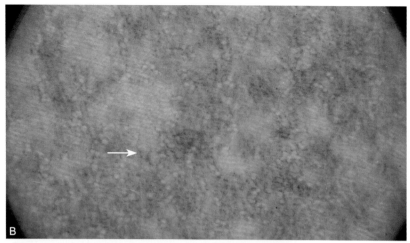

图 5-10B. 皮肤镜表现：灰褐色点和小球，假性色素网，毛细血管扩张（白色箭头）（×20）。

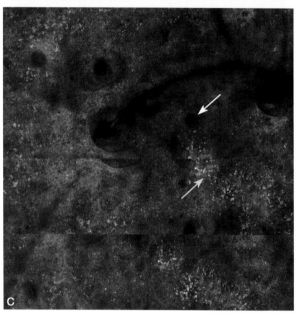

图 5-10C. RCM 表现：高折光的基底细胞环样结构消失（白色箭头），真皮浅层较多高折光的圆形及不规则形态的色素团块（黄色箭头）。

图 5-10　里尔黑变病典型表现

总结

● 里尔黑变病是一种病因不明的常累及面颈部的真皮黑变病。

● 好发于面颈部，以中年女性多见，皮损可表现为褐色、灰褐色或蓝灰色斑片，病程初期可有局部轻微红斑、瘙痒。

● 里尔黑变病的皮肤镜下表现为假性色素网，褐色至灰色点 / 小球，毛细血管扩张，有时可见卷曲角栓、毛囊口周围白晕。

● 里尔黑变病的 RCM 下表现为高折光的基底细胞环样结构消失，表皮真皮交界不清，真皮浅层较多高折光的圆形及不规则形态的色素团块或单一核细胞。

十、炎症后黑变病

炎症后黑变病（postinflammatory melanosis）又称炎症后色素沉着（postinflammatory hyperpigmentation），是一种后天性色素增加性疾病，可以发生在任何形式的皮肤损伤后，可能是由于某些皮肤疾病引起的热损伤、化学损伤或炎症损伤，如痤疮或银屑病等。炎症后黑变病在深肤色的人群中更为常见，一般结合病史及临床表现可作出诊断。

【临床表现】

皮损表现为色素沉着性斑疹和斑片,颜色从褐色到黑褐色(表皮黑色素)、蓝灰色或褐灰色(真皮黑色素)不等(图5-11A)。可能有炎症性疾病的原发病灶或没有原发病灶的证据。日晒或再度炎症刺激后色素进一步加深,甚至轻度苔藓化,部分病例持续数年不退,在深肤色人种中消退尤慢。一般无自觉症状。

【皮肤多维度影像特征】

(一)皮肤镜表现(图5-11B)

1. 缺乏特征性的色素分布模式。

2. 色素沉积于表皮时可见褐色色素结构。

3. 色素沉积于真皮时可见灰色点或团块。

4. 炎症期可见毛细血管扩张。

(二)皮肤反射式共聚焦显微镜表现(图5-11C)

1. 皮损处基底层色素增加,黑色素颗粒增大,基底细胞环大致存在,色素环亮度增加。

2. 真皮乳头层及真皮浅层可见少许噬黑素细胞及炎症细胞浸润。

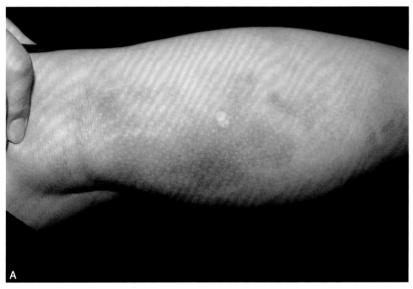

图5-11A. 炎症后黑变病(继发于慢性湿疹)临床表现。

图5-11B. 皮肤镜表现:浅褐色色素网,可见局灶分布的线状血管(×20)。

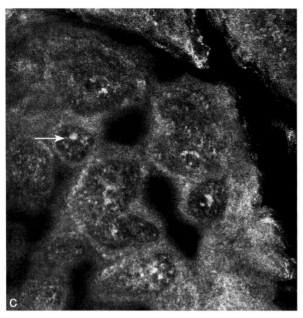

图 5-11C. RCM 表现：皮损处基底层色素增加，黑色素颗粒增大，基底细胞环大致存在，色素环亮度增加，真皮乳头层及真皮浅层可见少许噬黑素细胞及炎症细胞浸润（白色箭头）。

图 5-11　炎症后黑变病（继发于慢性湿疹）典型表现

> **总结**
> ● 炎症后黑皮病是一种继发于炎症损伤的色素增加性疾病。
> ● 临床表现为色素沉着性斑疹和斑片，根据色素沉积部位的不同，皮损颜色从褐色、黑褐色到蓝灰色、褐灰色不等。
> ● 皮肤镜下缺乏特征性的色素分布模式，当色素沉积于表皮时可见褐色色素结构，沉积于真皮时可见灰色点或团块，炎症期可见不同形态的血管结构。
> ● 炎症后黑皮病的 RCM 下表现为皮损处基底层色素增加，黑色素颗粒增大，基底细胞环大致存在，色素环亮度增加。真皮乳头及真皮浅层可见少许噬黑素细胞及炎症细胞浸润。

第二节　色素减退性疾病

一、白癜风

白癜风（vitiligo）是一种常见的后天性皮肤色素脱失性疾病，发病机制尚不完全明确，可能与遗传、自身免疫及神经精神等多种因素相关。临床上可分为泛发型、节段型、局限型等。本病男女均可患病，无性别差异，通常始发于儿童期及青年期，15～30 岁为发病高峰。

【临床表现】

白癜风皮损在全身任何部位均可发生，皮损处皮肤颜色减退、变白，好发于易受摩擦、日光暴露部位及褶皱部位，掌跖、黏膜及视网膜等也可受累。皮损多呈对称分布，也有病例沿神经节段分布。皮损形状近圆形或不规则形，数目不等，边界多清楚，有时边缘有色素沉着，可伴白发（图 5-12A，图 5-13A）。一般无自觉症状。

根据皮损分布部位及范围，白癜风可分为寻常型和节段型，其中寻常型白癜风包括局限型、散发型、泛发型和肢端型皮损；节段型白癜风白斑沿某一肢神经节段支配的皮肤区域走向分布，呈节段性。根据病情进展阶段，白癜风可分为进展期和稳定期，在进展期白斑增多，原有白斑向正常皮肤移行、扩大，境界不清，容易产生同形反应并加重病情；在稳定期，白斑停止进展，境界边缘色素加深。

【皮肤多维度影像特征】

（一）皮肤镜表现

1. 边界清晰的乳白色或亮白色区域（图 5-12B，图 5-13B）。

2. 白发。

3. 毛囊周围色素存留（图 5-13B）。

4. 其他特征包括色素网减少、消失，星爆样模式、彗星尾样模式等。

小贴士

√ 皮肤镜下观察到乳白色或亮白色区域合并毛囊周围色素沉着是白癜风的特征性改变，可用于与白色糠疹、无色素痣、斑驳病等疾病的鉴别诊断。

（二）皮肤反射式共聚焦显微镜表现

1. **稳定期**　基底层色素环完全缺失，与周围皮肤有清晰界限，皮损边缘正常色素环完整，部分患者皮损区毛囊周边有树突状黑素细胞（图 5-12C、D）。

2. **进展期**　白斑区基底层色素环失去完整性，残存色素环色素含量明显降低，与周围正常皮肤边界模糊不清，部分患者真皮浅层可见高折光性细胞（图 5-13C）。

3. 真皮浅层可见炎症细胞浸润或少许色素颗粒沉积。

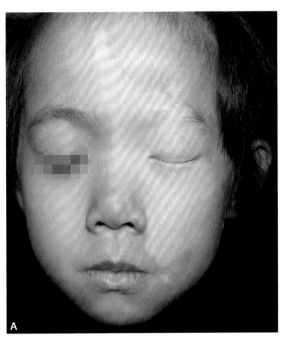

图 5-12A. 白癜风（稳定期）临床表现。

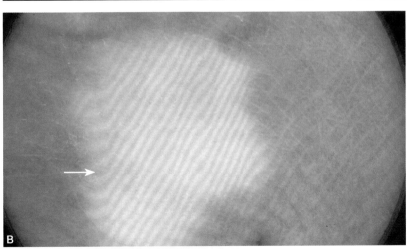

图 5-12B. 皮肤镜表现：亮白色区域，毛细血管扩张（白色箭头）（×20）。

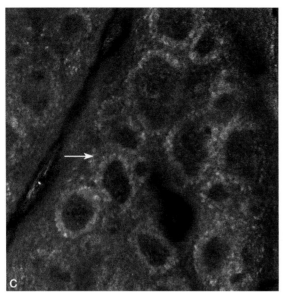

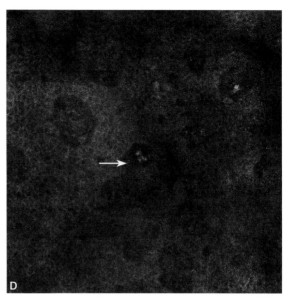

图 5-12C. RCM 表现：正常皮肤色素大致正常（白色箭头）。

图 5-12D. RCM 表现：白斑区基底层色素环失去完整性，残存色素环色素含量明显降低（白色箭头）。

图 5-12　白癜风（稳定期）典型表现

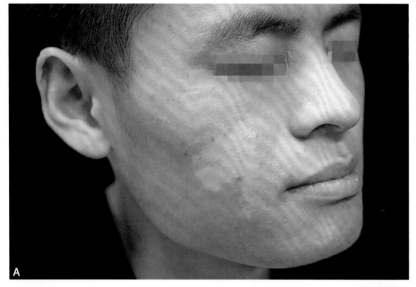

图 5-13A. 白癜风（进展期）临床表现。

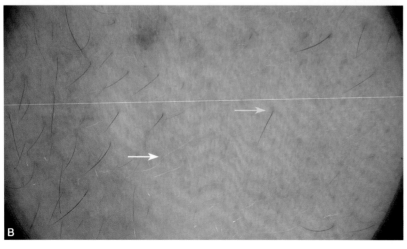

图 5-13B. 皮肤镜表现：乳白色区域，白色毳毛（白色箭头），毛囊周围色素存留（黄色箭头）（×20）。

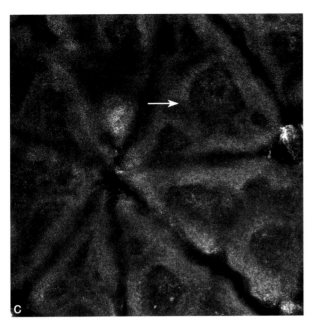

图 5-13C. RCM 表现：白斑区基底层色素环失去完整性（白色箭头），残存色素环色素含量明显降低，真皮浅层可见炎症细胞浸润。

图 5-13 白癜风（进展期）典型表现

【皮肤多维度影像评估疗效】

皮肤镜可用于判断白癜风的病程阶段及活动度，并预测及评估白癜风的治疗效果。一项研究表明，毛囊周围色素的存在或缺失情况是判断白癜风活动度的重要标志，其中进展期白癜风在皮肤镜下可见毛囊周围色素存留，而稳定期白癜风在皮肤镜下可见毛囊周围色素脱失。其他特征也可用于评估白癜风疾病活动度，包括色素网的改变和某些特殊特征（如星爆样模式、彗星尾样模式）等。在治疗评估方面，皮肤镜检查可以显示裸眼较难观察到的复色情况，用于评估白癜风的初始治疗反应。有研究显示，若皮肤镜检查在基线评估时观察到白发，常提示该皮损对于光疗、激光或手术等治疗效果欠佳。另一项研究表明，对于使用窄谱中波紫外线光疗治疗的白癜风患者，若在皮肤镜下观察到毛囊周围色素沉着常提示治疗效果较好。

总结

● 白癜风是一种常见的后天性皮肤色素脱失性疾病，其发病可能与遗传、自身免疫及神经精神等多种因素相关。

● 临床表现为色素减退斑或色素脱失斑，可伴有白发。根据皮损分布及范围可分为寻常型和节段型；根据病情进展阶段可分为进展期和稳定期。

● 皮肤镜下表现为边界清晰的乳白色或亮白色区域、白发、毛囊周围色素存留。其他特征包括色素网减少或消失、星爆样模式、彗星尾样模式等。皮肤镜检查可用于预测白癜风的治疗反应，判断疾病活动度并评估治疗效果。

● RCM 下表现为白斑区基底层色素环失去完整性或完全缺失，残存色素环色素含量明显降低，真皮浅层可见炎症细胞浸润或少许色素颗粒沉积。

二、白色糠疹

白色糠疹（pityriasis alba）又名单纯糠疹（pityriasis simplex），是以干性细薄糠状鳞屑性色素减退斑为特征的一种皮炎。本病病因尚不明确，其发生可能与感染因素如糠秕马拉色菌等有关。营养不良、维生素缺乏、风吹、日晒及患部过多清洗和皮肤干燥等可能是诱发因素。本病常见于 3～16 岁的儿童及青少年，男女发病率相等。春季多见，但夏秋及冬季亦可发生。

【临床表现】

皮损多为圆形、椭圆形或略不规则形的斑片，表面覆以细薄的糠状鳞屑（图 5-14A）。最早期的皮损常呈粉红色，数周后红斑消退，遗留边缘清楚或不太清楚的轻度色素减退的苍白色斑，伴有干燥性细糠状白色鳞屑，与正常皮肤或晒黑后皮肤自身对比更为明显。皮损可单发或多发，大小不一，直径 0.5～3.0cm，躯干部皮损可更大。儿童皮损好发于面部，尤其是口周、下颌和面颊。皮损偶可见于颈部、躯干和四肢。一般无自觉症状或有轻度瘙痒。

【皮肤多维度影像特征】

（一）皮肤镜表现

边界欠清的色素减退斑或白色区域；细小鳞屑，常沿皮纹分布；毛发颜色正常；部分病例可见皮损区域及周边红斑（图 5-14B）。

（二）皮肤反射式共聚焦显微镜表现

表皮棘细胞层轻度灶性海绵水肿；基底层色素略有减少，基底细胞色素环未见缺失；真皮乳头及真皮浅层血管周围稀疏炎症细胞浸润（图 5-14C）。

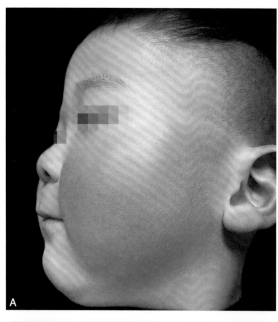

图 5-14A. 白色糠疹临床表现。

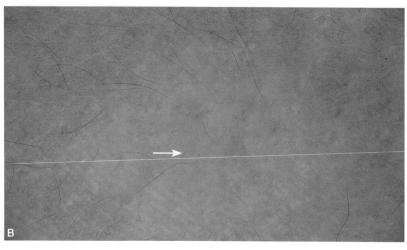

图 5-14B. 皮肤镜表现：边界欠清的色素减退斑，皮损内见轻度红斑（白色箭头），毛发颜色正常（×20）。

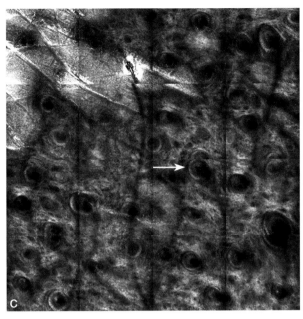

图 5-14C. RCM 表现：表皮棘细胞层轻度灶性海绵水肿，基底层色素略有减少，基底细胞色素环未见缺失（白色箭头）。

图 5-14 白色糠疹典型表现

总结
● 白色糠疹是以鳞屑性色素减退斑为特征的一种皮炎，好发于儿童及青少年。
● 临床表现为圆形、椭圆形或略不规则形的色素减退性斑片，表面覆以细薄的糠状鳞屑。
● 皮肤镜下表现为边界欠清的色素减退斑或白色区域，上覆细小鳞屑，皮损区域毛发颜色正常，部分病例可见周边红斑。
● RCM 下表现为表皮棘细胞层轻度灶性海绵水肿，基底层色素略有减少，基底细胞色素环未见缺失，真皮乳头及真皮浅层血管周围稀疏炎症细胞浸润。

三、贫血痣

贫血痣（nevus anemicus）是一种少见的先天性疾病，以苍白色斑片为特征，多在出生时或儿童早期发病，也可晚发。其病因是由于先天性皮肤血管功能异常，血管对儿茶酚胺的敏感性增强，导致局部血管收缩造成。

【临床表现】

贫血痣好发于躯干，特别是胸部，面部和四肢亦可累及，表现为单发或多发大小及形状不一的边界清楚的苍白色斑片（图 5-15A），周边可有小的卫星灶，常见排列呈线状或以多数不规则聚合的花瓣状外观，皮损可持续终生不退。

【皮肤多维度影像特征】

（一）皮肤镜表现（图 5-15B）

1. 色素减退性斑片，皮损内血管结构减少或消失。
2. 可见保存完整的色素网。
3. 有时可见皮损周边区域血管代偿性增加。

小贴士
√ 玻片压诊法可用于贫血痣和白癜风、无色素痣等其他色素减少性疾病的鉴别诊断，即用玻片压迫贫血痣皮损和周围正常皮肤，皮损与正常皮肤难以区分。

（二）皮肤反射式共聚焦显微镜表现

1. 较之周围正常皮肤，基底层色素分布未见明显异常（图 5-15C）。
2. 基底细胞环完整，其上色素分布未见明显异常或缺失（图 5-15D）。

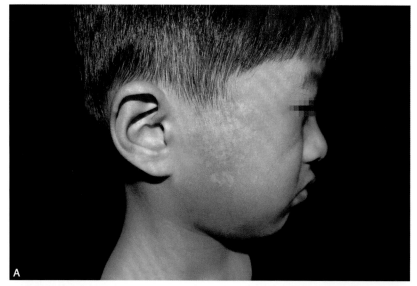

图 5-15A. 贫血痣临床表现。

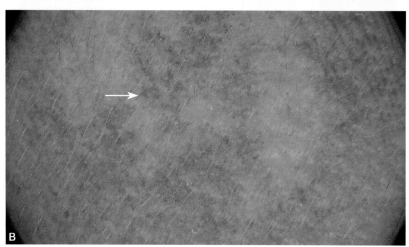

图 5-15B. 皮肤镜表现: 边界较清楚的
色素减退斑, 皮损内血管结构减少, 周
边区域血管增加(白色箭头)(×20)。

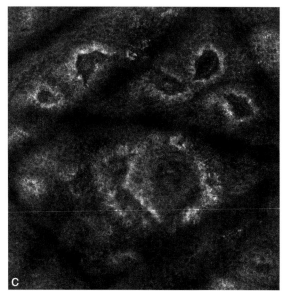

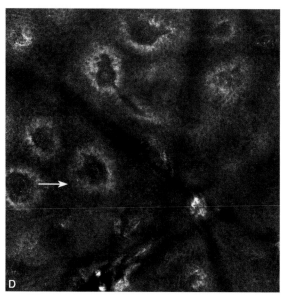

图 5-15C. RCM 表现: 正常皮肤色素大致正常。

图 5-15D. RCM 表现: 高折光的基底细胞环, 可见部分
色素减退, 但未缺失(白色箭头)。

图 5-15　贫血痣典型表现

小贴士

√ 贫血痣较之周围正常皮肤,其浅色斑区域色素减退或大致正常,但未缺失。

√ 贫血痣与无色素痣在 RCM 下有时难以鉴别,但两者均可与白癜风相鉴别,即皮损区域基底层色素无明显缺失。

总结

● 贫血痣是一种罕见的先天性血管畸形,是由于皮肤血管系统对儿茶酚胺的敏感性提高引起局部血管收缩所致。

● 临床表现为好发于面部、躯干的单发或多发的苍白色斑片,周围有小卫星灶,排列成线状或花瓣状外观。

● 皮肤镜下表现为色素减退性斑片,皮损内血管结构减少或消失,可见保存完整的色素网,偶见皮损周边区域血管代偿性增加。

● RCM 下表现与周围正常皮肤相比,基底层色素分布未见明显异常。基底细胞环完整,其上色素分布未见明显异常。

四、脱色素痣

脱色素痣(nevus depigmentosus)是一种少见的先天性局限性白斑,又称为无色素痣(achromic nevus)。本病病因不明,可能与发育过程中黑色素小体合成和转运功能障碍有关。

【临床表现】

无色素痣可发生于身体的任何部位,好发于躯干、下腹部、四肢近端、面颈部,往往沿神经节段分布。皮损表现为大小不一的苍白色局限性色素减退斑,境界模糊而不规则,边缘呈锯齿状,周围无色素沉着(图 5-16A)。皮损可随身体发育增长而按比例扩大,不会自然消失。

【皮肤多维度影像特征】

(一)皮肤镜表现

1. 不规则形的色素减退斑。

2. 锯齿状边缘。

3. 皮损边缘可见突入正常皮肤的伪足。

4. 皮损内可见模糊的色素网,较周围正常皮肤颜色淡(图 5-16B)。

(二)皮肤反射式共聚焦显微镜表现(图 5-16C、D)

1. 无色素痣与周围正常皮肤相比,浅色斑区域色素减退或大致正常,但未缺失。

2. 与白癜风全部或局部色素缺失不同,无色素痣的皮损区域表皮基底层色素含量显著降低,基底细胞环完整,其上黑色素减少相对均匀,但色素未缺失。

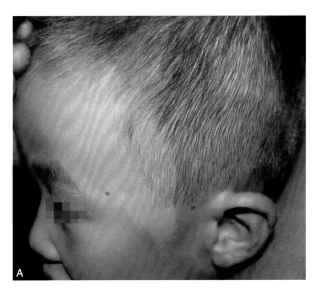

图 5-16A. 无色素痣临床表现。

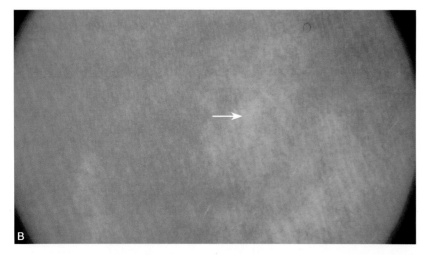

图 5-16B. 皮肤镜表现:不规则形的色素减退斑,皮损内可见模糊的色素网,较周围正常皮肤颜色淡(白色箭头)(×20)。

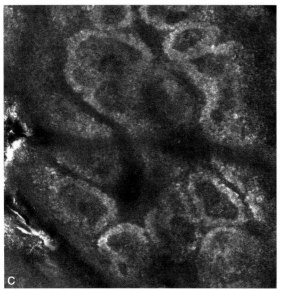

图 5-16C. RCM 表现:正常皮肤色素大致正常。

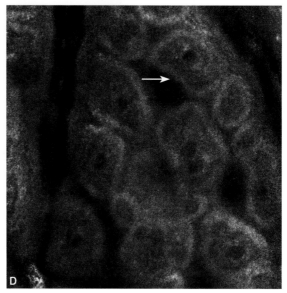

图 5-16D. RCM 表现:无色素痣与周围正常皮肤相比表皮基底层色素含量显著降低,基底细胞环完整,其上黑色素减少相对均匀,但色素未缺失(白色箭头)。

图 5-16 无色素痣典型表现

总结

- 无色素痣是一种先天性局限性色素减退性疾病,发病与发育过程中黑色素小体合成和转运功能障碍有关。
- 临床表现为大小不一的苍白色局限性色素减退斑,境界模糊而不规则,可发生于身体任何部位。
- 皮肤镜下表现为不规则形的色素减退斑,锯齿状边缘,边缘可见突入正常皮肤的伪足,皮损内可见模糊的色素网。
- RCM 下表现为皮损区域与周围正常皮肤相比色素减退或大致正常,但未缺失。

五、斑驳病

斑驳病(piebaldism)是一种少见的常染色体显性遗传病,通常是由于 *KIT* 原癌基因突变所致。白斑处黑素细胞缺乏或明显减少,临床特点为白发症和先天的、稳定的局限性白斑病。

【临床表现】

皮损好发于前额中央和额正中头皮、躯干前中部、四肢中部，出生时即有损害。皮损形状不规则，呈局限的牛奶白色，通常直径从几毫米至数厘米不等，白斑中央常可见岛屿状色素过度沉着区域。本病最具特征的表现为发生在额部中央或稍偏部位的三角形或菱形白斑，并伴有横跨发际的局限性白发，成为白色额发（white forelock），有时额部白发是本病的唯一表现。

【皮肤多维度影像特征】

皮肤镜表现

皮肤镜表现为形状不规则的乳白色/亮白色斑；边界清楚；白发；皮损中可见岛屿状色素沉着。

> **总结**
> ● 斑驳病是一种少见的常染色体显性遗传病，通常是由于 *KIT* 原癌基因突变所致。
> ● 临床表现为局限性白色斑片，皮损好发于前额中央和额正中头皮，躯干前中部、四肢中部，常伴白发。
> ● 皮肤镜下表现为形状不规则的乳白色/亮白色斑片，白发，皮损中可见岛屿状色素沉着。

六、特发性滴状色素减少症

特发性滴状色素减少症（idiopathic guttate hypomelanosis）又称为播散性豆状白皮病，病因不明，光线照射和皮肤老化是可能的致病因素。不同种族、男女均可发病。发病年龄为 10～63 岁，大部分患者在 30 岁后发病，发病率随年龄增长而升高。

【临床表现】

皮损为界限清楚的乳白色斑片，直径 2～6mm，有些较大的皮损直径可达 2cm，呈圆形或不规则多角形，表面光滑（图 5-17A）。白斑出现后一般大小无改变，皮损数目随年龄增长而增多，数量可为 1 个至数百个不等，无明显自觉症状。

【皮肤多维度影像特征】

（一）皮肤镜表现（图 5-17B、C）

1. 有光泽的瓷白色均质区域。

2. 边界可清楚或不清楚。

3. 融合形成多环状斑。

4. 皮损区域或周围有网状色素沉着。

5. 部分病例中可见花瓣状、变形虫状、星云状（图 5-17B）和圆点状外观。

> **小贴士**
> √ 有研究提出该病的两种典型皮肤镜下特征，分别为"多云天空模式"（多个白色均质区域、互相融合，可见白色阴影、周围斑片状色素网）（图 5-17C）和"多云模式"（仅有白色均质区域和周围斑片状色素网）。

（二）皮肤反射式共聚焦显微镜表现（图 5-17D）

1. 较之周围正常皮肤，白斑区真皮乳头减少甚至消失，基底层黑色素明显减少或局灶缺失。

2. 基底细胞环部分或全部缺失。

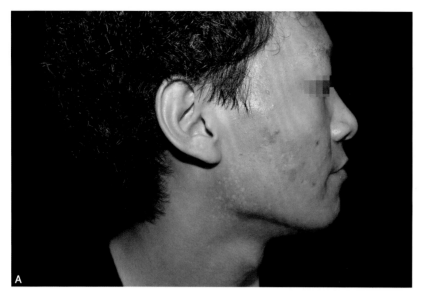

图 5-17A. 特发性滴状色素减少症临床表现。

图 5-17B. 皮肤镜表现：有光泽的瓷白色均质斑，边界清楚，皮损呈星云状外观（×20）。

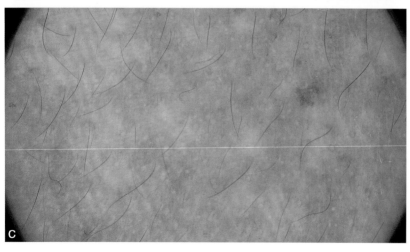

图 5-17C. 皮肤镜表现：边界清楚和不清楚的白色均质斑，部分融合成多环状斑，皮损周围有色素沉着斑片（"多云天空模式"）（×20）。

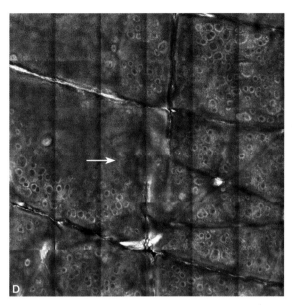

图 5-17D. RCM 表现：较之周围正常皮肤，基底层黑色素明显减少或局灶缺失。基底细胞环部分或全部缺失（白色箭头）。

图 5-17　特发性滴状色素减少症典型表现

总结

- 特发性滴状色素减少症是一种病因不明的色素减少性疾病，光线照射和皮肤老化是可能的致病因素。
- 临床表现为界限清楚的乳白色斑片，呈圆形或不规则多角形，表面光滑，皮损数目随年龄增长而增多。
- 皮肤镜下表现为有光泽的瓷白色均质区域，边界可清楚或不清楚，融合形成多环状斑，皮损区域或周围有网状色素沉着（"多云天空模式"或"多云模式"）。部分病例中可见花瓣状、变形虫状、星云状和圆点状外观。
- RCM 下表现为白斑区与周围正常皮肤相比表皮突变平，基底层黑色素明显减少或局灶缺失。基底细胞环部分或全部缺失。

七、炎症后色素减退

炎症后色素减退（postinflammatory hypomelanosis）是一种后天获得性色素减少性疾病，临床上较为常见，很多皮肤病可导致炎症后色素减退，如银屑病、脂溢性皮炎、特应性皮炎、线状苔藓、慢性苔藓样糠疹、扁平苔藓、红斑狼疮等。

【临床表现】

皮损表现为局限性或广泛分布的色素减退性斑片，通常继发于炎性皮损或与之共存，表现为色素减少而非色素缺失（图 5-18A）。完全性的色素缺失主要见于严重的特应性皮炎或盘状红斑狼疮。

【皮肤多维度影像特征】

（一）皮肤镜表现（图 5-18B）

1. 继发于炎症性皮肤病皮损的色素减退性斑片。

2. 通常呈现出典型的原发皮损改变，例如苔藓样糠疹中的橙色无结构区，银屑病中的点状血管，结节性痒疹中的星状色素减退等。

（二）皮肤反射式共聚焦显微镜表现（图 5-18C）

1. 皮损处基底层色素较周围正常皮肤有所减少，基底细胞环大致存在，其上色素分布不均。

2. 真皮乳头层及浅层血管周围可见稀疏炎症细胞浸润。

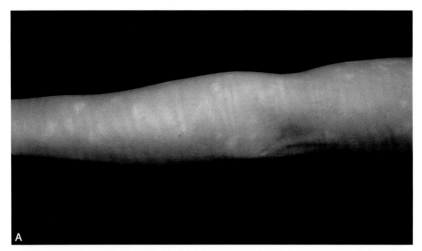

图 5-18A. 炎症后色素减退临床表现。

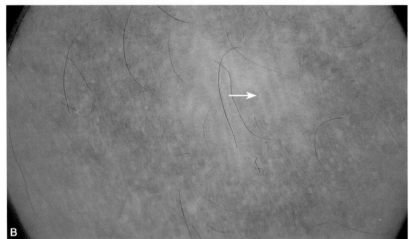

图 5-18B. 皮肤镜表现：色素减退性斑，规则分布的点状血管（白色箭头）（×20）。

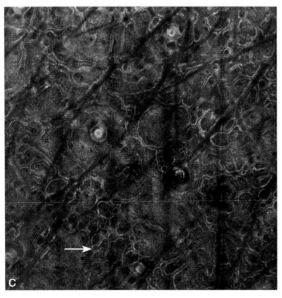

图 5-18C. RCM 表现：皮损处基底层色素较周围正常皮肤减少，基底细胞环大致存在，其上色素分布不均（白色箭头）。

图 5-18   炎症后色素减退（继发于银屑病）典型表现

总结

● 炎症后色素减退是一种常见的后天获得性色素减少性疾病，多种皮肤病均可引起本病。

● 皮损表现为局限性或广泛分布的色素减退性斑片，通常继发于炎性皮损或与之共存。

● 皮肤镜下表现为色素减退性斑片，通常呈现出典型的原发皮损改变。

● RCM下表现为皮损处基底层色素较周围正常皮肤减少，基底细胞环大致存在，其上色素分布不均。真皮乳头及真皮浅层血管周围可见稀疏炎症细胞浸润。

参考文献

[1] 李芸，刘洁，孙秋宁. 黄褐斑的皮肤镜学特征[J]. 中国医学科学院学报，2015，37（2）：226-229.

[2] SONTHALIA S, JHA A K, LANGAR S. Dermoscopy of melasma[J]. Indian Dermatol Online J, 2017, 8（6）: 525-526.

[3] LU Q, YANG C, WU J, et al. Confocal laser scanning microscopy, a diagnostic alternative for five pigmented lesions on the face: an observational study[J]. Skin Res Technol, 2019, 25（6）: 871-876.

[4] ABDEL HAY R, MOHAMMED F N, SAYED K S, et al. Dermoscopy as a useful tool for evaluating melasma and assessing the response to 1064-nm Q-switched Nd: YAG laser[J]. Dermatol Ther, 2020, 33（4）: e13629.

[5] TANAKA M, SAWADA M, KOBAYASHI K. Key points in dermoscopic differentiation between lentigo maligna and solar lentigo[J]. J Dermatol, 2011, 38（1）: 53-58.

[6] BRAUN R P, RABINOVITA H S, OLIVIERO M, et al. Dermoscopy of pigmented skin lesions[J]. J Am Acad Dermatol, 2005, 52（1）: 109-121.

[7] ERRICHETTI E, STINCO G. Dermoscopy in general dermatology: a practical overview[J]. Dermatol Ther（Heidelb）, 2016, 6（4）: 471-507.

[8] CHATTERJEE M, NEEMA S. Dermoscopy of pigmentary disorders in brown skin[J]. Dermatol Clin, 2018, 36（4）: 473-485.

[9] WANG L, XU AE. Four views of Riehl's melanosis: clinical appearance, dermoscopy, confocal microscopy and histopathology[J]. J Eur Acad Dermatol Venereol, 2014, 28（9）: 1199-1206.

[10] SITOHANG I B S, PRAYOGORL, RIHATMADJA R, et al. The diagnostic conundrum of Riehl melanosis and other facial pigmentary disorders: a case report with overlapping clinical, dermoscopic, and histopathological features[J]. Acta Dermatovenerol Alp Pannonica Adriat, 2020, 29（2）: 81-83.

[11] AL-REFU K. Dermoscopy is a new diagnostic tool in diagnosis of common hypopigmented macular disease: a descriptive study[J]. Dermatol Reports, 2018, 11（1）: 7916.

[12] KUMAR JHA A, SONTHALIA S, LALLAS A, et al. Dermoscopy in vitiligo: diagnosis and beyond[J]. Int J Dermatol, 2018, 57（1）: 50-54.

[13] ERRICHETTI E. Dermoscopy in monitoring and predicting therapeutic response in general dermatology（non-tumoral dermatoses）: an up-to-date overview[J]. Dermatol Ther（Heidelb）, 2020, 10（6）: 1199-1214.

[14] VINAY K, ANKAD B S. Dermatoscopic features of pigmentary diseases in ethnic skin[J]. Indian Dermatol Online J, 2021, 12（1）: 24-33.

[15] 中国中西医结合学会皮肤性病学专业委员会皮肤影像学组，国家远程医疗与互联网医学中心皮肤科专委会，国家皮肤与免疫疾病临床医学研究中心，等. 色素性皮肤病反射式共聚焦显微镜诊断特征专家共识[J/CD]. 中国医学前沿杂志（电子版），2019，11（8）：29-33.

[16] 柯宜均，黄海艳，张建中，等. 色素减退性皮肤病的无创检测研究进展[J]. 中国皮肤性病学杂志，2013，27（12）：1286-1288.

[17] 刘华绪，林燕，陈学超，等. 白癜风及其他色素减退性皮肤病的RCM图像特点[J]. 中国麻风皮肤病杂志，2012，28（3）：192-196.

[18] KANG HY, BAHADORAN P, SUZUKI I, et al. In vivo reflectance confocal microscopy detects pigmentary changes in melasma at a cellular level resolution[J]. Exp Dermatol, 2010, 19（8）: e228-e233.

[19] KANG H Y, BAHADORAN P, ORTONNE J P. Reflectance confocal microscopy for pigmentary disorders[J]. Exp Der-

matol, 2010, 19(3): 233-239.

[20] ZHAO J, LIU Z, ZHANG C, et al. Dynamic evaluation of an in vivo postinflammatory hyperpigmentation model using reflectance confocal microscopy and spectrophotometry[J]. J Cosmet Dermatol, 2021, 20(9): 2950-2962.

[21] INFANTE V H P, BAGATIN E, MAIA CAMPOS PMBG. Skin photoaging in young men: a clinical study by skin imaging techniques[J]. Int J Cosmet Sci, 2021, 43(3): 341-351.

第六章　肿瘤性疾病

第一节　良性表皮肿瘤与囊肿

一、色素痣

色素痣(nevus)是黑素细胞来源的皮肤良性肿瘤,是最常见的皮肤肿瘤。色素痣的发病率与年龄、种族、遗传及环境因素等有关,在儿童早期即可出现,一般20~29岁时达到最多,可表现为棕色或黑色斑片、丘疹等,其发病机制为基底层黑素细胞的错构瘤或良性增生形成。在组织病理方面,根据受累皮肤层次的不同,色素痣可分为交界痣、混合痣和皮内痣。交界痣可能为表皮发生轻度变化的黑素细胞或痣细胞增生;痣细胞迁移至真皮内,形成混合痣;当表皮内无残留的痣细胞时,形成皮内痣。以上发展过程也导致了皮肤镜呈现多种模式(图6-1)。

【临床表现】

色素痣通常边界清晰,呈圆形或卵圆形,直径2~6mm,全身皮肤均可出现。交界痣表现为中度至深度的棕色斑片,不突出于皮肤表面,表面平滑无毛,可发生于任何部位的皮肤或黏膜处,掌跖、外阴和甲床等特殊部位的色素痣往往为交界痣(图6-2A,图6-6A)。混合痣可高出皮肤表面,呈棕色,较表皮痣颜色更浅(图6-3A)。与混合痣相比,皮内痣可更高起,颜色更浅,呈棕色或肤色(图6-4A,图6-5A)。掌跖部位的色素痣常表现为均匀或线状棕色皮损,形态和颜色规则,界限清晰(图6-7A,图6-8A,图6-9A)。甲床部位的色素痣表现为棕褐色至深褐色纵向条纹,形态规则,又称为纵向黑甲(图6-10A)。

【皮肤多维度影像特征】

（一）皮肤镜表现

色素痣在临床上需要与恶性黑色素瘤相鉴别,色素痣和恶性黑色素瘤均属于黑素细胞来源肿瘤,皮

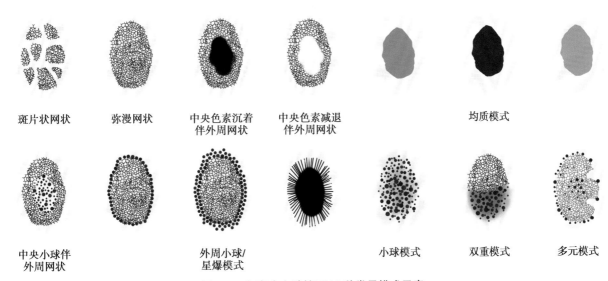

斑片状网状　　弥漫网状　　中央色素沉着　　中央色素减退　　　　均质模式
　　　　　　　　　　　　　伴外周网状　　伴外周网状

中央小球伴　　　　　　外周小球/　　　　　　　　　　小球模式　　双重模式　　多元模式
外周网状　　　　　　　星爆模式

图6-1　色素痣皮肤镜下10种常见模式示意

肤镜最初的应用适应证就是鉴别黑素细胞来源肿瘤的良恶性。

1. **色素痣常见的 10 种皮肤镜模式（见图 6-1）**　①斑片状网状模式；②弥漫网状模式；③中央色素沉着伴外周网状模式；④中央色素减退伴外周网状模式；⑤均质模式；⑥中央小球伴外周网状模式；⑦中央网状或均质伴外周小球 / 星爆模式；⑧小球模式，有时小球较大并呈多边形，形似鹅卵石外观，称为鹅卵石样模式；⑨双重模式；⑩多元模式。

2. **色素痣不同组织病理分型的皮肤镜下表现**

（1）交界痣：呈网状模式，颜色常为褐色，可伴有点和球（提示为生长期），色素网在皮损中央较周围密集（图 6-2B）。

（2）混合痣：外周网状和中央球状或均质的双重模式（图 6-3B）；常见血管模式为线状规则血管或逗号状血管。

（3）皮内痣：①通常为淡褐色的均质模式，偶为球状模式，如果球紧密聚集成较大的团块，即为鹅卵石样模式（图 6-4B，6-5B）。②色素减退或无色素，血管结构是其主要特征，逗号状血管是最常见的类型。

3. **色素痣不同皮损解剖部位的皮肤镜下表现**

（1）面部色素痣：①由于面部皮肤表皮真皮交界平缓，且有毛囊口的存在，面部交界痣皮肤镜下常表现为假网状模式（图 6-6）；②面部混合痣及皮内痣可与其他部位痣具有相同的皮肤镜下特征。

（2）肢端色素痣：①皮沟平行模式，常见于掌跖承重部位皮肤（图 6-7B），主要有四种亚型，即经典单线皮沟平行模式；双线皮沟平行模式；单虚线皮沟平行模式；双虚线皮沟平行模式。②网格样模式，为足弓部位最常见的模式，也可见于手掌（图 6-8B）。③纤维状模式，常见于足底承重易摩擦部位，线条颜色、粗细较为一致（图 6-9B）。

（3）甲母痣：①规则模式，为规则间隙与宽度的纵向褐色或浅褐色平行线，颜色一致。②可见假 Hutchinson 征，通过半透明的甲小皮可见到甲母质色素，但甲周及甲下皮无色素沉着。③超过 1/2 的患者色素条带小于甲板宽度的 1/3（图 6-10B、C）。

皮肤镜诊断要点

◆ 色素痣的皮肤镜下表现有 10 种常见模式。
◆ 色素痣的皮肤镜下特征根据病理分型、皮损解剖部位的不同而不同。

（二）组织病理表现

1. **交界痣**　痣细胞位于表皮和真皮交界处，一般表皮突延长，末端可见痣细胞巢，真皮浅层及角质层内可见色素颗粒。皮肤镜下多为典型的斑片状网状模式或弥漫网状模式，或合并均质模式及小球模式（图 6-2C）。

2. **混合痣**　具有皮内痣和交界痣的双重特点。皮肤镜下常有双重模式（图 6-3C）。

3. **皮内痣**　痣细胞位于真皮内，多呈巢状分布，也可散在分布；自上而下可见痣细胞由大变小，色素由多变少，可伴有血管增生。皮肤镜下多为小球模式或均质模式（图 6-5C）。

（三）高频超声表现

1. **交界痣**　表现为局限于表皮真皮交界处的条带状均质低回声区，一般无后方回声改变或侧方声影（图 6-2D）。

2. **混合痣**　表现为同时累及表皮和真皮、向外隆起的卵圆形或宽条带状低回声结构，部分病例可呈"草帽征"，即中部"帽顶"样隆起及外周"帽檐"样条带状低回声结构（图 6-3D）。

3. **皮内痣**　常表现为真皮内卵圆形低回声结构，多数出现内部高回声点，可有后方回声减弱，部分病例可呈"蘑菇征"，即病灶顶部"菌伞"样隆起的低回声及病灶中央沿毛囊纵行向下、形似"菌柄"的低回声结构（图 6-5 D、E）。

高频超声诊断要点

- 交界痣高频超声表现为局限于表皮真皮交界处的条带状均质低回声区。
- 混合痣常表现为同时累及表皮和真皮、向外隆起的卵圆形或宽条带状低回声结构，部分病例可呈"草帽征"。
- 皮内痣常表现为真皮内卵圆形低回声结构，多数出现内部高回声点，可有后方回声减弱，部分病例可呈特异性的"蘑菇征"。

（四）皮肤反射式共聚焦显微镜表现

1. **交界痣** 表皮真皮交界处可见单个或成巢的中高折光色素的痣细胞（图6-2E）。
2. **混合痣** 表皮真皮交界处及真皮乳头层内可见中高折光色素团块，均为痣细胞团块（图6-3E）。
3. **皮内痣** 基底色素环相对规整，真皮乳头层及真皮浅层可见中高折光色素团块，均为痣细胞团块（图6-5F）。

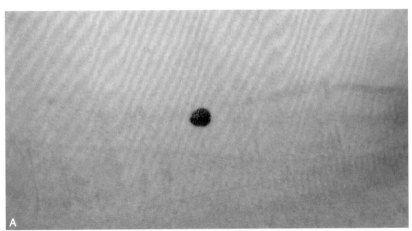

图6-2A. 交界痣临床表现。

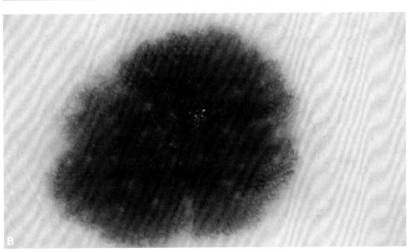

图6-2B. 皮肤镜表现：中央色素沉着伴外周网状模式（×30）。

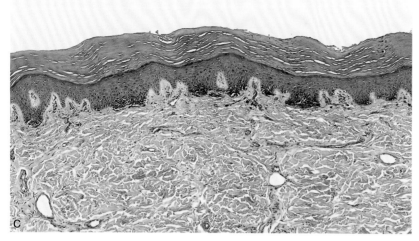

图 6-2C. 组织病理表现：角化过度，基底细胞层黑色素细胞增加，皮突末端可见痣细胞巢，内含色素颗粒（苏木精 - 伊红染色，×40）。

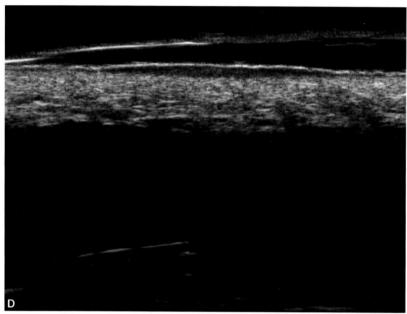

图 6-2D. 50MHz 高频超声表现：表皮真皮交界处条状低回声带。

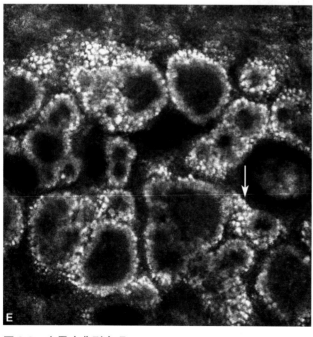

图 6-2E. RCM 表现：表皮真皮交界处可见单个或成巢的中高折光色素的痣细胞（白色箭头）。

图 6-2　交界痣典型表现

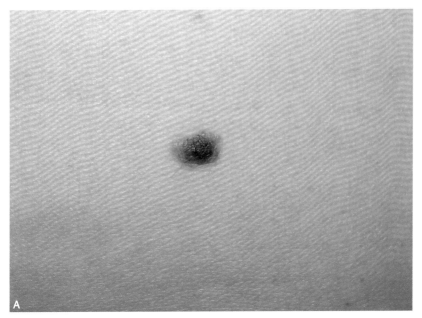

图 6-3A. 混合痣临床表现。

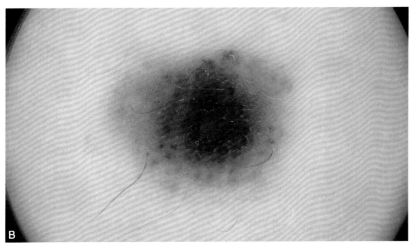

图 6-3B. 皮肤镜表现：淡褐色背景上散在深褐色球，部分球融合呈斑片（×20）。

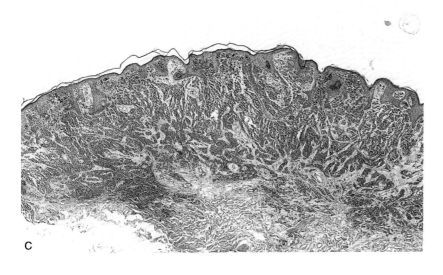

图 6-3C. 组织病理表现：棘层增厚，表皮突延长，末端可见痣细胞巢，真皮浅中层条索状痣细胞，可见成熟现象（苏木精-伊红染色，×40）。

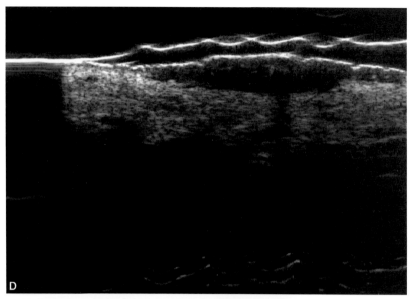

D

图 6-3D. 50MHz 高频超声表现：浸润表皮和真皮层的椭圆形或条状低回声结构，向外"草帽状"隆起。

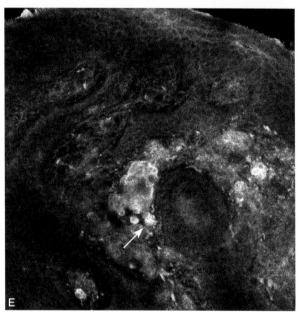

E

图 6-3E. RCM 表现：表皮真皮交界处及真皮乳头层内可见中高折光色素团块，均为痣细胞团块（白色箭头）

图 6-3　混合痣典型表现

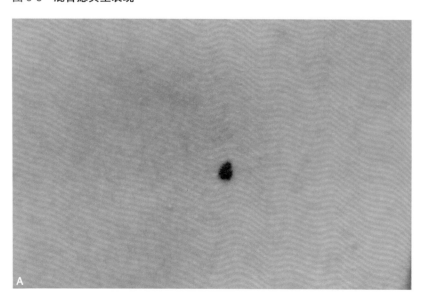

A

图 6-4A. 患者上胸壁可见褐色丘疹。

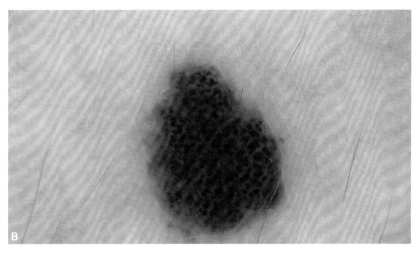

图 6-4B. 皮肤镜下可见褐色球紧密
聚集成较大的团块，为鹅卵石样模式
（×30）。

图 6-4　皮内痣病例

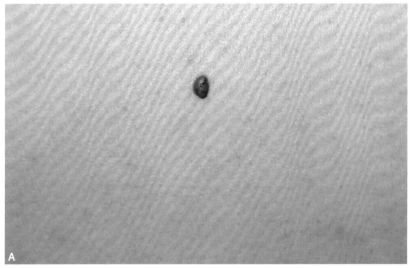

图 6-5A. 皮内痣临床表现。

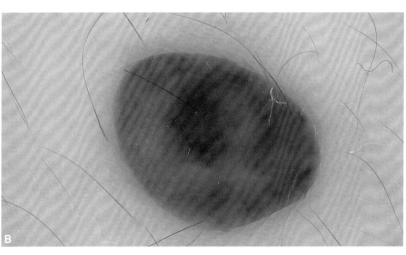

图 6-5B. 皮肤镜表现：淡褐色及深褐
色均质模式，散在褐色球（×20）。

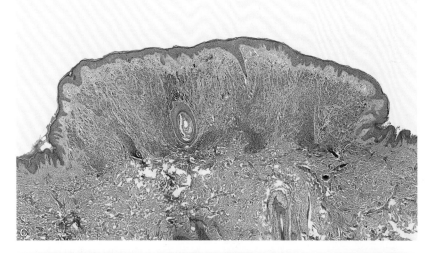

图 6-5C. 组织病理表现：真皮局部痣细胞条索状及巢状分布，靠近表皮的痣细胞上皮样，细胞质内含色素颗粒（苏木精 - 伊红染色，×40）。

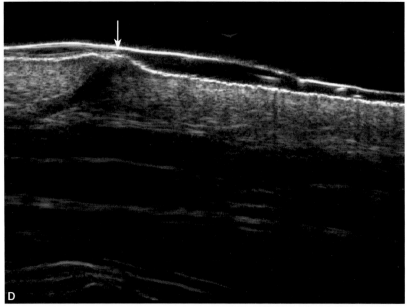

图 6-5D. 50MHz 高频超声表现：特异性"蘑菇征"（白色箭头），表现为病灶向外呈圆顶状隆起，形似蘑菇头及病灶中央沿毛囊纵行向下的低回声结构，形似"菌柄"。

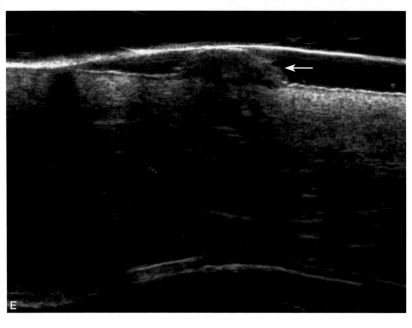

图 6-5E. 50MHz 高频超声表现：真皮内半圆形肿块向外突出（白色箭头），内部回声不均。

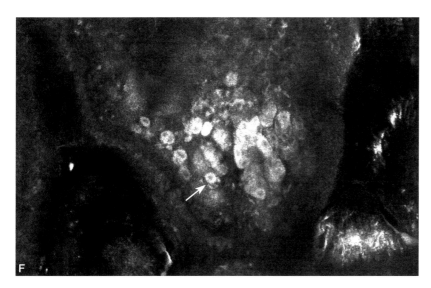

图 6-5F. RCM 表现：基底色素环相对规整，真皮乳头层及真皮浅层可见中高折光色素团块，均为痣细胞团块（白色箭头）。

图 6-5　皮内痣典型表现

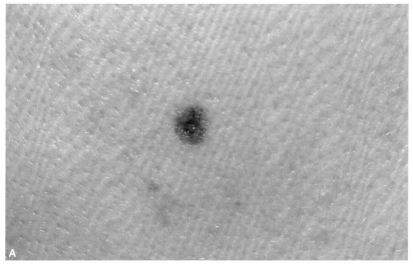

图 6-6A. 患者面颊处见一处褐色斑片，表面光滑，未突出皮面。

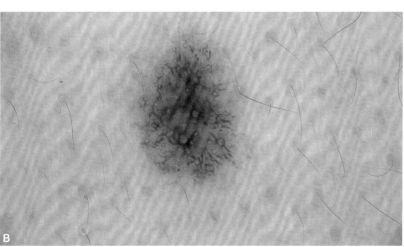

图 6-6B. 皮肤镜下可见褐色条纹，围绕毛囊开口形成假网状模式（×30）。

图 6-6　面部交界痣病例

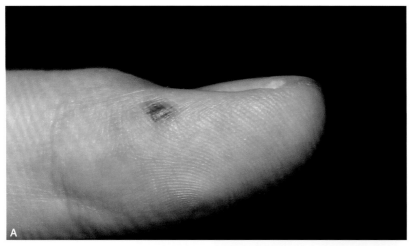

图 6-7A. 患者左拇指见褐色斑片，表面光滑。

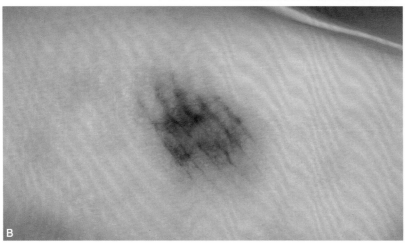

图 6-7B. 皮肤镜下可见浅褐色背景上深褐色条纹呈皮沟平行模式分布（×30）。

图 6-7　肢端色素痣病例 1

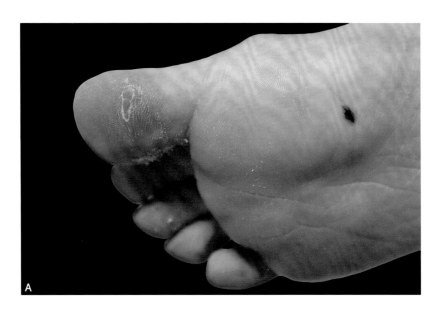

图 6-8A. 患者右侧前足掌见褐色斑片。

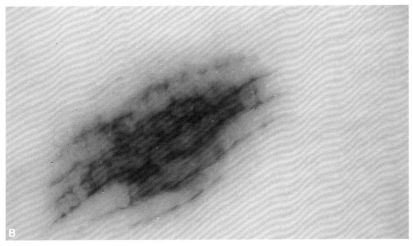

图 6-8B. 皮肤镜下可见褐色网格样模式（×30）。

图 6-8 肢端色素痣病例 2

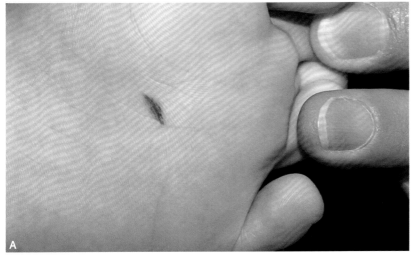

图 6-9A. 患者前足掌见褐色斑片。

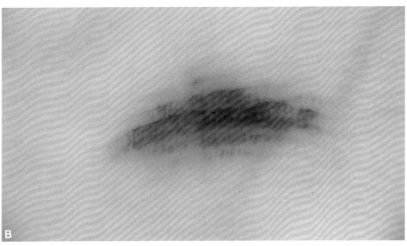

图 6-9B. 皮肤镜下可见褐色纤维状模式（×30）。

图 6-9 肢端色素痣病例 3

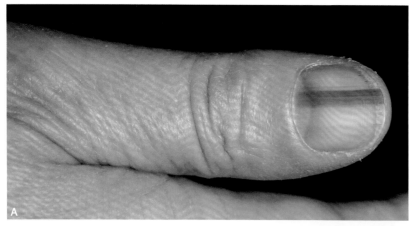

图 6-10A. 患者右手拇指见褐色条纹。

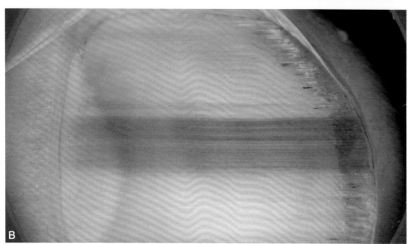

图 6-10B. 皮肤镜下可见规则间隙与宽度的纵向褐色平行线,颜色较一致,色素条带小于甲板宽度的 1/3,近端甲皱襞未见受累。

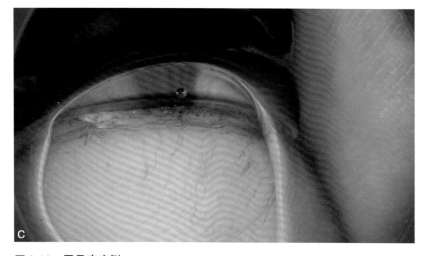

图 6-10C. 甲下皮未见明显色素结构,无受累(×20)。

图 6-10　甲母痣病例

小贴士

√ 甲母痣需要与甲雀斑样痣相鉴别,甲雀斑样痣皮肤镜下常为具有规则间隙与宽度的灰色色素沉着线。

【鉴别诊断】

色素痣是常见的皮肤肿瘤,需要和以下疾病鉴别。

1. 脂溢性角化病　脂溢性角化病是老年人最常见的良性表皮肿瘤,好发于头面、手背及胸背等暴露于日光下的部位,常界限清晰,皮损可缓慢增大,颜色变深,表面常有油腻性鳞屑,触之粗糙。皮肤镜下特征主要为皮损边界清晰、粟粒样囊肿、粉刺样开口、脑回状模式、发夹样血管、摇晃试验中皮损整体移动等。

2. **基底细胞癌**　好发于颜面部,为半球形隆起性结节,质硬,表面有光泽,可增大,中央常有溃疡、结痂。典型皮损为缓慢扩大的溃疡周边绕以珍珠样隆起边缘。色素性基底细胞癌的典型皮肤镜下特征包括不含色素网,可见蓝灰色卵圆巢、灰蓝色小球、叶状结构、轮辐状结构、溃疡和树枝状血管等。

3. **恶性黑色素瘤**　皮损常不对称、边界不清晰、边缘不光滑、颜色不均匀,瘤体发展迅速,易破溃、出血。皮肤镜有助于二者的鉴别诊断。恶性黑色素瘤皮肤镜下皮损整体呈现结构和颜色不均匀、不对称,特征性结构包括负性色素网、不规则条纹、不规则球状模式、蓝白幕、污斑和瘢痕样色素脱失等;掌跖部位恶性黑色素瘤皮肤镜下表现为皮嵴平行模式,与色素痣的皮沟平行模式不同。

总结

- 色素痣是黑素细胞来源的皮肤良性肿瘤,是人类最常见的皮肤肿瘤。
- 根据组织病理受累皮肤层次的不同,可分为交界痣、混合痣和皮内痣。
- 色素痣通常边界清晰、圆形或卵圆形、直径2~6mm,全身皮肤均可出现。
- 色素痣皮肤镜下可见10种模式。
- 交界痣皮肤镜下常为斑片状网状模式或弥漫网状模式;混合痣常为外周网状和中央小球/均质的双重模式;皮内痣常为均质模式,逗号状血管是最常见的血管类型。
- 面部色素痣皮肤镜下常为假网状模式。肢端色素痣皮肤镜表现包括皮沟平行模式、网格样模式和纤维状模式。甲母痣的皮肤镜表现为规则间隙与宽度的纵向褐色平行线,颜色一致。
- 皮肤镜可应用于色素痣的诊断和鉴别诊断,指导临床选择正确的治疗方式;还可用于色素痣的长期随访观察,有利于早期发现色素痣恶变倾向。
- 高频超声可客观反映皮肤的受累层次,且能根据不同受累层次及特征性的超声征象区分不同类型的色素痣。
- RCM可用于色素痣的诊断,并可以区分交界痣、混合痣及皮内痣所在的层面。

二、脂溢性角化病

脂溢性角化病(seborrheic keratosis,SK),又名老年疣,是常见的皮肤良性肿瘤,常发生于40岁以上人群,本病只发生于有毛皮肤,好发于面颈部、四肢、躯干及乳房下区域。本病有家族聚集倾向,与日光照射有关。

【临床表现】

SK因组织学类型不同,临床表现多变,可为扁平黑褐色斑片、增厚隆起的棕色斑块、疣状黑色丘疹或肿物,与正常皮肤界限清楚,上覆黏着性鳞屑,表面粗糙。皮损颜色一般为淡褐色,也可表现为蜡黄色或棕黑色(图6-11A、6-12A、6-13A、6-14A)。大小不一,通常直径为约1cm。皮损可由于摩擦或外伤出现炎症或刺激症状。

【皮肤多维度影像特征】

(一)皮肤镜表现

1. 边界清晰,可有虫蚀状边缘(图6-11B)。
2. **粟粒样囊肿**　常为多发,非偏振(浸润)模式下显示得更为清晰(图6-12B)。
3. **粉刺样开口**　非偏振模式下观察更为明显(图6-11B,图6-12B)。
4. **脑回状模式**　由充满角质的沟和回组成,又称沟嵴结构,可表现为网状、环状、腊肠样、胖手指样、隐窝等。粟粒样囊肿、粉刺样开口、脑回状模式和隐窝均多见于棘层肥厚型SK(图6-13B)。

5. **发夹样血管**　是 SK 的常见特征之一（图 6-14B）。

6. **摇晃试验中皮损整体移动**　可用于鉴别 SK 和皮内痣。将皮肤镜稍用力压住皮损并前后移动，SK 通常表现为皮损整体随皮肤镜接触部位移动，而皮内痣仅为局部移动。

> **皮肤镜诊断要点**
> ◆ 脂溢性角化病的皮肤镜下特征主要为边界清晰、虫蚀状边缘、多发粟粒样囊肿、粉刺样开口、脑回状模式、发夹样血管、摇晃试验中皮损整体移动。

（二）组织病理表现

SK 的组织病理表现为角化过度、棘层肥厚，常出现数量不等的假性角囊肿，真皮浅层有以淋巴细胞为主的浸润，表皮内和真皮浅层可见数量不等的色素颗粒（图 6-12C）。

皮肤镜与组织病理的对应关系：粟粒样囊肿组织病理上对应表皮内角囊肿；粉刺样开口对应充满角质的表皮凹陷；构成脑回状模式的沟和嵴对应表皮的乳头瘤样增生，表皮凹陷；发夹样血管对应真皮乳头层扩张的毛细血管，由于真皮乳头层方向的改变而倾斜，使得它们看起来像发夹样。

（三）高频超声表现（图 6-12D，图 6-15）

1. SK 的高频超声表现为局限于表皮层内的匐匍形低回声结构，大多数病灶呈弧形隆起，表面可见短条状强回声，后方伴声影。

2. 病灶表皮表面凹凸不平，可呈"波浪状"改变。

3. 病灶基底部与真皮层分界清晰，但由于声影遮挡，部分显示不清。

4. 部分病灶内部可见多发短条状强回声。

> **高频超声诊断要点**
> ■ SK 在高频超声下常表现为匐匍形低回声结构，病灶基底部与真皮层分界清晰。
> ■ 病灶表面可向外隆起，表面不平整，可呈"波浪状"改变。
> ■ 病灶表面可见多发短条状强回声，后方伴声影。

（四）皮肤反射式共聚焦显微镜表现

表皮角化过度，可见脑回样结构；基底层色素增加，可见中高折光的色素环（图 6-12E、F）。

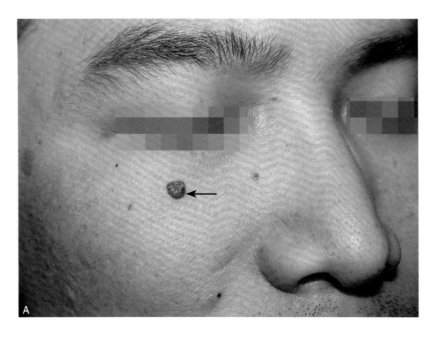

图 6-11A. 患者右侧面颊可见褐色斑块（黑色箭头），边界清晰。

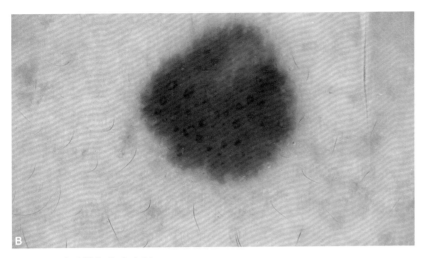

图 6-11B. 皮肤镜下可见虫蚀状边缘和粉刺样开口（×30）。

图 6-11　脂溢性角化病病例 1

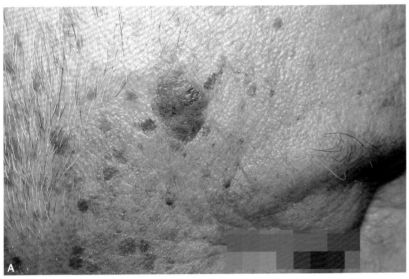

图 6-12A. 脂溢性角化病临床表现。

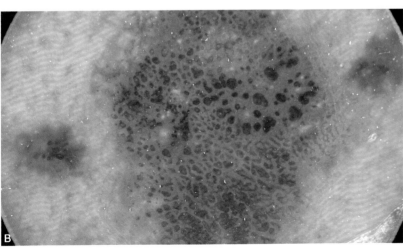

图 6-12B. 非偏振光皮肤镜表现：多发粟粒样囊肿和粉刺样开口（×20）。

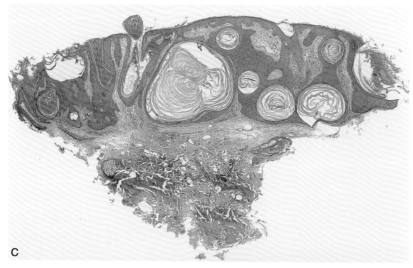

图 6-12C. 组织病理表现：棘层肥厚，基底样细胞增生，多发假性角囊肿（苏木精 - 伊红染色，×40）。

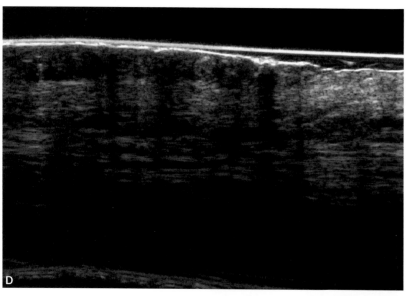

图 6-12D. 50MHz 高频超声表现：表皮多发短条状强回声，后方伴声影，病灶呈局限于表皮层内的低回声结构，病灶内可见多发点条状强回声。

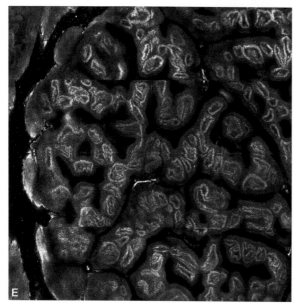

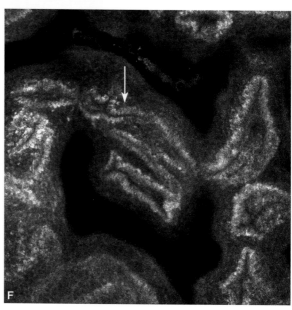

图 6-12E. RCM 表现：表皮角化过度，可见脑回样结构。

图 6-12F. 基底层色素增加，可见中高折光的色素环（白色箭头）。

图 6-12　脂溢性角化病典型表现

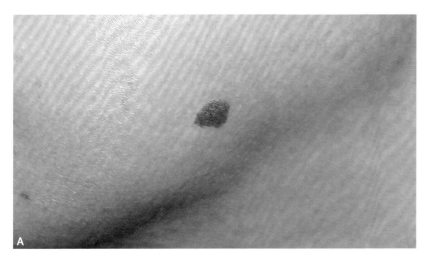

图 6-13A. 患者下颌见褐色斑块，境界清晰，表面粗糙。

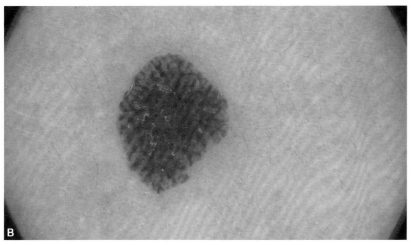

图 6-13B. 皮肤镜下可见脑回状模式（×20）。

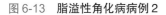

图 6-13　脂溢性角化病病例 2

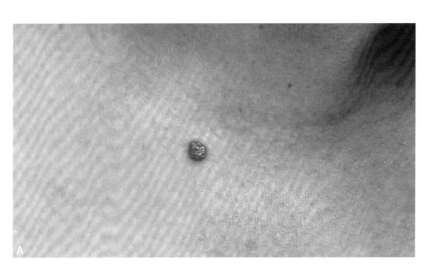

图 6-14A. 患者颈部见一红褐色斑块，境界清晰，表面粗糙。

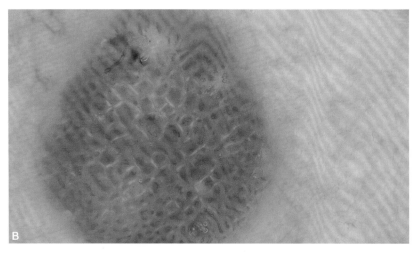

图 6-14B. 皮肤镜下可见较多的发夹样血管、粟粒样囊肿及亮白色条纹（×30）。

图 6-14 脂溢性角化病病例 3

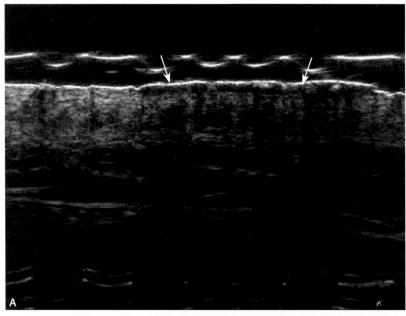

图 6-15A. 病灶呈局限于表皮层内的低回声结构（白色箭头）（50MHz）。

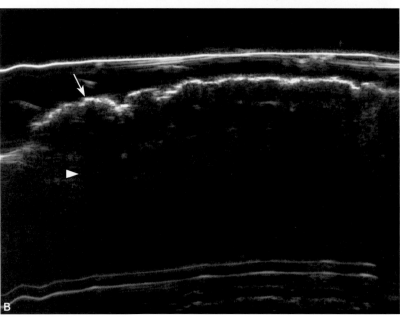

图 6-15B. 病灶表皮表面可见多发短条状强回声（白色箭头），后方伴声影（白色▲）（50MHz）。

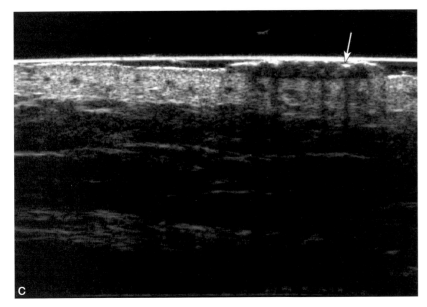

图 6-15C. 表皮表面凹凸不平,呈"波浪状"(白色箭头)(50MHz)。

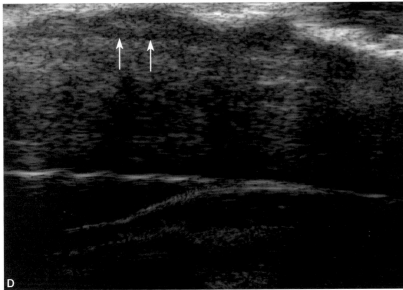

图 6-15D. 病灶基底部与真皮层分界清晰(白色箭头)(20MHz)。

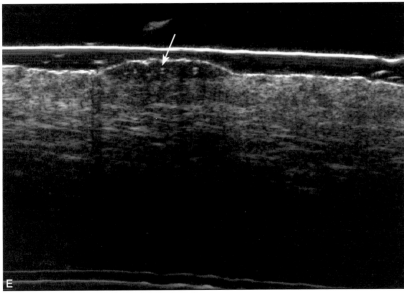

图 6-15E. 部分病灶内可见多发短条状强回声(白色箭头)(50MHz)。

图 6-15 脂溢性角化病的高频超声表现

【鉴别诊断】

SK 是常见的皮肤肿瘤,表现多样,需要与多种疾病鉴别。

1. 基底细胞癌　见本章"色素痣"鉴别诊断部分。

2. 恶性黑色素瘤　见本章"色素痣"鉴别诊断部分。

3. 寻常疣和尖锐湿疣　二者均为由 HPV 引起的表皮增殖性疾病,临床上与 SK 相似,但它们主要发生于年轻群体。寻常疣表现为表面粗糙的丘疹,其上可见红点或黑点,为真皮乳头层顶端毛细血管扩张或栓塞所致。尖锐湿疣好发于生殖器部位,表现为多发粉红色、灰白色或灰褐色丘疹或乳头状、"菜花"状赘生物。

总结

- 脂溢性角化病是常见的皮肤良性肿瘤,通常发生于 40 岁以上人群。
- 临床表现多变,可表现为黑褐色斑片、斑块、疣状黑色丘疹或肿物,界限清楚,上覆黏着性鳞屑,表面粗糙。
- 皮肤镜下表现为边界清晰、虫蚀状边缘、粟粒样囊肿、粉刺样开口、脑回状模式、发夹样血管、摇晃试验中皮损整体移动;可利用皮肤镜进行脂溢性角化病的诊断和鉴别诊断。
- 高频超声下脂溢性角化病具有较为特异的征象,即表皮层葡萄形的低回声结构,表面呈"波浪状改变",且伴有表面多发短条状强回声。
- 脂溢性角化病可利用 RCM 特有的脑回样结构明确诊断。

三、粟丘疹

粟丘疹(milium)是小的浅表囊肿,起源于毛囊漏斗部或者汗腺导管,可发生于任何年龄。

【临床表现】

粟丘疹常表现为 1～2mm 大小、白色至黄色表皮下的坚实丘疹,可为原发病变,尤其是面部;也可作为继发性表现,在水疱形成的过程中(如大疱性类天疱疮或获得性大疱性表皮松解症)或外伤、美容操作所致表浅损伤后出现(图 6-16A)。斑块粟丘疹表现为水肿性斑块内多发粟丘疹,常见于耳后。粟丘疹可见于多种综合征中,包括婴儿口 - 面 - 指综合征 1 型、基底细胞癌相关综合征、Rombo 综合征等。

【皮肤多维度影像特征】

（一）皮肤镜表现

粟丘疹的皮肤镜表现为边界清晰的圆形黄白色均质结构,中央伴或不伴亮白色球状结构(图 6-16B)。

（二）皮肤反射式共聚焦显微镜表现

粟丘疹 RCM 表现为真皮浅层可见较高折光的圆形结构(图 6-16C)。

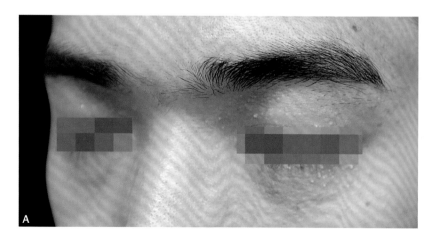

图 6-16A. 粟丘疹临床表现。

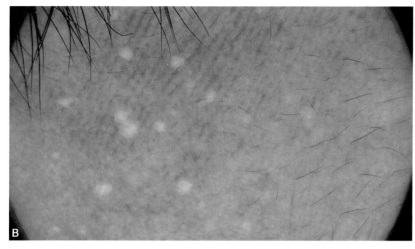

图 6-16B. 皮肤镜表现：多发境界清晰的黄白色圆形均质结构（×20）。

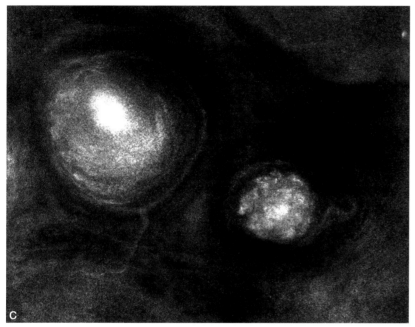

图 6-16C. RCM 表现：表皮大致正常，真皮浅层可见较高折光的圆形结构。

图 6-16 粟丘疹典型表现

【鉴别诊断】

粟丘疹是好发于面部的白色或淡黄色粟粒大小的丘疹，诊断不困难，但需要与以下疾病鉴别。

1. **寻常疣** 寻常疣表现为表面粗糙的丘疹，皮肤镜下可见红点或黑点，为真皮乳头层顶端毛细血管扩张或栓塞所致。

2. **汗管瘤** 表现为表面有蜡样光泽的扁平丘疹，皮色或淡褐色，密集分布，不融合。最常见于眼睑，多发生于妇女，在发育期或其后出现，部分有家族史。相较于汗管瘤，粟丘疹的 RCM 图像折光率较低，折光不均匀。二者主要通过临床病史及皮损表现相鉴别。

3. **脂溢性角化病** 见本章"色素痣"鉴别诊断部分。

总结

- 粟丘疹是小的浅表囊肿，可发生于任何年龄。
- 临床表现为小的白色至黄色坚实丘疹，可为原发病变或继发改变。
- 皮肤镜下表现为边界清晰的圆形黄白色均质结构，中央伴或不伴亮白色球状结构。
- 粟丘疹在皮肤镜下有时缺乏特异性改变，可利用皮肤镜排除其他疾病，如脂溢性角化病、疣等。
- 粟丘疹 RCM 真皮浅层可见较高折光的圆形结构，其折光率不均匀的特点有助于与汗管瘤进行鉴别诊断。

四、表皮囊肿

表皮囊肿(epidermal cyst)是最常见的皮肤囊肿之一,是真皮内含有角质的囊肿,囊壁由表皮构成。可发生于皮肤的任何部位,以面部和躯干上部最常见。

【临床表现】

本病皮损呈圆形、隆起性结节,表面可见一孔样结构,代表囊肿所起源的毛囊(图 6-17A)。有弹性,正常肤色,可以移动,生长缓慢。常单发,多发性囊肿可见于加德纳综合征(Gardner syndrome)等。表浅的微小表皮囊肿称为粟丘疹。表皮囊肿起源于毛囊漏斗部,可为原发性,也可继发于被破坏的毛囊结构或外伤植入性上皮。阴囊的多发性囊肿可通过异常钙化而出现阴囊钙质沉着。未出现炎症反应的表皮囊肿通常无自觉症状,施加压力可挤出难闻气味的囊内容物,囊壁破裂可引起剧烈的疼痛性炎症反应。

【皮肤多维度影像特征】

(一)皮肤镜表现(图 6-17B)

1. 乳白色背景。

2. 中央可见褐色孔征。

3. **蓝白幕**　多见于未破裂的囊肿,周围有线状、分支状血管。

4. **红色腔隙**　多见于破裂的囊肿。

5. **血管结构**　未破裂的囊肿多无血管结构或可见线状、分支状血管;破裂的囊肿多可见周围线状、分支状血管扩张。

皮肤镜诊断要点

◆ 表皮囊肿的皮肤镜下特征主要为乳白色背景,中央可见褐色孔征,可见蓝白幕,周围有线状、分支状血管,破裂时可见红色腔隙。

(二)组织病理表现

表皮囊肿的组织病理学特征:囊肿位于真皮内,囊壁与毛囊漏斗部上皮类似,由外向内依次为基底细胞层、棘层、颗粒层,囊腔内为角质(图 6-17C、D)。如果囊壁破裂,可引起异物反应。

(三)高频超声表现(图 6-17E、F)

1. 表皮囊肿囊壁完整期表皮局部突出,真皮层内可见椭圆形、圆形或不规则形的低回声,其边界清晰、形态规则、后方回声增强。该低回声局部突向表皮层的部分为毛发漏斗部,通向表皮的管状无回声部分为囊肿细孔;囊肿内伴有浓稠内容物时,可表现为低回声。彩色多普勒超声可见囊肿内部无血流信号,周边可见条形或点状血流信号。

2. 囊肿破裂后,囊壁不规则,边界不清,囊壁后方回声增强。周围组织可见片状低回声,可能与囊内容物破裂蔓延引起周围组织异物样反应有关。彩色多普勒显示低回声内有较丰富条形血流信号。

高频超声诊断要点

■ 皮损主要位于真皮层,表皮囊肿未破裂时,形态规则,边界清晰,后方回声增强;破裂后为片状低回声。

■ 低回声局部突向表皮层,为囊肿细孔。

■ 囊肿破裂后,呈片状低回声,形态不规则,边界不清。

【鉴别诊断】

表皮囊肿具有一定特征和好发部位,一般诊断不难,但有时需要与以下疾病鉴别。

　　1. 多发性脂囊瘤　本病好发于颈部、前臂屈侧及阴囊部位,皮损多发,常为绿豆至黄豆大小,呈淡黄色或淡蓝色丘疹,较大囊肿柔软,较小者橡皮样硬度,可移动。多见于 10 多岁的儿童或青年。通常无自觉症状。

　　2. 脂肪瘤　本病多发于 40～50 岁人群,皮损可移动,基底较宽呈分叶状,大小不一,表面皮肤正常,多无自觉症状,通过临床及皮肤镜易鉴别。

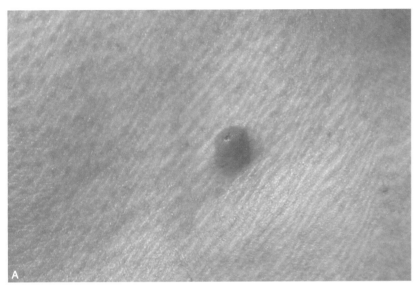

图 6-17A. 可见一皮色丘疹,中央有一开口。

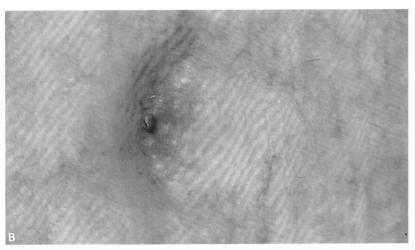

图 6-17B. 皮肤镜下可见乳白色背景,中央见一蓝褐色开口,可见蓝白幕,周围见散在线状不规则血管(×30)。

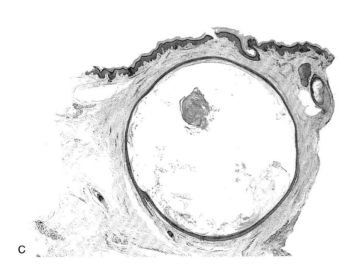

图 6-17C. 组织病理可见囊肿位于真皮内(苏木精 - 伊红染色, ×40)。

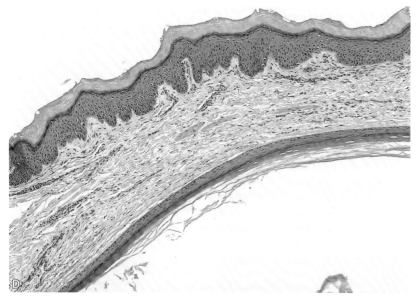

图 6-17D. 囊壁由外向内依次为基底细胞层、棘层、颗粒层,囊腔内为角质(苏木精-伊红染色,×400)。

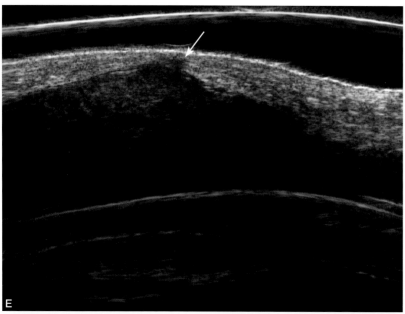

图 6-17E. 50MHz 高频超声下病灶位于真皮层,边界清晰、形态规则,低回声顶部局部突向表皮层(白色箭头),并与表皮层相通,为囊肿细孔。

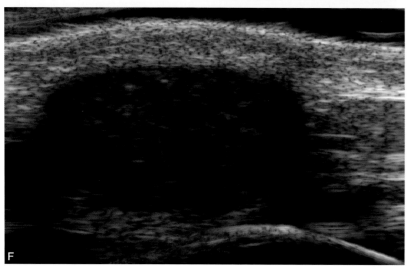

图 6-17F. 20MHz 高频超声下与上述切面相垂直的切面可见边界清晰、形态规则的低回声区。

图 6-17 表皮囊肿病例

总结

● 表皮囊肿是最常见的皮肤囊肿之一，可发生于任何年龄，以面部和躯干上部最常见。
● 临床表现呈圆形、隆起性结节，表面可见一孔样结构，可挤出难闻气味的囊内容物。
● 皮肤镜下表现为乳白色背景，中央可见褐色孔征，可见蓝白幕，周围有线状分支状血管，破裂时可见红色腔隙。皮肤镜有助于显示临床上不易观察到的皮损表面极小的孔，有助于提高临床诊断的准确率。
● 高频超声表现为位于真皮层的低回声区，可见管状无回声的囊肿细孔；囊肿破裂后，呈形态不规则低回声区。

五、色素性毛表皮痣

色素性毛表皮痣（pigmented hairy epidermal nevus）又称贝克痣（Becker nevus）、Becker黑变病等，皮损为获得性色素增加性斑片或稍高于皮表的丘疹，通常表面毛发增多。皮损通常出现于20～30岁，男性发病率高于女性6倍。

【临床表现】

常在曝晒后发生，病变多为单侧，好发于一侧肩部、胸部、上背部，下肢亦可发生。皮损为突然出现的色素斑，缓慢离心性发展，颜色为浅褐色至深褐色不等，边界清晰但多不规则，病变中央可轻度增厚、有波纹。皮损表面常出现粟粒大小毛囊性丘疹及短的硬毛。毛囊性丘疹提示竖毛肌增生，是本病临床特征之一，通常无症状，部分患者可有瘙痒（图6-18A）。本病可伴有骨骼肌肉和皮肤发育缺陷，称为贝克痣综合征。

【皮肤多维度影像特征】

（一）皮肤镜表现

浅褐色背景；网状结构；局灶性色素减退；毛囊开口及毛囊周围色素减退或蜂窝状色素沉着（图6-18B）。

（二）组织病理表现

色素性毛表皮痣的组织病理学特征为：轻度角化过度，表皮突延长，可见相邻表皮突融合，基底细胞层黑色素增加，黑素细胞数目同样增多。

浅褐色背景、网状结构及毛囊周围蜂窝状褐色色素沉着在组织病理上对应表皮角质形成细胞中黑色素的增加。

（三）高频超声表现

色素性毛表皮痣高频超声表现为病灶处皮肤轻度突起，可见条形低回声，位于表皮真皮交界处，形态规则，边界清晰（图6-18C）。

（四）皮肤反射式共聚焦显微镜表现

色素性毛表皮痣RCM表现为基底层色素增加，折光性增强，表皮真皮交界处呈现大小相对一致的、明亮的、规则的色素环，该色素环可保持形态不变一直延伸至真皮深部（图6-18D、E）。

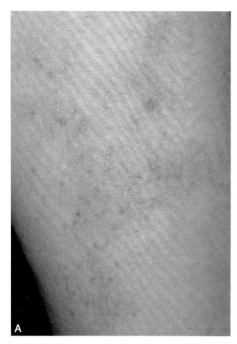

图 6-18A. 色素性毛表皮痣临床表现。

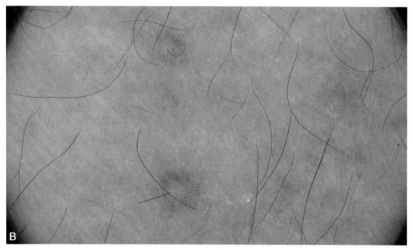

图 6-18B. 皮肤镜表现：淡褐色背景上以毛囊周围为主的蜂窝状褐色色素沉着（×20）。

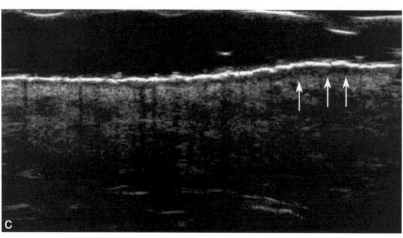

图 6-18C. 50MHz 高频超声表现：病灶处皮肤轻度突起，表现为条形低回声（白色箭头），位于表皮真皮交界处，边界清晰。

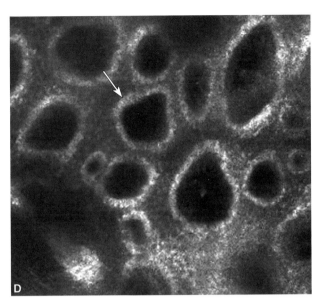 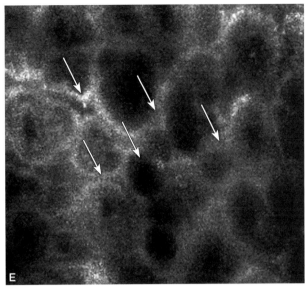

图 6-18D、E. RCM 表现：表皮明显增厚，基底层色素增加，折光性增强（白色箭头），可在表皮真皮交界处呈现大小相对一致的、明亮的、规则的色素环；该色素环可保持形态不变一直延伸至真皮深部（白色箭头）。

图 6-18　色素性毛表皮痣典型表现

【鉴别诊断】

色素性毛表皮痣需要与以下疾病鉴别。

1. 咖啡斑　边界清晰，平均直径为 2～5cm，颜色均匀的淡褐色至深褐色斑片，通常发生于婴儿期或儿童早期，可作为潜在遗传性皮肤病的标志，尤其多发时。皮肤镜下表现为均匀的棕色斑片伴毛囊周围色素减退，有时可见隐约的网状结构。

2. 先天性色素痣　先天性色素痣也可表现为色素斑和多毛，皮肤镜有助于二者的鉴别诊断。先天性色素痣可见色素小球或均质性色素结构，而色素性毛表皮痣一般没有。

总结

- 色素性毛表皮痣好发于 20～30 岁人群。
- 皮损颜色为浅褐色至深褐色不等，边界清晰但多不规则，病变中央可轻度增厚、有波纹。
- 皮肤镜下表现为浅褐色背景，网状结构，毛囊周围蜂窝状深褐色色素沉着。
- 高频超声表现为位于表皮真皮交界的条形低回声，形态规则，边界清晰。
- RCM 基底层色素增加，折光性增强，可在表皮真皮交界处呈现大小相对一致的、明亮的、规则的色素环，该色素环可保持形态不变一直延伸至真皮深部。

六、表皮痣

表皮痣（epidermal nevus）又称为单侧痣、线状表皮痣、疣状痣、疣状线状痣等，是由于表皮细胞局限性发育过度所致，具有家族史者罕见，常为常染色体显性遗传。

【临床表现】

表皮痣通常在出生时或幼年发病，但偶可于 10～20 岁才出现，无性别差异。常表现为淡黄色至棕黑色疣状损害，表现为角化过度性丘疹，触之粗糙坚硬，皱褶处损害常因浸渍而较软。可发生于身体任何部位，局限性损害常排列为单侧连续或断续性束状、带状或斑片状（图 6-19A，图 6-20A）。根据临床形态可分为线状痣、单侧痣和泛发型或系统型三型。

炎性线状疣状表皮痣(inflammatory linear verrucous epi-dermal nevus)为表皮痣的一种特殊类型,通常侵犯一侧肢体,文献报道以左侧下肢常见。临床表现为银屑病样外观,通常瘙痒显著,皮损顽固难治(图6-21A)。

【皮肤多维度影像特征】

(一)皮肤镜表现

均匀的浅褐色或褐色结构,其上可见沟和嵴组成的脑回状模式及圆形黑褐色或黑色球状结构(图6-19B,图6-20B)。

炎性线状表皮痣皮肤镜表现:红色背景,可见线状不规则血管、散在点状血管、白色条纹及薄层白色鳞屑,偶见褐色均质结构(图6-21B、C)。

> **小贴士**
>
> √ 炎性线状疣状表皮痣的临床表现和组织病理与线状银屑病有许多相似之处,皮肤镜可能有助于二者的鉴别诊断,炎性线状疣状表皮痣表现为红色背景上长短不一的不规则线状血管,而线状银屑病主要表现为亮红色背景上弥漫分布的点状血管。

(二)组织病理表现

表皮痣的组织病理表现为角化过度、颗粒层增厚,可出现表皮松解性角化过度,棘层肥厚,呈疣状或乳头瘤样增生(图6-19C)。

皮肤镜下沟和嵴组成的脑回状模式对应组织病理上的棘层肥厚、乳头瘤样增生。

(三)高频超声表现

表皮痣高频超声可见病灶突起于皮肤表面,为低回声,位于表皮真皮交界处,呈连续线样分布,形态规则,边界清晰。当病灶表面出现鳞屑时,低回声表面可见中强回声,边界不清晰。部分中强回声后方可见线状声影,是由于鳞屑厚度不均形成不同声阻抗的传播界面造成(图6-19D,图6-20C)。

(四)皮肤反射式共聚焦显微镜表现

表皮痣RCM可见基底层色素增加,折光性增强,部分表皮突稍延长、增宽,真皮乳头层可见散在明亮的噬黑素细胞(图6-19E)。

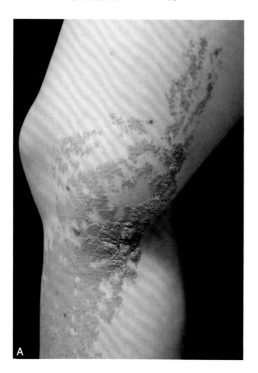

A

图6-19A.表皮痣临床表现。

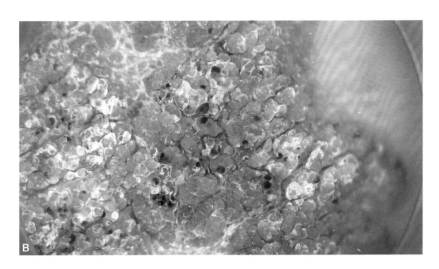

图 6-19B. 皮肤镜表现：褐色均质结构，其上可见沟、嵴形成的脑回状模式、粉刺样开口（×20）。

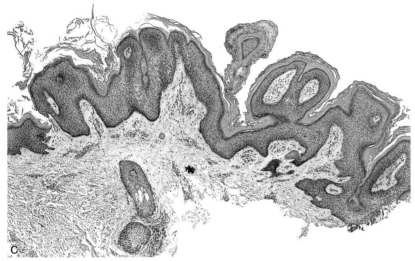

图 6-19C. 组织病理表现：表皮乳头瘤样增生，角化过度伴角化不全，棘层肥厚，真皮浅层血管周围有少量淋巴细胞浸润（苏木精 - 伊红染色，×40）。

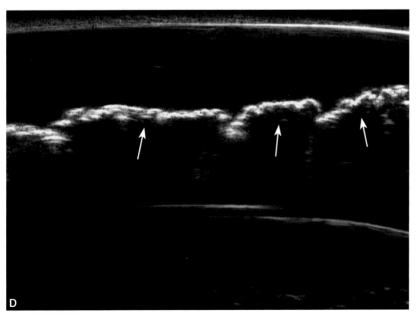

图 6-19D. 50MHz 高频超声表现：病灶处皮肤突起于皮肤表面，表皮可见强回声带，后方可见声影（白色箭头）。

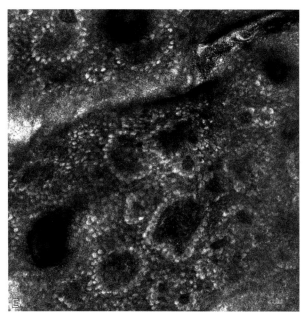

图 6-19E. RCM 表现：基底层色素增加，折光性增强，部分表皮突稍延长、增宽，呈乳头瘤状增生。

图 6-19 表皮痣典型表现

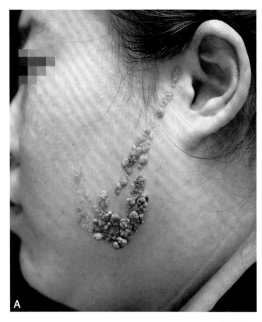

图 6-20A. 患者女性，26 岁，1 岁起发病。左侧面部可见密集分布的褐色、浅褐色丘疹、结节，触之粗糙坚硬。

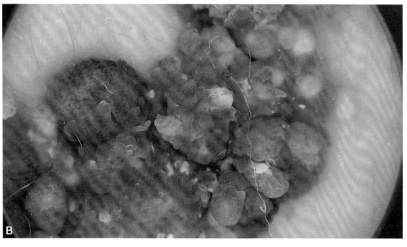

图 6-20B. 皮肤镜下可见褐色均质结构，其上可见沟、嵴形成的脑回状模式，见较多乳头状突起（×20）。

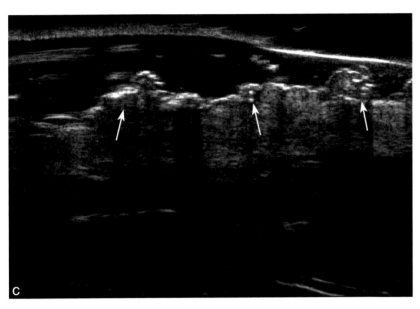

图 6-20C. 50MHz 高频超声下可见病灶处皮肤突起于皮肤表面,表皮真皮交界处可见多个连续的低回声(白色箭头),边界清晰。

图 6-20 表皮痣病例

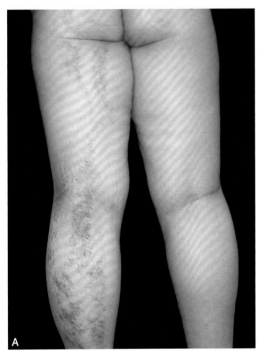

图 6-21A. 患者女性,27 岁,出生后 3 月起病,伴瘙痒。左侧下肢可见呈单侧分布的沿 Blaschko 线分布的红色斑片,表面见鳞屑,部分区域散在褐色疣状丘疹。

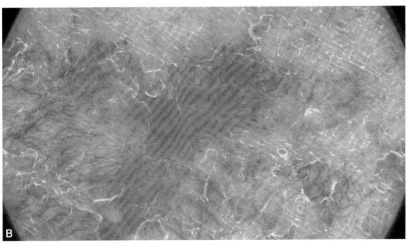

图 6-21B. 红斑处皮肤镜下可见红色背景,可见较多线状不规则血管、散在点状血管、白色条纹及薄层白色鳞屑(×20)。

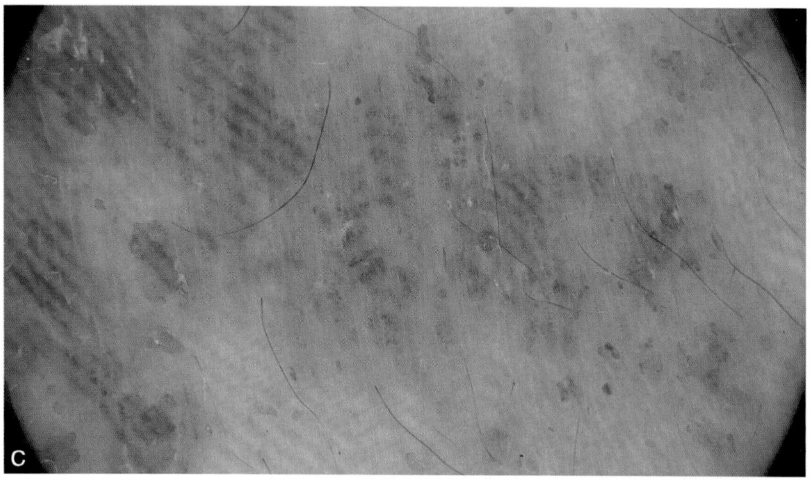

图 6-21C. 皮肤镜下可见红色背景散
在点状及短线状血管,散在褐色均质
结构(× 20)。

图 6-21　炎性线状疣状表皮痣病例

【鉴别诊断】

表皮痣发病年龄较早,临床表现特殊,多为单侧性疣状隆起性损害,故诊断不难,但需要与线状苔藓、线状扁平苔藓及线状银屑病等鉴别。

1. 线状苔藓　线状苔藓主要发生于儿童,呈线状分布,皮损一般为肤色,但有时可呈粉红色,上覆少许鳞屑,多为单侧性,数周至数月可自行消退,而线状痣则持续存在。

2. 线状扁平苔藓　发病年龄较晚,皮损为紫红色扁平丘疹,呈多角形,粟粒至绿豆大小。皮肤镜下典型的扁平苔藓表现为暗红色背景,可见线状血管和 / 或点状血管,血管结构呈放射状排列,白色网纹(Wickham 纹);消退期可见蓝灰色点。

3. 线状银屑病　皮肤镜表现通常为亮红色背景,点状或小球状血管,血管一致性分布,弥漫分布白色鳞屑,出现环状血管或发夹样血管对诊断有很高的特异性。

总结
- 表皮痣通常在出生时或幼年发病。
- 表皮痣临床表现为淡黄色至棕黑色疣状损害,为角化过度性丘疹,触之粗糙坚硬。炎性线状表皮痣外观类似银屑病。
- 表皮痣的皮肤镜下表现为均匀的浅褐色或褐色结构,其上可见沟和嵴组成的脑回状模式及黑褐色或黑色球状结构。
- 炎性线状疣状表皮痣的皮肤镜表现为红色背景,可见线状不规则血管、散在点状血管、白色条纹及薄层白色鳞屑,有时可见褐色均质结构。
- 表皮痣的高频超声表现为表皮真皮交界处低回声。
- 表皮痣 RCM 下显示为表皮基底层色素显著增加,表皮突下延呈乳头瘤状增生。

第二节　附属器肿瘤

一、皮脂腺痣

皮脂腺痣(sebaceous nevus)是一种表皮、真皮及皮肤附属器所构成的器官样痣,但通常主要成分为皮脂腺,本病又称为器官样痣、先天性皮脂腺增生、皮脂腺错构瘤等。

【临床表现】

皮脂腺痣最常见于头皮及面部,常为单发,头面部以外部位多呈带状分布,出生后不久或出生时即发生,儿童时期表现为无毛的淡黄色斑块,表面光滑,有蜡样光泽,青春期皮脂腺充分发育,呈结节状、分瓣状或疣状(图6-22A)。有10%~40%的患者在本病基础上可并发上皮瘤,最常见的为毛母细胞瘤和乳头状汗管囊腺瘤。先天性皮脂腺痣常呈线状,常伴有神经系统发育异常,其与癫痫、精神发育迟缓组成三联征,又称作线状皮脂腺痣综合征。

【皮肤多维度影像特征】

(一)皮肤镜表现(图6-22B)

1. 儿童期主要表现为圆形橙色或黄色均质结构,可见亮黄色点,对应于初期的皮脂腺,伴毛细血管扩张。

2. 青春期皮损皮肤镜下可见黄色球状结构排列为"鹅卵石模式"。

3. 青春期后皮损疣状增生明显,皮肤镜下可见黄褐色球,沟嵴结构组成脑回状模式,可见粉刺样开口、粟粒样囊肿。

皮肤镜诊断要点

◆ 皮脂腺痣的皮肤镜下特征随年龄变化而变化,初期为圆形橙色或黄色均质结构,可见亮黄色点,逐渐变为鹅卵石模式,继续增生可为脑回状模式。

(二)高频超声表现

皮脂腺痣位于真皮层内,常突出皮面,表皮层可增厚、凹凸不平,病灶呈大小不等的低回声,形态不规则,边界不清,内回声不均,可见片状中高回声。毛囊皮脂腺单位呈扭曲的条形低回声。邻近病灶数量较多时,多融合成片状。有时可见表皮下低回声带(图6-22C)。

(三)皮肤反射式共聚焦显微镜表现

表皮可见中高折光的不规则增生,对应组织病理上的表皮乳头瘤样增生。真皮浅层可见中高折光的蛙卵样皮脂腺结构(图6-22D、图6-22E)。

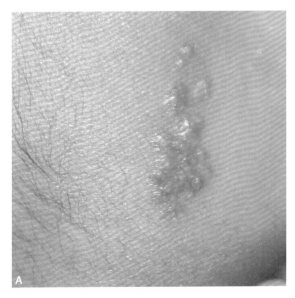

图6-22A. 皮脂腺痣临床表现。

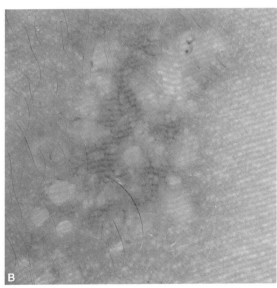

图6-22B. 皮肤镜表现:红色背景上黄色圆形结构,部分可见亮黄色点或球,圆形结构之间可见线状不规则血管(×20)。

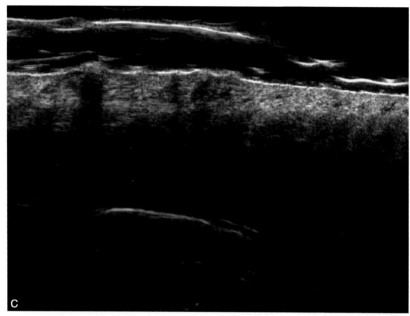

图 6-22C. 50MHz 高频超声表现：病灶呈大小不等的低回声，突出皮面，形态不规则，边界不清，内回声不均，可见片状中高回声（50MHz）。

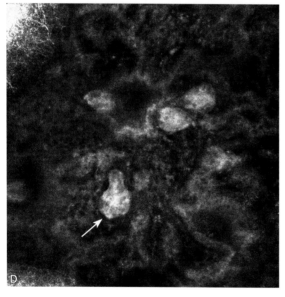

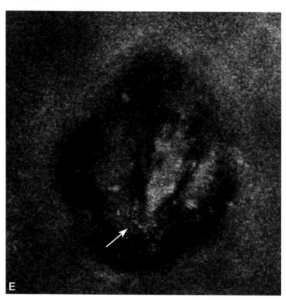

图 6-22D. RCM 表现：表皮中高折光的不规则增生（白色箭头）。

图 6-22E. RCM 表现：真皮浅层可见蛙卵样皮脂腺结构（白色箭头）。

图 6-22   皮脂腺痣典型表现

【鉴别诊断】

如幼年在头皮、面部发生黄色或棕褐色斑块状皮损，有时呈疣状，可考虑本病。主要与以下疾病鉴别。

1. **表皮痣**   两者均为幼年发病，充分发展期二者均可见脑回状模式，但表皮痣皮损呈疣状，皮肤镜下表现为均匀的褐色结构及黑褐色或黑色球状结构。

2. **寻常疣**   寻常疣是由人乳头瘤病毒感染引起的一种感染性皮肤病。好发于儿童和青少年的手指或手背。皮肤镜下表现为紧密排列的乳头瘤样结构，中心可见红色点状或襻状血管，周围绕以白色的晕，似蛙卵样，常伴有出血及毛细血管血栓。

总结

- 皮脂腺痣是一种器官样痣,最常见于头皮及面部,出生后不久或出生时即发生。
- 临床表现为无毛的淡黄色斑块,表面光滑,青春期可明显增大。
- 皮脂腺痣在皮肤镜下表现为圆形橙色或黄色均质结构,可见亮黄色点;逐渐变为鹅卵石模式、脑回状模式。
- 皮脂腺痣皮肤镜下可见黄色结构,有助于其与其他疾病的鉴别诊断,同时可用于监测是否伴发其他良性或恶性肿瘤。
- 皮脂腺痣高频超声表现为位于真皮层内的低回声结构,常突出皮面,病灶形态不规则,内回声不均,可见片状中高回声。毛囊皮脂腺单位呈扭曲的条形低回声。
- 皮脂腺痣RCM下可见真皮浅层中高折光的蛙卵样皮脂腺结构,可与其他疾病鉴别。

二、毛发上皮瘤

毛发上皮瘤(trichoepithelioma)起源于多潜能的基底细胞,是向毛发分化的良性肿瘤。

【临床表现】

毛发上皮瘤临床可分为两型。单发型常见于面部,为单发正常皮色丘疹,质硬,直径约 5mm,无自觉症状。多发型为常染色体显性遗传,女性多见,多于 20 岁之前发病,好发于上唇周围、鼻唇沟及眼睑,典型表现为沿鼻唇沟对称分布的丘疹,半球形,质地坚实,呈黄色或淡红色(图 6-23A)。

【皮肤多维度影像特征】

(一)皮肤镜表现

亮白色条纹或区域;细小的分支状血管;黄白色无结构区或粟粒样囊肿;蓝灰色点 / 小球(图 6-23B)。

(二)组织病理表现

组织病理显示,毛发上皮瘤位于真皮内,界限清晰,肿瘤是由基底样细胞组成的团块,呈筛孔状或条索状,周边细胞可呈栅栏状排列,常可见角囊肿,囊肿破裂后可引起异物肉芽肿反应,可出现钙化,肿瘤团块周围有纤维组织包绕(图 6-23C)。

皮肤镜下亮白色条纹或区域对应肿瘤团块周围的纤维组织,细小的分支状血管对应真皮毛细血管扩张,黄白色无结构区对应不含色素的肿瘤细胞团块,粟粒样囊肿对应角囊肿,蓝灰色点 / 小球对应基底样细胞组成的肿瘤团块。

(三)高频超声表现

毛发上皮瘤位于真皮浅中层,常突出皮面,表皮较光整,病灶呈低回声,形态规则,略呈椭圆形,边界清楚,内回声尚均匀,有时可见小片状中高回声(图 6-23D)。

(四)皮肤反射式共聚焦显微镜表现

1. 瘤团界限清晰,似有分叶结构,中高折光基质包绕瘤团,后者为真皮层散在分布、扩大的暗区(图 6-23E)。

2. 瘤团中央见高折光均质团块,疑似早期角囊肿结构(图 6-23F)。

3. 角囊肿结构呈界限清晰,中高折光的不均匀团块(图 6-23G)。

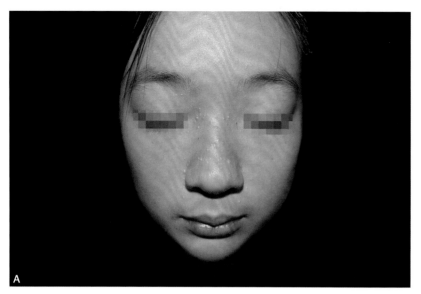

图 6-23A. 毛发上皮瘤临床表现。

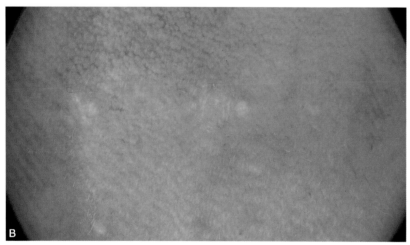

图 6-23B. 皮肤镜表现：亮白色条纹，周围见线状、细分支状血管，可见黄白色无结构区（×20）。

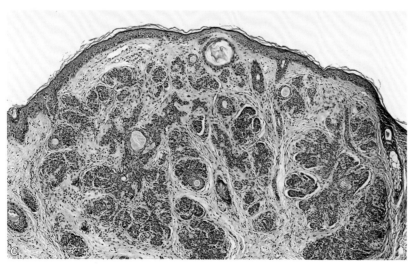

图 6-23C. 组织病理表现：表皮萎缩，真皮浅中层可见基底细胞样细胞，向毛囊分化，可见角囊肿（苏木精-伊红染色，×40）。

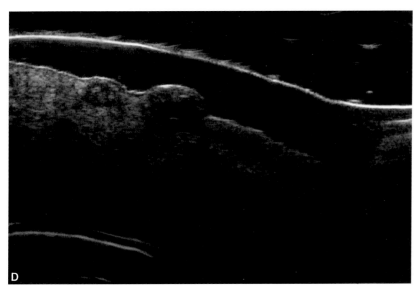

图 6-23D. 50MHz 高频超声表现：病灶呈低回声，突出皮面，形态规则，略呈椭圆形，边界清楚，内回声欠均匀，可见小片状中高回声。

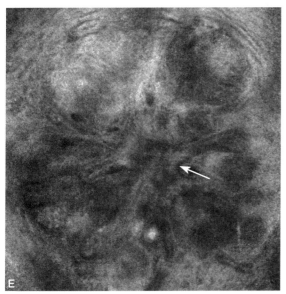

图 6-23E. RCM 表现：瘤团界限清晰，似有分叶结构，中高折光基质包绕瘤团，后者为真皮层散在分布、扩大的暗区（白色箭头）。

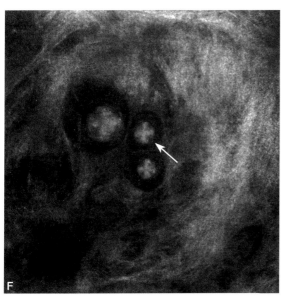

图 6-23F. RCM 表现：瘤团中央见高折光均质团块，疑似早期角囊肿结构（白色箭头）。

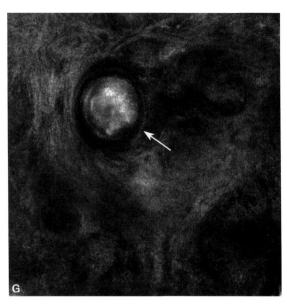

图 6-23G. RCM 表现: 角囊肿结构呈界限清晰, 中高折光的不均匀团块(白色箭头)。

图 6-23　毛发上皮瘤典型表现

【鉴别诊断】

多发性毛发上皮瘤临床表现有一定的特点, 较易诊断。单发型临床特征不特异, 需要与基底细胞癌、汗管瘤等鉴别。

1. 基底细胞癌　本病常见于老年人, 常为单发, 临床表现为蓝褐色丘疹或结节, 有珍珠状卷曲边缘, 可伴溃疡, 表面可见明显的毛细血管扩张。皮肤镜下可出现溃疡、蓝灰色卵圆巢、多发蓝灰色小球、叶状结构、轮辐状结构和树枝状血管等。

2. 汗管瘤　汗管瘤表现为表面有蜡样光泽的扁平丘疹, 皮色或淡褐色, 密集分布, 不融合。最常见于眼睑, 多发生于女性, 在发育期或其后出现, 部分有家族史。二者多数通过临床病史及皮损表现可鉴别。

> **总结**
> ● 毛发上皮瘤起源于多潜能的基底细胞, 是向毛发分化的良性肿瘤。可分为单发型和多发型。
> ● 临床表现为发生于面部尤其是鼻周半球形的丘疹, 质地坚实, 呈黄色或淡红色。
> ● 毛发上皮瘤皮肤镜下表现为亮白色条纹或区域、细小的分支状血管, 可见粟粒样囊肿、蓝灰色点/小球。皮肤镜有助于毛发上皮瘤与基底细胞癌的鉴别诊断。
> ● 毛发上皮瘤高频超声表现为位于真皮浅中层的低回声结构, 常突出皮面, 与皮脂腺痣不同的是, 毛发上皮瘤的表皮较光整, 病灶形态规则, 略呈椭圆形, 边界清楚, 内回声尚均匀, 有时可见小片状中高回声。
> ● 毛发上皮瘤的 RCM 与组织病理特征具有较好的一致性, 对于怀疑为毛发上皮瘤的患者, 能提供较为可靠的诊断线索。

三、皮脂腺增生

皮脂腺增生(sebaceous hyperplasia)不是真正的肿瘤, 而是皮脂腺的良性扩大。

【临床表现】

皮脂腺增生相对常见, 表现为一个或多个淡黄色丘疹, 常可见与毛囊漏斗开口一致的中央脐凹, 偶有毛细血管扩张。早熟性皮脂腺增生常发病于发育期或 20～30 岁, 皮损好发于面部, 特别是下颌部, 为

1～2mm 黄色丘疹,可簇集成片,部分皮损中央有脐凹;老年性皮脂腺增生好发于额部及颊部,单个皮损较早熟性皮脂腺增生大,2～3mm 大小,质软,脐凹常见(图6-24A)。

【皮肤多维度影像特征】

(一)皮肤镜表现

皮肤镜下表现为聚合性分叶状黄白色球,又称为云积征(cumulus sign),周边可见皇冠状血管(crown vessels),具有特征性(图6-24B)。

(二)高频超声表现

病灶位于真皮层内,突出皮面,典型者中央有凹陷,表皮层不光滑。病灶为一个或多个低回声区,形态尚规则,边界不清,内回声不均,后方回声衰减,偶可见团块状中高回声(图6-24C)。

(三)皮肤反射式共聚焦显微镜表现

真皮内毛囊漏斗部附近隐约可见如鱼籽样的皮脂腺小叶,其数量及形状明显增加(图6-24D)。

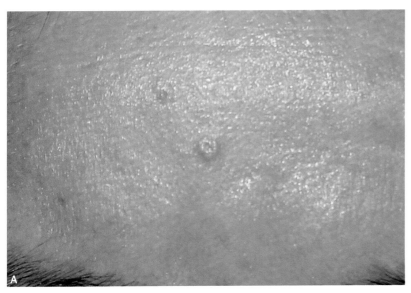

图 6-24A. 皮脂腺增生临床表现。

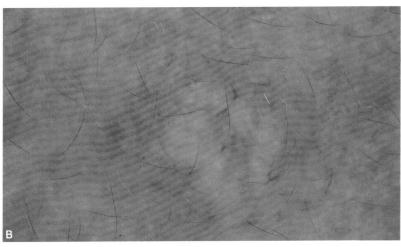

图 6-24B. 皮肤镜表现:聚合性分叶状黄白色球,部分球周边可见皇冠状血管,具有特征性(×20)。

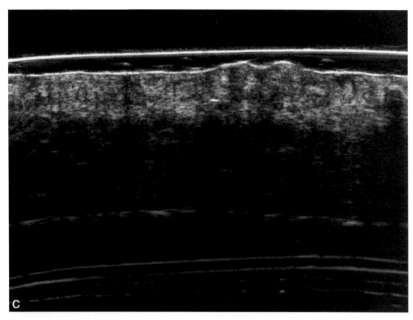

图 6-24C. 50MHz 高频超声表现: 病灶突出皮面, 中央有凹陷, 为单发的低回声区, 形态尚规则, 边界不清, 内回声不均。

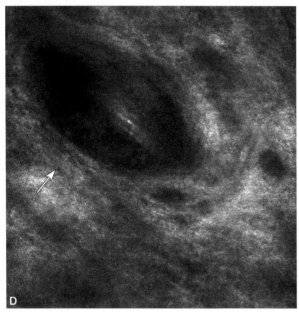

图 6-24D. RCM 表现: 真皮内毛囊漏斗部附近隐约可见如鱼籽样的皮脂腺小叶, 其数量明显增加(白色箭头)。

图 6-24　皮脂腺增生典型表现

【鉴别诊断】

　　皮脂腺增生的临床表现为中央伴脐凹的淡黄色丘疹, 组织病理上多由一个很大的皮脂腺组成, 中央有一大的皮脂腺导管, 开口于表皮, 即相当于皮损中央的脐凹, 所有皮脂腺小叶均与导管相连。需要与以下疾病鉴别。

　　1. **皮脂腺痣**　多为幼年起病, 皮损表面无脐凹, 病理上本病虽有皮脂腺增生, 但无共同开口。皮肤镜下无典型的皇冠状血管, 可见鹅卵石模式或脑回状模式。

　　2. **基底细胞癌**　二者均可发生于老年人面部, 皮肤镜可辅助鉴别。在皮肤镜下, 皮脂腺增生可见皇冠状血管, 而基底细胞癌可见特征性树枝状血管。此外, 基底细胞癌在皮肤镜下还可见色素相关性结构, 如蓝灰色卵圆巢、多发蓝灰色小球等。

总结

● 皮脂腺增生不是真正的肿瘤,是皮脂腺的良性扩大。
● 临床表现为伴有中央脐凹的黄色丘疹。
● 皮脂腺增生皮肤镜下可见特征性皇冠状血管,有助于辅助诊断,减少不必要的活检。
● 皮脂腺增生与皮脂腺痣在高频超声上鉴别较困难,皮脂腺增生典型者中央有凹陷,有助于诊断。
● RCM可为皮脂腺增生的辅助诊断提供有价值的线索。

四、汗管瘤

汗管瘤(syringoma)是向末端汗管分化的一种汗腺瘤。好发于女性,青春期加重,妊娠期、月经前期或使用女性激素时皮疹增大肿胀,故考虑与内分泌有关。

【临床表现】

汗管瘤表现为单发或多发的扁平丘疹,呈皮色或淡褐色,密集分布,不融合,表面有蜡样光泽。可分为三型:①眼睑型。最常见,多发生于妇女,在发育期或其后出现,多见于下眼睑(图6-25A)。②发疹型。以男性青少年多见,常见于胸腹部及上臂屈侧。③局限型。可位于外阴及阴蒂,或手指伸侧等。通常无自觉症状,有些患者在热环境、出汗或日晒时有烧灼感或痒感。好发于20~30岁,女性约为男性的2倍。可有家族史。

【皮肤多维度影像特征】

(一)皮肤镜表现

为中央圆形黄白色或浅褐色均质结构,周边为纤细浅褐色色素网,可见色素减退区和指纹样结构,无明显血管结构(图6-25B)。

(二)组织病理表现

汗管瘤位于真皮内,其组织病理表现为由嗜碱性的上皮条索、导管和小的囊腔组成,腔内可有无定形物质,细胞条索呈蝌蚪状或逗号状,导管和囊腔均由两层上皮组成,瘤体周围可有结缔组织增生(图6-25C)。

皮肤镜下特征与组织病理的对应关系为:皮肤镜下中央圆形黄白色或浅褐色均质结构对应真皮浅层嗜碱性的上皮条索及其形成的囊腔样结构。

(三)高频超声表现

病灶位于真皮层内,部分突出皮面,表皮不光整,病灶为单发或多发的低回声区,形态尚规则,边界尚清,多密集分布,不融合,内回声欠均匀(图6-25D)。

(四)皮肤反射式共聚焦显微镜表现

表皮大致正常,真皮浅层或中层可见界限清晰的螺旋状高折光结构(图6-25E)。

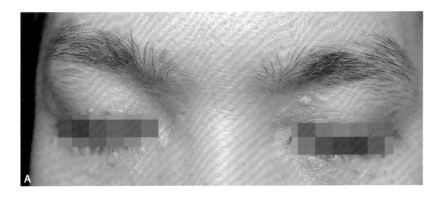

图6-25A. 汗管瘤临床表现。

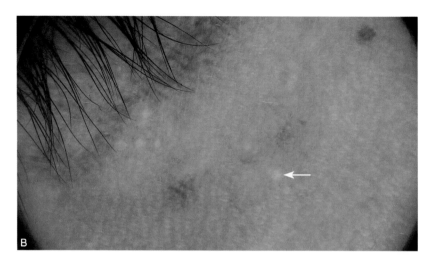

图 6-25B. 皮肤镜表现：多发圆形黄白色结构，部分周边围绕纤细的浅褐色色素网（白色箭头），未见明显血管结构（×20）。

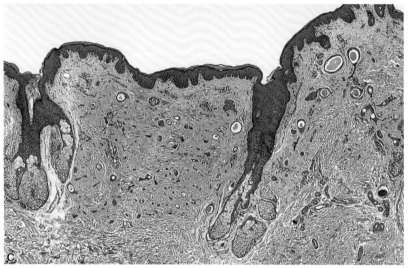

图 6-25C. 组织病理表现：表皮大致正常，真皮内见大量嗜碱性细胞团块或条索，部分团块中可见腔样结构，腔内有无定形物质（苏木精-伊红染色，×100）。

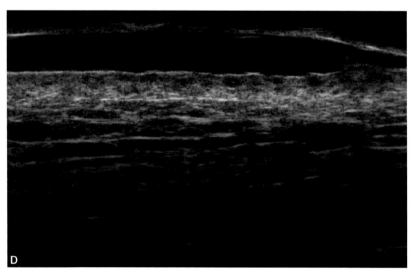

图 6-25D. 50MHz 高频超声表现：病灶为孤立的低回声区，多密集分布，形态尚规则，边界尚清，内回声欠均匀。

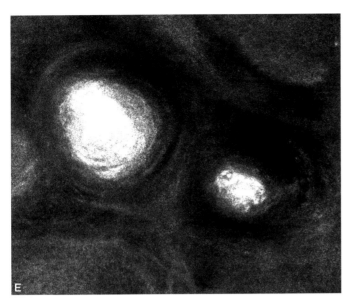

图 6-25E. RCM 表现: 真皮浅层或中层可见界限清晰的螺旋状高折光结构。

图 6-25 汗管瘤典型表现

【鉴别诊断】

汗管瘤临床表现有一定的特点, 不难诊断, 但需要与以下疾病鉴别。

1. 毛发上皮瘤　本病皮损多见于鼻周, 有透明感, 皮肤镜下特征为亮白色条纹或区域、细小的分支状血管, 可见粟粒样囊肿、蓝灰色点/小球。

2. 扁平疣　本病皮损为扁平丘疹, 可有同形反应, 皮肤镜下可见红点或黑点, 为真皮乳头层顶端毛细血管扩张或栓塞所致。

总结

● 汗管瘤是向末端汗管分化的一种汗腺瘤, 好发于女性。

● 临床表现为单发或多发的扁平丘疹, 皮色或淡褐色, 不融合。

● 皮肤镜下特征为中央圆形黄白色或浅褐色均质结构, 周边纤细浅褐色色素网, 无明显血管结构, 有助于辅助诊断。

● 高频超声下汗管瘤表现为位于真皮层内的低回声区, 部分突出皮面, 表皮不光整, 多密集分布, 不融合, 内回声欠均匀。

● 汗管瘤皮损呈扁平的褐色斑样结构, 与扁平疣不易区分, 但RCM表现具有特征性, 可帮助鉴别两者。

五、小汗腺囊瘤

小汗腺囊瘤(eccrine hidrocystoma)是小汗腺真皮内导管囊性扩张所致。

【临床表现】

本病好发于成人面部, 尤以眼周、颊部多见。皮损表现为囊性透明圆形丘疹或紧张型水疱, 直径 1～6mm, 常呈淡黄、淡蓝或棕色, 在炎热、潮湿的环境中发生或加重, 夏季增多, 冬季减少(图 6-26A)。组织病理学上表现为单房性囊肿, 内含清亮液体, 衬以两层立方至扁平的上皮。在适宜温度、较凉爽的环境中, 皮损可在数周或数月内自行消退。

【皮肤多维度影像特征】

（一）皮肤镜表现

边界清晰的蓝紫色均质无结构区, 周围绕以白晕, 无血管结构或仅有少量血管扩张(图 6-26B)。

（二）组织病理表现

病灶位于真皮内, 囊壁由两层小的立方形细胞组成, 有时可见单层被挤扁的上皮细胞, 囊壁上皮可向腔内呈乳头状突起,囊腔内含有无定形物质,囊肿下方有外泌腺腺体及导管(图6-26C)。

皮肤镜下蓝紫色均质无结构区对应组织病理中的真皮内囊腔。

（三）高频超声表现

病灶位于真皮层内,呈单发或多发的圆形或椭圆形无回声结构,形态规则,边界清楚,内透声好,无分隔,后方回声增强(图6-26D)。

> **附属器肿瘤高频超声诊断要点**
>
> - 位置:附属器肿瘤病灶均位于真皮层内,其中皮脂腺来源的肿物及毛发上皮瘤常突出皮面,使表皮欠规整;小汗腺囊瘤及汗管瘤常多发,位于表皮下方。
> - 内部回声:小汗腺囊瘤为椭圆形无回声的囊性结构,其余附属器肿瘤均为低回声,由实性成分组成,其中儿童时期发生的毛发上皮瘤也可表现为囊性结构。
> - 鉴别特点:皮脂腺痣与皮脂腺增生有时难以鉴别,均表现为低回声的不规则肿物,内部回声不均匀,皮脂腺增生多为单发,其特征性的脐凹可与皮脂腺痣相鉴别;毛发上皮瘤内可见角栓,超声表现为点状强回声,具有特异性;汗管瘤常位于表皮下方,病变区域表皮尚光整。

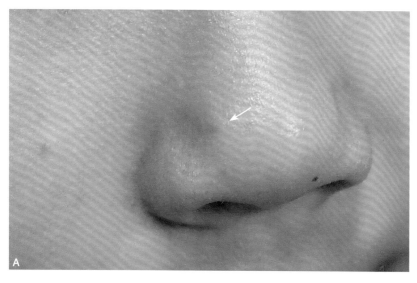

图 6-26A. 患者鼻部见一处蓝紫色丘疹(白色箭头)。

图 6-26B. 皮肤镜下见边界清晰的蓝紫色均质无结构区,周围绕以白晕,见少许线状血管扩张(×20)。

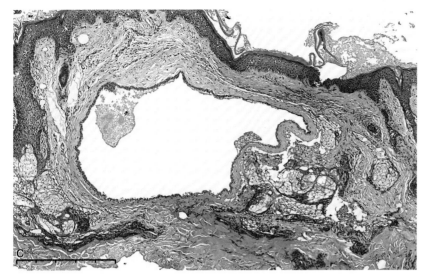

图 6-26C. 组织病理可见小汗腺囊瘤，表现为真皮内一个大的囊肿，囊壁由两层扁平或立方形细胞组成，囊内含有少量淡红色无定形物质（苏木精 - 伊红染色，×100）。

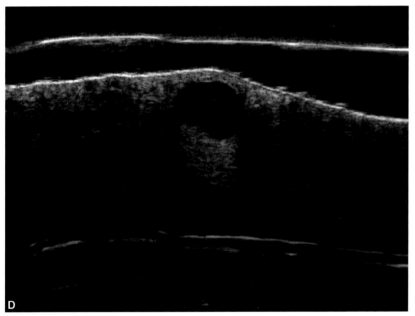

图 6-26D. 50MHz 高频超声下可见病灶位于真皮层内，为椭圆形无回声结构，形态规则，边界清楚，内透声好，后方回声增强。

图 6-26 小汗腺囊瘤病例

【鉴别诊断】

小汗腺囊瘤需要与以下疾病相鉴别。

1. **热痱** 小汗腺囊瘤与热痱不同，主要发生于面颈部，而热痱更常见于躯干、四肢皱褶部位，小汗腺囊瘤侵及深度更深。

2. **多发性脂囊瘤** 见第六章第一节中"表皮囊肿"的鉴别诊断部分。

总结

- 小汗腺囊瘤是小汗腺真皮内导管囊性扩张所致。
- 临床表现为囊性透明圆形丘疹或紧张型水疱，在炎热、潮湿的环境中发生或加重。
- 皮肤镜下表现为边界清晰的蓝紫色均质无结构区，周围可见白晕，无血管结构或仅有少量血管扩张。
- 高频超声下表现为单发或多发的圆形或椭圆形无回声结构，形态规则，边界清楚，内透声好，无分隔，后方回声增强。

第三节　血管异常性疾病

一、鲜红斑痣

鲜红斑痣(nevus flammeus)又称为毛细血管扩张痣,主要为成熟的毛细血管。本病系先天性毛细血管畸形。

【临床表现】

本病表现为一个或数个鲜红色斑片或斑块,边缘不规则,压之易褪色,可见毛细血管扩张(图 6-27A)。常于出生时或出生后不久出现,好发于面、颈和头皮,多数为单侧分布,可随人体长大而长大。

【皮肤多维度影像特征】

（一）皮肤镜表现

1. 红色或紫红色背景;
2. 较浅皮损表现为红色点状或球状血管;
3. 较深皮损表现为扩张的线状血管或卷曲血管,灰白幕,中央褐色点周围可见苍白圈(图 6-27B)。

（二）高频超声表现

高频超声可见高回声真皮层增厚,其内见低回声的"网状结构"。病变区域的真皮层厚度整体大于病灶周围及健侧真皮层厚度(图 6-27C)。

彩色多普勒超声表现:由于扩张的血管较细,血流流速较慢,彩色多普勒超声常无法显示病灶内的血流信号。

高频超声诊断要点

■ 真皮层内的低回声"网状结构",病灶部位真皮层增厚。

（三）皮肤反射式共聚焦显微镜表现

真皮上、中部胶原之间毛细血管扩张呈网格状立体分布,平行或垂直皮肤方向,血流较快(图 6-27D)。

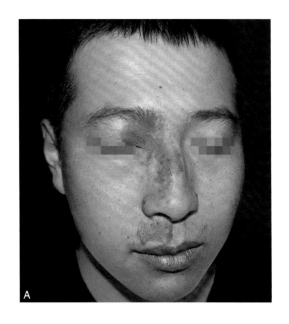

图 6-27A. 鲜红斑痣临床表现。

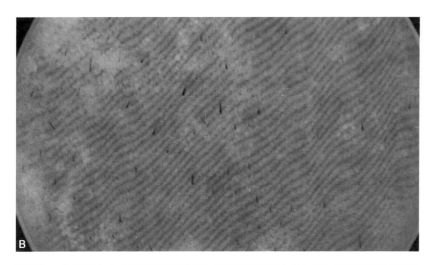

图 6-27B. 皮肤镜表现：紫红色背景上密集分布的扩张的点状血管、线状血管和卷曲状血管（×20）。

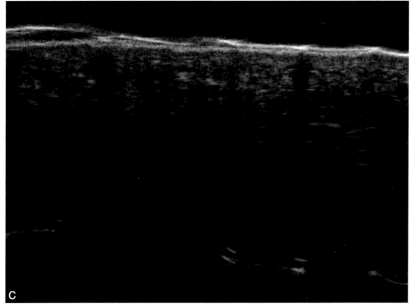

图 6-27C. 50MHz 高频超声表现：真皮层内低回声"网状结构"，病灶部位真皮层增厚。

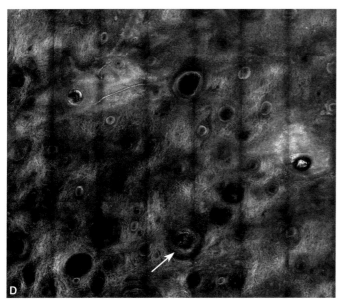

图 6-27D. RCM 表现：真皮上、中部胶原之间毛细血管扩张呈网格状立体分布，平行或垂直皮肤方向，血流较快（白色箭头）。

图 6-27 鲜红斑痣典型表现

【鉴别诊断】

鲜红斑痣在出生后或出生后不久即有,结合典型的临床表现,不难诊断。

【皮肤多维度影像评估疗效】

皮肤镜可以辅助评估鲜红斑痣激光或光动力治疗效果,判断愈后及治疗终点。

总结

- 鲜红斑痣系先天性毛细血管扩张所致。
- 临床表现为一个或数个鲜红色斑片,边缘不规则,可见毛细血管扩张,压之易褪色,多呈单侧分布。
- 皮肤镜下较浅皮损表现为红色或紫红色背景,红色点状或球状血管;较深皮损表现为线状血管或卷曲血管,灰白幕,中央褐色点周围可见苍白圈。
- 高频超声表现为真皮层内的低回声"网状结构",病灶部位真皮层增厚。
- RCM 可观察真皮上部血管扩张状态,并可对血管直径进行测量,从而对治疗及其预后进行判断。

二、婴儿血管瘤

婴儿血管瘤(hemangioma of infant),又称为草莓状血管瘤、毛细血管瘤,是婴幼儿最常见的良性肿瘤,由中胚叶的正常血管组织过度增殖所致。特点为出生后数月内显著增长,数年后皮损缓慢消退。

【临床表现】

本病通常发生于出生后 1 个月内,初起为轻微的毛细血管扩张、粉红色斑片,不久即可发展为可触及性隆起性鲜红色斑块。好发于头、面、颈部,其次为四肢和躯干(图 6-28A),婴幼儿发病率为 8%~12%,低体重早产儿发病率更高,女婴较男婴多。临床上根据肿瘤发展深度分为浅表性血管瘤、深在性血管瘤和混合性血管瘤。

1. **浅表性血管瘤** 位于真皮浅层,最为常见,占婴儿血管瘤的 50%~60%。大多数皮损较小、局限发生,偶见皮损播散分布、呈斑块状或节段状改变。

2. **深在性血管瘤** 位于真皮深部或皮下组织,约占 15%,皮损表面无异常,或表现为青紫色肿块,皮温升高。

3. **混合性血管瘤** 25%~35% 的血管瘤兼具浅表性和深在性的特点,称为混合性血管瘤,其特征性表现为在深在性损害的基础上的浅表性血管性斑块,界限不清。婴儿血管瘤可分为增殖期和消退期,增殖期平均为 5 个月,30% 的皮损在患儿 3 岁内消退,90% 于 9 岁内消退。

【皮肤多维度影像特征】

(一)皮肤镜表现

1. 红色、红蓝色或红白色背景;
2. 界限清晰的圆形或卵圆形腔隙,可为红色、红褐色或红蓝色;
3. 可见孤立的扩张血管或网状血管(图 6-28B)。

皮肤镜诊断要点

◆ 婴儿血管瘤的皮肤镜下特征为红色、红蓝色或红白色背景,圆形或卵圆形腔隙,可见扩张的血管。

(二)高频超声表现(图 6-28C)

高频超声表现为真皮或皮下结节样低回声,内回声不均,后方回声增强。

彩色多普勒超声可显示病灶内的血管分布,婴儿血管瘤在彩色多普勒超声下表现为高密度血管计数(每立方厘米≥5 个血管)和高收缩期动脉峰值流速,这一表现对增殖期血管瘤的诊断具有高度特异性。

小贴士

√ 挤压试验：对于内部血管管腔较细，血流流速较慢，彩色多普勒超声测不出丰富血流信号或无明显血流信号的病灶，可通过挤压试验进行进一步检测。探头快速挤压病灶，病灶内部可见一过性增强的血流信号，随后病灶内血流信号变稀少甚至消失；随后快速解除探头压力，可见血流信号一过性增强，随后恢复到未加压前的状态。该现象是血管瘤内血液在压力的施压与释压状态下快速出入瘤内而形成，是血管瘤的特征性表现。

婴儿血管瘤不同分期的高频超声表现如下。

1. **增生期** 边界不清的低回声结构，血流信号丰富，动脉血流显著，静脉血流低速，20% 的病灶可出现动静脉分流。

2. **消退期** 病灶内回声不均（低回声和高回声混杂），血流信号随着消退程度而改变，动脉血流收缩期峰值流速降低，动静脉分流开始消失。

3. **消退末期** 高回声结构，少或无血流信号。

高频超声在婴儿血管瘤中的临床价值：辅助鉴别诊断深在性血管瘤；对婴儿血管瘤进行分类；通过了解血管瘤的累及深度对临床治疗方案进行指导、随访及疗效评估，判断治疗终止的时间。

高频超声诊断要点

■ 真皮或皮下结节样低回声，其内回声不均，后方回声增强。
■ 高密度血管计数（每立方厘米≥5 个血管）和高收缩期动脉峰值流速具有高度特异性。
■ 挤压试验可辅助血流检测。
■ 可通过高频超声检查对婴儿血管瘤的鉴别诊断、分类、治疗方案选择及疗效评估起到辅助作用。

（三）皮肤反射式共聚焦显微镜表现

真皮浅中部可见显著扩张的血管，血管内血流速度较快（图 6-28D）。

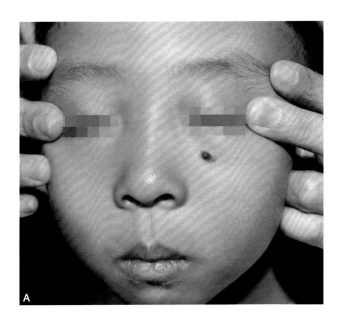

图 6-28A. 婴儿血管瘤临床表现。

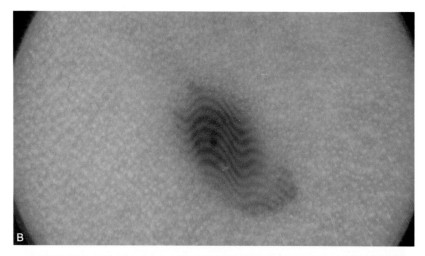

图 6-28B. 皮肤镜表现：红色腔隙，周边见散在扩张的血管（×20）。

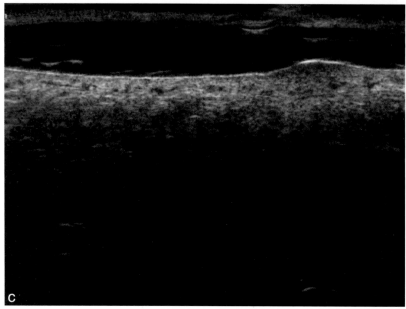

图 6-28C. 50MHz 高频超声表现：真皮层内见不均质低回声，略突出皮面，下方边界欠清。

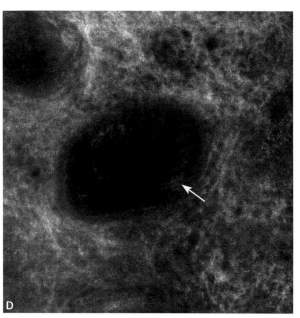

图 6-28D. RCM 表现：婴儿血管瘤表现为表皮大致正常，真皮浅中部可见显著扩张的血管，并可见流动的血液（白色箭头）。

图 6-28　婴儿血管瘤典型表现

【鉴别诊断】

婴儿血管瘤需要与以下疾病鉴别。

1. **血管畸形**　最常见者为鲜红斑痣，其次为先天性毛细血管扩张，无内皮细胞增生，临床上多数为紫红色斑片，常无明显隆起，形态不规则，可见毛细血管扩张。

2. **丛状血管瘤**　主要发生于青年人，也可出生即有，好发于颈部和躯干上部，特点为缓慢发展的红色斑疹和斑块，常伴有深在的皮下结节，其表面可有多毛和多汗，常有触痛。

总结

- 婴儿血管瘤由正常血管组织过度增殖所致，出生后数月内显著增长，数年后皮损缓慢消退。
- 根据临床表现可分为浅表性、深在性和混合性血管瘤，初起为轻微的毛细血管扩张、粉红色斑片，迅速发展为可触及性隆起性鲜红色斑块。
- 皮肤镜下表现为红色、红蓝色或红白色背景，圆形或卵圆形腔隙，可见扩张的血管。可使用皮肤镜辅助诊断婴儿血管瘤，检测皮损生长及消退情况。
- 超声表现为真皮或皮下结节样低回声，其内回声不均，后方回声增强。高频超声对于婴儿血管瘤的鉴别诊断、分类、治疗方案选择及疗效评估方面有一定的临床价值。
- RCM 在真皮浅中部可见显著扩张的血管及流动的血液。

三、老年性血管瘤

老年性血管瘤（senile angioma），最常见于老年人，又称为樱桃血管瘤（cherry angioma）。

【临床表现】

本病好发于躯干和四肢近端，也可见于头皮、面部及四肢远端，皮损表现为鲜红色或樱桃色丘疹，大小不等，直径常为 1～5mm，逐渐增大，呈隆起性半球形损害，质软（图 6-29A），无自觉症状，常呈多发性，损害数目可随年龄增长而增多。

【皮肤多维度影像特征】

（一）皮肤镜表现

红色、紫色、红褐色腔隙；白色纤维分隔；孤立扩张的血管；局部血栓呈蓝黑色（图 6-29B）。

皮肤镜诊断要点

◆ 老年性血管瘤的皮肤镜下特征为红色、紫色、红褐色腔隙和白色纤维分隔。

（二）高频超声表现

突出于皮肤表面的等回声或低回声结节，形态规则，边界清，内回声不均，可见海绵样无回声区（图 6-29C）。

（三）皮肤反射式共聚焦显微镜表现

真皮浅层可见圆形血管，血管扩张明显，可见流动的血液（图 6-29D）。

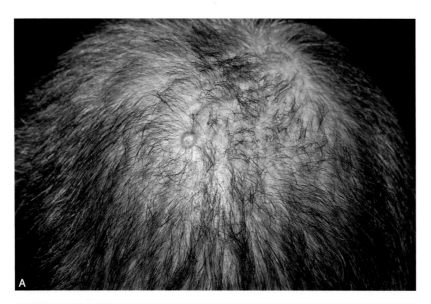

图 6-29A. 老年性血管瘤临床表现。

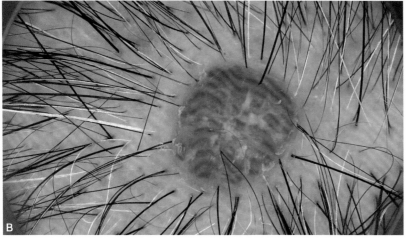

图 6-29B. 皮肤镜表现：红色腔隙及白色纤维间隔（×20）。

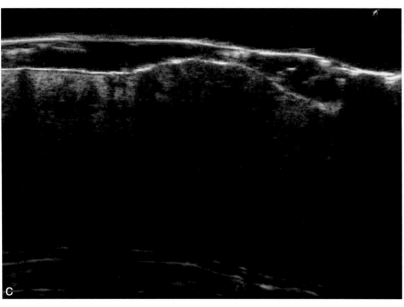

图 6-29C. 50MHz 高频超声表现：突出于皮肤表面的低回声结节，形态规则，边界大致清楚，内回声不均，可见海绵样无回声区。

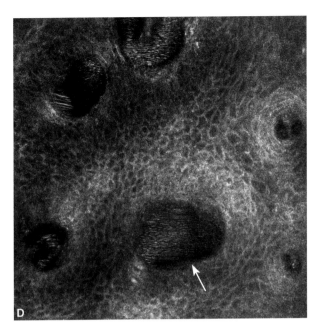

图 6-29D. RCM 表现：真皮浅层可见圆形血管，血管扩张明显，可见流动的血液（白色箭头）。

图 6-29 老年性血管瘤典型表现

【鉴别诊断】

老年性血管瘤病例结合患者年龄及典型临床表现一般不难诊断。

总结

- 老年性血管瘤最常见于老年人，又称为樱桃血管瘤。
- 临床表现为鲜红色或樱桃色隆起性半球形损害，大小不等，质软，常多发。
- 皮肤镜下表现为红色、紫色、红褐色腔隙，白色纤维分隔，孤立扩张的血管，局部可见蓝黑色血栓。
- 超声表现为突出于皮肤表面的等回声或低回声结节，形态规则，边界清，内回声不均，内可见裂隙样无回声。
- RCM 真皮浅层可见圆形血管，血管扩张明显，可见流动的血液。

四、血管角化瘤

血管角化瘤（angiokeratoma）是一种良性病变，临床可分为孤立性血管角化瘤、肢端血管角化瘤、阴囊血管角化瘤、局限性和弥漫性躯体性血管角化瘤五种亚型。

【临床表现】

肢端血管角化瘤，常见于儿童期或青春期，女性多见，可伴有肢端发绀，或常有冻伤及冻疮史。好发于指、趾的背侧、膝和肘部。损害表现为针头大小的斑丘疹，数个至数十个，暗红色、紫色，表面角化、粗糙，无明显自觉症状（图 6-30A）。

阴囊血管角化瘤，又名 Fordyce 型血管角化瘤，主要发生于中年或老年人的阴囊。临床表现为阴囊多发圆顶状丘疹，直径 1～4mm，早期呈鲜红色，质软，晚期呈暗红色或紫色，质硬，常排列为线状，表面可见脱屑（图 6-31A）。一般无明显症状，偶有瘙痒。常伴精索静脉曲张。

【皮肤多维度影像特征】

（一）皮肤镜表现（图 6-30B、图 6-31B）

1. 最常见的特征为深色腔隙（圆形或卵圆形，深蓝、深紫或黑色区域）和蓝白幕。深色腔隙诊断孤立性血管角化瘤的敏感度与特异度分别为 93.8% 和 99.1%。

2. 其他特征包括红色腔隙、血痂、白色条纹、皮损周围红晕等。

皮肤镜诊断要点

◆ 血管角化瘤皮肤镜下的特征为深色腔隙(深蓝、深紫或黑色区域)和蓝白幕。

（二）高频超声表现

血管角化瘤的常见高频超声表现：表皮层增厚、回声增强，后方真皮层内低回声带，可伴有后方声影。由于毛细血管内血流缓慢，彩色多普勒超声通常探测不到血流信号（图6-30C）。

高频超声诊断要点

■ 表皮层增厚、回声增强，后方真皮层内低回声带，可伴有后方声影。

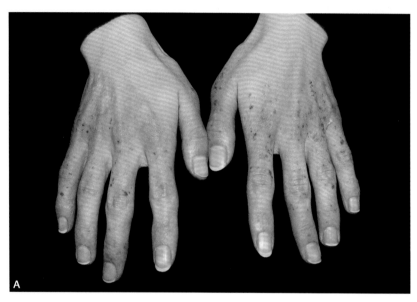

图6-30A. 患者手背多发紫红色斑片。

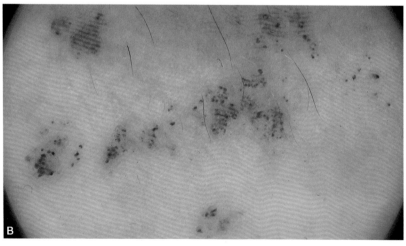

图6-30B. 皮肤镜下见多发深紫红色小腔隙（×20）。

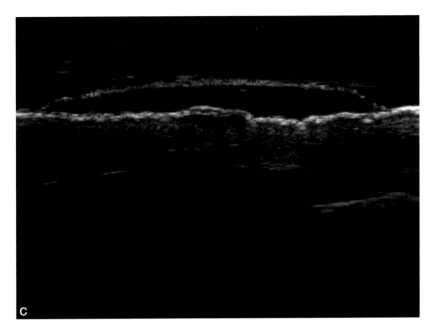

图 6-30C. 50MHz 高频超声表现为表
皮层增厚、回声增强，真皮层内低回
声带。

图 6-30　肢端血管角化瘤病例

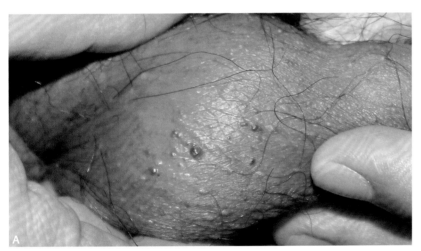

图 6-31A. 患者阴囊可见多发绿豆大
小紫红色斑片、丘疹。

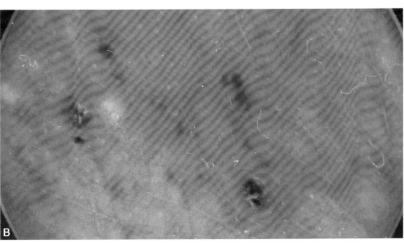

图 6-31B. 皮肤镜下见深紫红色腔隙，
部分可见白色条纹(×30)。

图 6-31　阴囊血管角化瘤病例

【鉴别诊断】

血管角化瘤临床上需要与恶性黑色素瘤、色素性基底细胞癌、脂溢性角化症等相鉴别,详见第六章第一节中色素痣的鉴别诊断部分。

总结

● 血管角化瘤是一种良性病变,临床可分为五种亚型。

● 临床表现常为肢端(儿童或青年人)或阴囊(老年人)多发暗红色、紫色斑丘疹或圆顶状丘疹,表面角化、粗糙。

● 血管角化瘤皮肤镜下表现为深色腔隙和蓝白幕,还可见红色腔隙、血痂、白色条纹、皮损周围红晕等。血管角化瘤皮肤镜下具有一定特征,有助于其鉴别诊断及指导选择正确的治疗方案。

● 血管角化瘤的高频超声表现为表皮层增厚、回声增强,后方真皮层内低回声带,可伴有后方声影。

五、静脉湖

静脉湖(venous lake)又名老年性唇部血管瘤,为慢性日光损伤所致的显著静脉扩张。

【临床表现】

本病好发于老年人暴露部位的皮肤和黏膜,如口唇(尤其是下唇)、头、面、前臂和手背等处,皮损为直径 2~10mm 的丘疹,呈深蓝色、紫色或黑色,为柔软隆起的疱状损害(图 6-32A),易压缩,损伤后可引起严重出血。

【皮肤多维度影像特征】

(一)皮肤镜表现

紫色、红色或蓝色无结构区;球形/团块状结构;白色条纹或白色无结构区(图 6-32B)。

(二)高频超声表现

静脉湖的高频超声表现为表皮下方的低回声结节,形态规则,边界尚清,内可见小无回声区,后方回声可增强(图 6-32C)。

(三)皮肤反射式共聚焦显微镜表现

真皮上部可见多个高度扩张的血管腔,管腔内血流丰富(图 6-32D)。

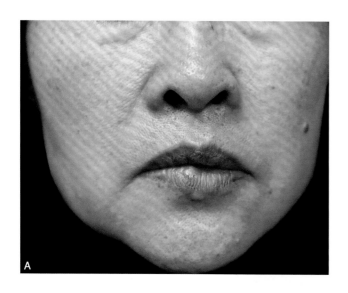

图 6-32A. 静脉湖临床表现。

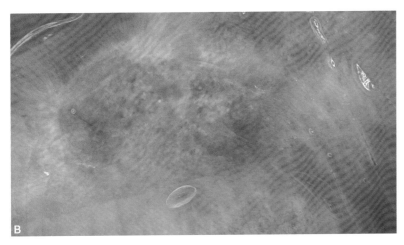

图 6-32B. 皮肤镜表现：紫蓝色无结构区域及白色条纹（×30）。

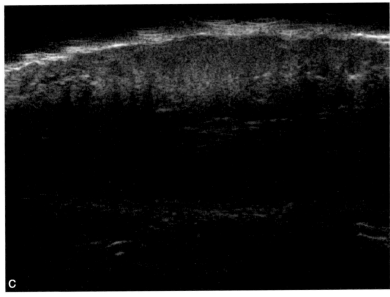

图 6-32C. 50MHz 高频超声表现：表皮下方梭形低回声区域，形态规则，边界尚清，内见小无回声区，后方回声稍增强。

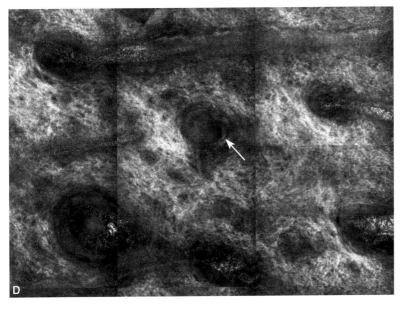

图 6-32D. RCM 表现：真皮上部多个高度扩张的血管腔，管腔内血流丰富（白色箭头）。

图 6-32　静脉湖典型表现

【鉴别诊断】

静脉湖临床上有时需要与黑素细胞来源性肿瘤等相鉴别,黏膜部位(口腔、外阴等)良性黑素细胞性肿瘤通常为褐色至灰色。皮肤镜下的表现模式相对对称、排列有序规则,较小皮损常见平行模式,较大皮损可见均质模式(无结构区),还可见网状模式、指环样结构等。

> **总结**
>
> ● 静脉湖又名老年性唇部血管瘤,为慢性日光损伤所致的显著静脉扩张。
> ● 临床表现为老年人暴露部位的皮肤和黏膜的深蓝色、紫色或黑色,柔软隆起的疱状损害,易压缩。
> ● 皮肤镜下表现为紫色、红色或蓝色无结构区,可呈球形/团块状结构,可见白色条纹或白色无结构区,以上特征有助于其与黏膜部位黑素细胞来源性肿瘤的鉴别诊断。
> ● 高频超声表现为表皮下方的低回声结节,形态规则,边界清,内可见小无回声区,后方回声可增强。
> ● RCM在真皮上部可见多个高度扩张的血管腔,管腔内血流丰富,其血管较之血管瘤更丰富。

六、化脓性肉芽肿

化脓性肉芽肿(pyogenic granuloma)又称为毛细血管扩张性肉芽肿,是一种后天性、良性结节状增生,多发生于皮肤穿通性外伤后,新生血管形成息肉样损害,增大迅速。

【临床表现】

本病可发生于任何年龄,好发于面部、头皮、手指等易受外伤的部位,典型损害为有蒂或无蒂结节,表面光滑或呈疣状,质软,轻度外伤易出血,可见溃疡、坏死、结痂(图6-33A)。

【皮肤多维度影像特征】

(一)皮肤镜表现

中央红色或红白色均质区域,其间可见白色条纹;外周白色领圈样结构(图6-33B)。

> **小贴士**
>
> √ 皮肤镜下化脓性肉芽肿皮损常可见"彩虹"模式,这种模式仅在偏振光下可见,但无特异性,还可见于卡波西肉瘤、基底细胞癌、增生性瘢痕等。

(二)组织病理表现

表皮可出现糜烂、变薄,肿瘤两侧表皮突延长,形成衣领样外观,真皮内血管内皮细胞增生,形成较多的小血管腔,瘤体内可见中性粒细胞和淋巴细胞浸润(图6-33C)。

皮肤镜下中央红色或红白色均质区域对应组织病理中真皮内血管增生及炎症细胞浸润,而外周白色领圈样结构对应组织病理中向内生长的表皮。

(三)高频超声表现

高频超声表现为真皮层内结节状低至无回声区,可向外突起,通常边界清晰,可伴侧方声影,其内回声常不均匀(图6-33D)。

彩色多普勒超声显示病灶血流信号较丰富,易检测到低速动、静脉血流。

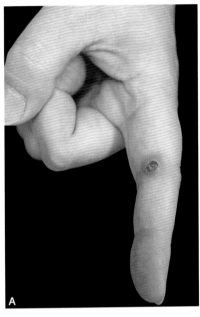

图 6-33A. 患者左手示指见一孤立红色结节，境界清晰，易出血。

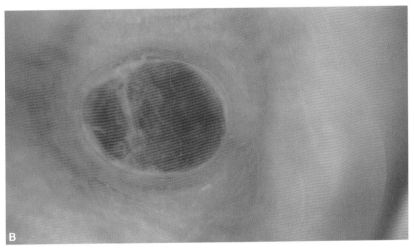

图 6-33B. 皮肤镜下见红色无结构区域，可见白色条纹，周围见白色领圈样结构（×30）。

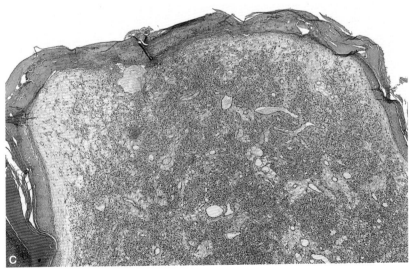

图 6-33C. 组织病理表现真皮内肿瘤细胞团块，肿瘤呈小叶状分布，可见较多的血管内皮细胞形成的团块、腔隙和裂隙，符合化脓性肉芽肿（苏木精-伊红染色，×40）。

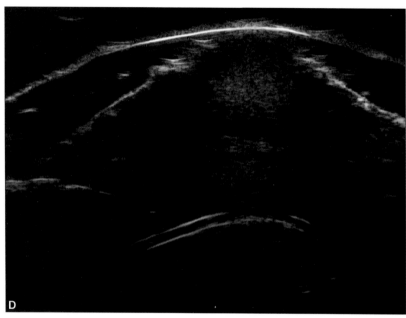

图 6-33D. 50MHz 高频超声下可见表皮下方真皮层内类圆形低至无回声，形态规则，内回声不均，后方回声增强，明显向外凸出。

图 6-33　化脓性肉芽肿病例

【鉴别诊断】

临床上遇到外伤后出现的外生性肿瘤，应考虑本病。但有时需要与血管瘤、基底细胞癌、无色素性黑色素瘤相鉴别。

1. **血管瘤**　血管瘤常无明显的外伤史，好发于躯干和四肢近端，呈隆起性半球形损害，质软，常多发。皮肤镜下化脓性肉芽肿可见典型的外周白色领圈样结构，血管瘤常无此结构。

2. **基底细胞癌**　见第六章第一节中色素痣的鉴别诊断部分。

3. **无色素性黑色素瘤**　缺乏黑色素的黑色素瘤，缺乏黑色素瘤常见的临床特征，是诊断的难点，可以通过皮肤镜观察血管结构，无色素性黑色素瘤的血管形态多样，包括点状、不规则线状、环状血管等。

总结

● 化脓性肉芽肿是后天获得性新生血管形成的息肉样损害，常发生于外伤后。

● 临床表现为有蒂或无蒂结节，质软，轻度外伤即易出血。

● 皮肤镜下的特征表现为中央红色或红白色均质区域，可见白色条纹，外周包绕白色领圈样结构，以上特征有助于其与其他良、恶性肿瘤的鉴别诊断，可减少不必要的活检。

● 高频超声表现为真皮内结节状低至无回声，边界清晰，内回声不均，可伴侧方声影；彩色多普勒超声影像显示病灶血流信号较丰富。

七、蜘蛛痣

蜘蛛痣（spider angioma），又名蜘蛛状毛细血管扩张，由细小动脉性红色丘疹（蜘蛛体）和放射状扩张的毛细血管（蜘蛛脚）组成，皮损中央有动脉性搏动。

【临床表现】

本病可发生于正常人，更常见于儿童，2/3 的妊娠女性和肝病患者可发生本病，主要由于患者血浆中雌激素增多，血管扩张和新血管形成。皮损好发于躯干上半部，尤其是面、颈部。常位于一侧，单发或多发，皮损中央呈粟粒大鲜红色丘疹，略高出皮面，周围为扩张的毛细血管（图 6-34A）。组织病理上蜘蛛痣体的血管为上升小动脉，蜘蛛痣脚为薄壁纤细的动脉分支。

【皮肤多维度影像特征】

（一）皮肤镜表现

中央蜘蛛痣体为聚焦欠清的紫红色粗大血管；周围蜘蛛痣脚为放射状排列的不规则线状血管、细分支状血管，多数与中央粗大血管相连（图6-34B）。

（二）高频超声表现

由于病灶较为表浅，高频超声的表现为表皮下方细窄条状低回声，病灶中央可见粗大血管样无回声向下延伸（图6-34C）。

高频超声诊断要点

■ 表皮下方细窄条状低回声，病灶中央可见粗大血管样无回声向下延伸。

（三）皮肤反射式共聚焦显微镜表现

可见真皮内走向平直的血管，可数支平行，血管扩张、血流湍急；也可数支血管相互交汇，接合处膨大（图6-34D）。

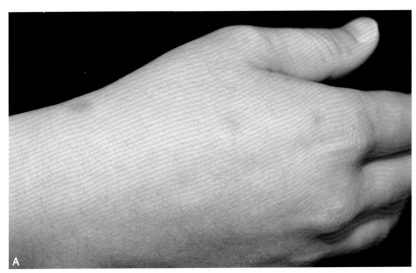

图 6-34A. 蜘蛛痣临床表现。

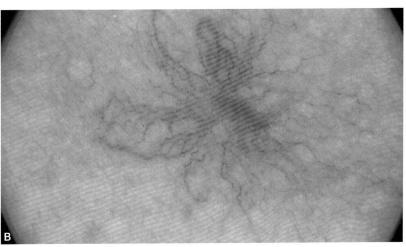

图 6-34B. 皮肤镜表现：中央可见模糊的紫红色粗大血管，周围见放射状排列的不规则线状血管、细分支状血管，均与中央粗大血管相连（×20）。

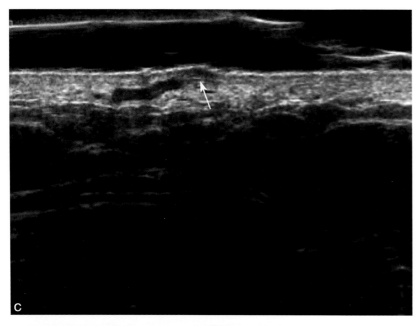

图 6-34C. 50MHz 高频超声表现：表皮下细窄条状低回声，中央可见血管样无回声向下延伸（白色箭头）。

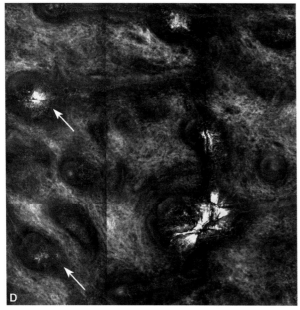

图 6-34D. RCM 表现：真皮内走向平直的血管，数支平行，血管扩张、血流湍急，还可见数支血管相互交汇，接合处膨大。可见血细胞（白色箭头）。

图 6-34　蜘蛛痣典型表现

【鉴别诊断】

蜘蛛痣根据其典型临床表现及皮肤镜下特征较易诊断。

总结

● 蜘蛛痣又名蜘蛛状毛细血管扩张，皮损中央有动脉性搏动。
● 临床表现为皮损中央呈粟粒大鲜红色丘疹，略高出皮面，周围为扩张的毛细血管。
● 蜘蛛痣皮肤镜下特征为中央为紫红色粗大血管（蜘蛛痣体），周围为放射状排列的不规则线状血管、细分支状血管（蜘蛛痣脚）。
● 高频超声表现为表皮下细窄条状低回声，中央见血管样无回声向下延伸。
● RCM 显示蜘蛛痣可数支血管平行，血管扩张、血流湍急，也可数支血管相互交汇，与血管瘤可鉴别。

八、血管肉瘤

血管肉瘤（angiosarcoma），又名恶性血管内皮瘤，是起源于内皮细胞或血管内皮细胞或淋巴管内皮细胞的一种恶性肿瘤。发病原因不明，可继发于外伤、长期淋巴水肿、大剂量放射治疗及疱疹病毒感染等。

【临床表现】

本病以老年人头面部最为多见，临床表现变化较大，大致分为血管瘤样病变和实体瘤样病变两大类。

1. **血管瘤样病变**　为紫色、青色或红色浸润性斑块，边界不清，直径从数毫米至几十厘米不等，常为2～3cm，质软，可发生溃疡或出血（图6-35A）。

2. **实体瘤样病变**　为高起的斑块、结节（图6-36A）。

皮肤血管肉瘤主要分为三种情况：头面部血管肉瘤，淋巴水肿相关性血管肉瘤和放射后血管肉瘤。所有血管肉瘤均预后差，易发生淋巴结转移和肺转移。

【皮肤多维度影像特征】

（一）皮肤镜表现

1. **血管肉瘤皮肤镜表现**　颜色多变的斑片或无结构区，可为红色（深红或浅红色）至紫色，或紫色至蓝色，其间可见小的黄色圆形或卵圆形团块（对应组织病理中的毛囊皮脂腺开口）及亮白色条纹（图6-35B，图6-36B、C）。

2. **放射治疗后血管肉瘤皮肤镜表现**　均质的粉白色无结构区域，可伴有散在分布的紫色球状结构，靠近边缘的皮损颜色加深。

（二）组织病理表现

分化较好者表现为相互吻合的不规则血管腔；分化差者可出现成团成索的肿瘤细胞存在于胶原束间，具有细胞异型性，常伴有不同程度的红细胞外溢和含铁血黄素沉积（图6-35C）。

（三）高频超声表现

高频超声表现为以低回声为主的混合回声肿块，有时呈分叶状。常浸润真皮和皮下组织或更深层结构。肿块内部可以见到高回声的纤维分隔。

彩色多普勒超声显示病变内血流信号丰富，常可检测到不对称和不规则的血管结构。

高频超声诊断要点

■ 伴分隔的混合回声肿块，累及真皮和皮下组织，彩色多普勒超声可显示病变内不规则的丰富血流信号。

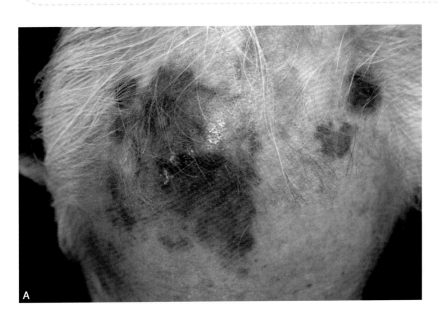

图6-35A. 患者右侧额部及头顶可见多发紫红色斑块、结节及肿物，触感柔软。

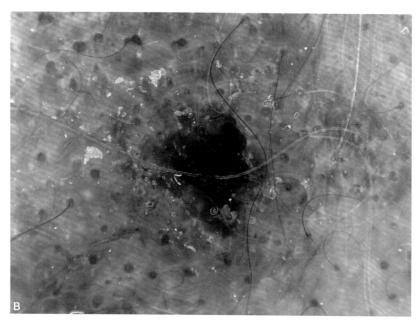

图 6-35B. 皮肤镜下见多种颜色背景，红色至蓝紫色不等，其间见小的圆形或卵圆形黄褐色团块及亮白色条纹（×20）。

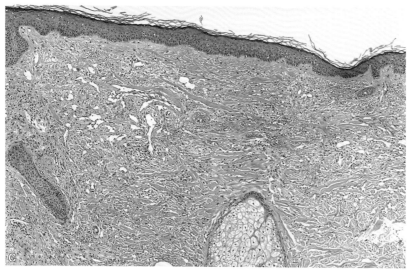

图 6-35C. 组织病理可见真皮内多数不规则血管腔，部分内皮细胞异型性，向腔内突起，可见血管外红细胞，符合血管肉瘤表现（苏木精-伊红染色，×100）。

图 6-35　头面部血管肉瘤病例 1

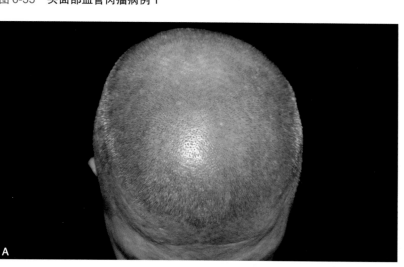

图 6-36A. 患者头部可见紫红色肿物。

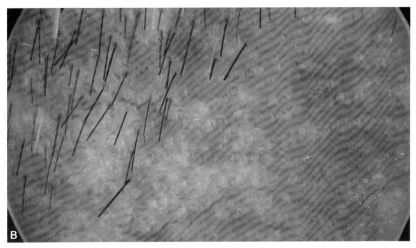

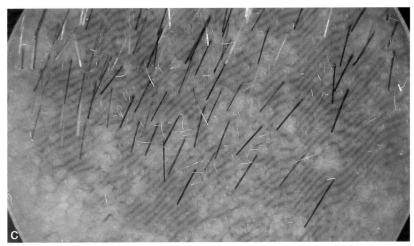

图 6-36B、C. 皮肤镜下可见红色至紫
红色斑片，较多黄色圆形团块及周围
粗大的弯曲线状、分支状血管（×20）。

图 6-36　头面部血管肉瘤病例 2

【鉴别诊断】

根据肿瘤表现、大小及生长速度，应怀疑恶性肿瘤。但有时需要与以下疾病鉴别。

1. **老年性血管瘤**　为常见的良性肿瘤，亦好发于老年人，常表现为红色丘疹或结节，一般无出血、溃疡。皮肤镜下可见红色腔隙，白色条纹分隔，可与本病鉴别。

2. **卡波西肉瘤**　常见于下肢远端及手与前臂等处，呈淡红色、淡蓝色、或紫色斑块或结节，质如橡皮，伴毛细血管扩张和患处肿胀，可伴明显淋巴结肿大，患者常自觉烧灼感、瘙痒或疼痛。皮肤镜下可见彩虹模式，蓝红色、多色区域，有鳞屑、褐色小球、白色领圈等，可与血管肉瘤鉴别。

总结

● 血管肉瘤又名恶性血管内皮瘤，是一种内皮细胞来源的恶性肿瘤。

● 临床表现变化较大，可分为血管瘤样病变和实体瘤样病变两类，可发生溃疡或出血，以老年人头面部最为多见。

● 头面部血管肉瘤皮肤镜表现为斑片或无结构区，可为红色（深红或浅红色）至紫色，或紫色至蓝色，其间可见小的黄色圆形或卵圆形团块及亮白色条纹。血管肉瘤皮肤镜下具有颜色多样性的特征，且缺乏良性血管来源肿瘤的特征性皮肤镜表现——境界清晰的腔隙，因此皮肤镜有助于辅助诊断。

● 放射后血管肉瘤的特征性皮肤镜表现为均质的粉白色无结构区域，可伴有散在分布的紫色球状结构，靠近边缘的皮损颜色加深。

● 高频超声表现为伴分隔的混合回声肿块，累及真皮和皮下组织；彩色多普勒超声可显示病变内不规则的丰富血流信号。

第四节　良性结缔组织肿瘤

一、增生性瘢痕和瘢痕疙瘩

增生性瘢痕（hypertrophic scar）和瘢痕疙瘩（keloid）是皮肤结缔组织增殖和透明变性而形成的过度增长，是受损组织对创伤超出正常反应的表现。各种类型的皮肤损伤均可能诱发增生性瘢痕和瘢痕疙瘩，但其形成的具体机制还不清楚。增生性瘢痕和瘢痕疙瘩在全球各种类型皮肤的人群中都可以发生，肤色越深，形成瘢痕疙瘩的风险越高。所有年龄人群均可发生本病，且本病的发生具有家族倾向性。

【临床表现】

增生性瘢痕和瘢痕疙瘩影响外貌，且可能妨碍相邻组织的正常运动功能。皮损可出现在身体的任何部位，但常见于耳垂、躯干上部和三角肌；皮肤张力较强的部位易形成瘢痕疙瘩，主要表现为粉红色到紫色，高出皮面的不规则结节和斑块，境界清楚，可有细小的毛细血管扩张（图6-37A、图6-38A、图6-39A、图6-40A）。常在皮肤受到创伤后3～4周内发生，增生性瘢痕在生长数月后停止发展，皮损局限于原损伤部位，潮红可消退，瘢痕随时间也有消退倾向；瘢痕疙瘩可侵犯邻近组织，表面可逐渐光滑，边缘具有活动性。此外，瘢痕疙瘩形成的皮损较为敏感，容易受到激惹，部分皮损受压后有疼痛感。

【皮肤多维度影像特征】

（一）皮肤镜表现

1. 增生性瘢痕　主要特征为红色或白色的均质无结构区，血管结构缺失或少见（图6-37B）。

2. 瘢痕疙瘩　主要特征为红色和/或白色均质无结构区上明显的血管结构，包括逗号样血管、线状血管和分支状血管（图6-38B，图6-39B，图6-40B、C）。

（二）高频超声表现

高频超声可对瘢痕厚度进行精确测量，显示瘢痕的深度，并评估病变的治疗效果。超声可见病变处皮肤显著增厚，厚薄不均，局部突出于皮肤表面，可见梭形低回声，主要累及皮肤浅层，内部回声均匀或不均匀，边界尚清，其深部与皮下组织层分界清晰（图6-37C）。

> **高频超声诊断要点**
> ■ 局部突出皮肤表面的梭形低回声，边界尚清。

（三）皮肤反射式共聚焦显微镜表现

表皮角质层增厚，真皮胶原呈致密的束状排列（图6-37D）。

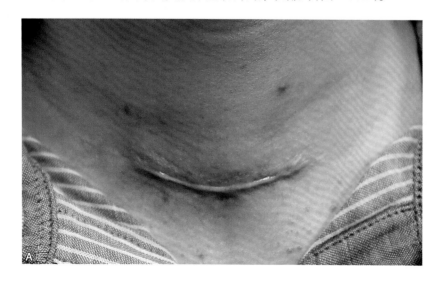

图6-37A. 增生性瘢痕临床表现。

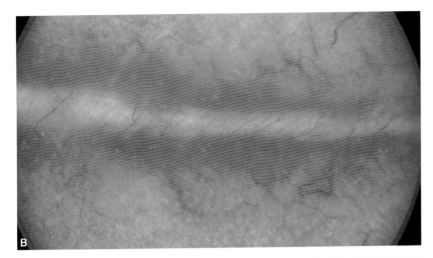

图 6-37B. 皮肤镜表现：红色和白色均质无结构区，少量分支状血管（×20）。

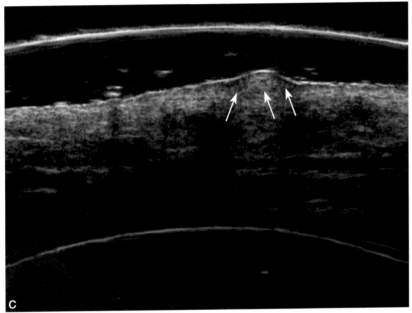

图 6-37C. 50MHz 高频超声表现：皮肤不均匀增厚，局部突起，可见真皮浅层梭形低回声，内部回声不均匀，边界尚清（白色箭头）。

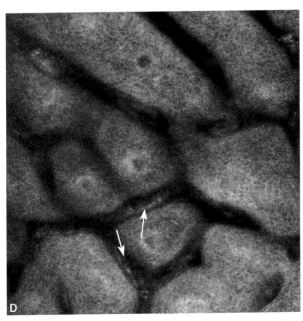

图 6-37D. RCM 表现：表皮角质层增厚，真皮胶原呈致密的束状排列（白色箭头）。

图 6-37　增生性瘢痕典型表现

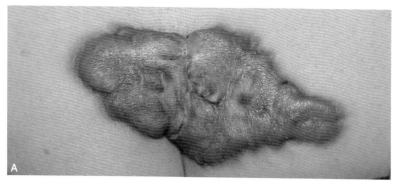

图 6-38A. 胸部瘢痕疙瘩。

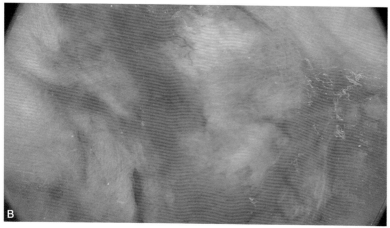

图 6-38B. 皮肤镜下可见弥漫红色均质无结构区、白色均质无结构区及粗大的分支状血管（×20）。

图 6-38　瘢痕疙瘩病例 1

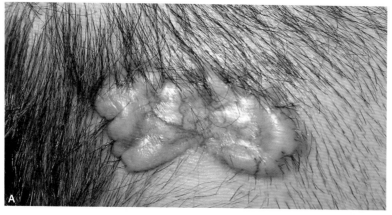

图 6-39A. 头部瘢痕疙瘩。

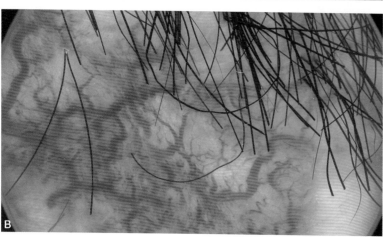

图 6-39B. 皮肤镜下可见白色均质无结构区，明显的粗大分支状血管（×20）。

图 6-39　瘢痕疙瘩病例 2

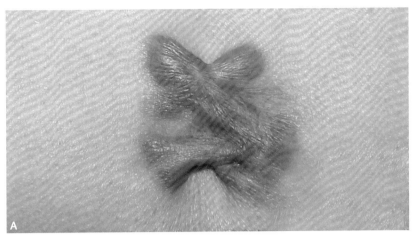

图 6-40A. 胸部瘢痕疙瘩。

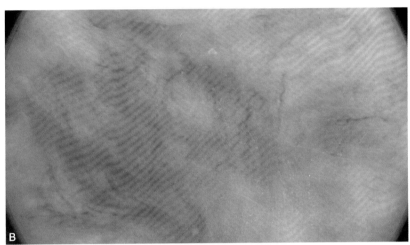

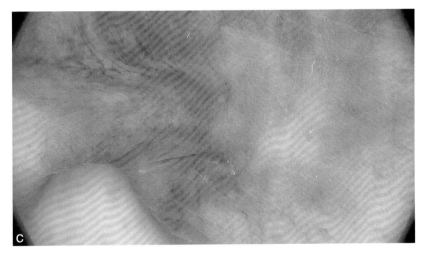

图 6-40B、C. 皮肤镜下可见红色和白色均质无结构区，较多线状血管及粗大的分支状血管（×20）。

图 6-40 瘢痕疙瘩病例 3

【鉴别诊断】

增生性瘢痕和瘢痕疙瘩由于早期表现相似但预后不同，早期鉴别诊断较为重要。二者在皮肤镜下的特征有所不同，可使用皮肤镜对二者进行区分。同时，还需要和其他具有相似表现的疾病鉴别，皮肤镜可为部分疾病的鉴别诊断提供线索。

1. 硬斑病 硬斑病是一种自限性或慢性复发的结缔组织病，因胶原过度增生导致真皮增厚，典型表现为肿胀性红斑，随后发展为中央硬化。斑块型硬斑病、瘢痕疙瘩型硬斑病临床上和增生性瘢痕/瘢痕疙瘩表现相似。皮肤镜下表现为白色云状结构，由边界不清的小苍白区融合形成，此外可见血管结构和局灶或弥漫的红斑区,以及色素结构、鳞屑。

2. 硬化性苔藓　硬化性苔藓主要累及肛门、生殖器部位,少数病例也可累及生殖器以外的部位。表现为白色、多角形丘疹,融合成大小、形态不等的斑块。还可有皲裂、毛细血管扩张、红斑、糜烂、鳞屑和毛囊角栓等表现。生殖器外皮损的皮肤镜下特征为亮白色或黄白色斑片,以及白色鳞屑和黄白色角栓。其他皮肤镜表现还有局限性或弥漫性红斑,聚集的红色点状、不规则线状和分枝状血管、色素结构和糜烂。

3. 结节病　结节病皮肤的表现多样,丘疹最常见,还可见斑疹、斑片、斑块和结节。最需要和增生性瘢痕/瘢痕疙瘩相鉴别的是瘢痕型结节病。皮肤镜下特征表现为局部或弥散分布的浅橙色区域。此外,还可见线状、不规则线状和分支状血管。

总结

- 增生性瘢痕和瘢痕疙瘩是皮肤结缔组织增殖和透明变性而形成的过度增生。
- 临床主要表现为粉红色到紫色、境界清楚的不规则结节和斑块,可有细小毛细血管扩张。
- 增生性瘢痕皮损皮肤镜下的特点是红色或白色的无结构区,血管结构缺失或少见;瘢痕疙瘩皮损皮肤镜下的特点是白色无结构区上明显的血管结构。
- 增生性瘢痕和瘢痕疙瘩皮肤高频超声下的表现为局部突出皮肤表面的梭形低回声。
- 增生性瘢痕和瘢痕疙瘩RCM下的表现为表皮角质层增厚,真皮胶原呈致密的束状排列。

二、皮肤纤维瘤

皮肤纤维瘤(dermatofibroma)是较常见的软组织良性肿瘤,发病率仅次于脂肪瘤和血管瘤,是成纤维细胞或组织细胞在真皮内灶状增生形成的良性真皮内结节,常伴有表皮增生。本病病因不明,既往认为皮肤纤维瘤是反应性增生,近年来的研究证实,皮肤纤维瘤具有克隆性增生,目前被认为是皮肤肿瘤。

【临床表现】

皮肤纤维瘤较常见,一般发病于20~50岁之间,发病无性别差异、无遗传倾向。皮损常为单发,也可多发,好发于成人下肢,也可发生于包括面部在内的任何部位。皮损表现为微隆起、坚实的圆形丘疹,表面光滑,大小不等,但大多数小于2cm,可为肤色、黄褐色或黑褐色,一般无自觉症状(图6-41A,图6-42A,图6-43A,图6-44A,图6-45A,图6-46A)。皮损可与皮下脂肪组织粘连。本病皮损通常持续存在,极少能够自行消退。由于本病为真皮内病变,切除治疗后瘢痕常较为明显,因此以美容为目的的切除需要谨慎选择。

【皮肤多维度影像特征】

(一)皮肤镜表现

皮肤纤维瘤的皮肤镜表现有多种形态。

1. 纤细色素网　浅褐色或褐色,向外颜色逐渐减退(图6-41B,图6-43B,图6-44B,图6-46B)。

2. 白色瘢痕样区域(非偏振光)/蝶蛹样结构(偏振光)　蝶蛹样结构表现为伴或不伴亮白色线的亮白色区域,位于皮损中央区域(图6-44B,图6-45B,图6-46B)。

3. 白色网络　白色网络是白色瘢痕样区域的变体,是褐色色素岛或球状均质色素结构周围的白色线条构成的网状结构(图6-42B)。

4. 均质色素结构　不同皮损的颜色可不同,可表现为褐色、淡黄色、淡红色或淡蓝色,常位于皮损中央(图6-41B,图6-43B,图6-46B)。

5. 血管结构　表现多样,可为点状血管、球状血管、线状血管、逗号样血管、发夹样血管或不规则线状血管(图6-44B)。

6. 其他结构　蓝白结构;鳞屑;溃疡;乳头状结构;"玫瑰花瓣征"和"彩虹模式"等(图6-44B)。

目前,皮肤纤维瘤的主要皮肤镜模式可归纳为11种,包括:①弥漫的纤细色素网;②外周纤细色素网和中央白色瘢痕样区域;③外周纤细色素网和中央白色网络;④外周纤细色素网和中央均质色素结构;⑤弥漫的白色网络;⑥弥漫的均质色素结构;⑦弥漫的白色瘢痕样结构;⑧多发灶状白色瘢痕样结构;⑨均质色素结构间灶状分布的白色瘢痕样结构;⑩外周均质色素结构及中央白色网络;⑪混合不典型模式(图6-47)。

对临床上特殊类型的皮肤纤维瘤的皮肤镜表现的认识也在不断深入,既往认为萎缩型皮肤纤维瘤的皮肤镜下特征为灶状白色瘢痕样结构和白色网络,但新的病例报道了萎缩型皮肤纤维瘤皮肤镜下也可表现为中央白色瘢痕样结构伴周边粉红色均质色素,皮损外周可见色素网,且可见鳞屑。脂质化皮肤纤维瘤最常见的皮肤镜表现为黄色均质色素结构。

皮肤镜诊断要点

◆ 白色瘢痕样区域(非偏振光)/蝶蛹样结构(偏振光)。

◆ 白色网络。

◆ 色素结构:纤细的色素网,均质色素结构。

◆ 多形性血管结构。

◆ 其他结构:蓝白结构;鳞屑;溃疡;乳头状结构;"玫瑰花瓣征"和"彩虹模式"等。

（二）组织病理表现

表皮角化过度,棘层肥厚,皮突延长,基底层色素增加,真皮内胶原纤维及成纤维细胞增生(图6-41C)。

（三）高频超声表现

皮肤纤维瘤高频超声下多表现为真皮层内椭圆形低回声结节,边界欠清,内部回声均匀或不均匀,低回声主体位于真皮层,其底缘可累及真皮深层,少数累及皮下脂肪层(图6-41D)。

高频超声诊断要点

■ 真皮层内椭圆形低回声结节,边界欠清。

（四）皮肤反射式共聚焦显微镜表现

基底层色素增加,明亮的真皮乳突环密度增加,真皮内部分区域胶原略致密(图6-41E)。

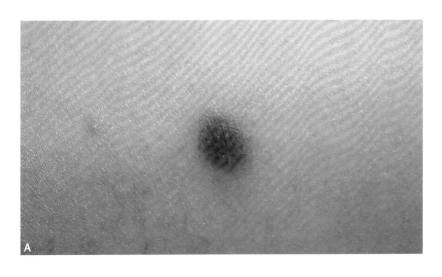

图6-41A. 皮肤纤维瘤临床表现。

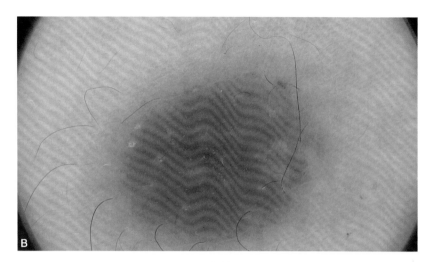

图 6-41B. 皮肤镜表现:均质褐色色素结构,毛囊开口颜色正常,外周可见纤细色素网(×20)。

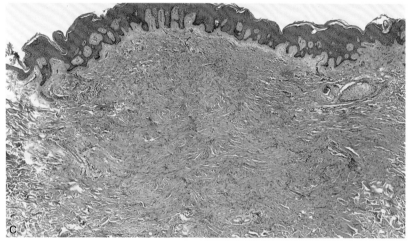

图 6-41C. 组织病理表现:棘层不规则肥厚,基底层色素增加。真皮浅中层可见主要由成纤维细胞和胶原纤维组成的增生团块,边界不清楚(苏木精-伊红染色,×40)。

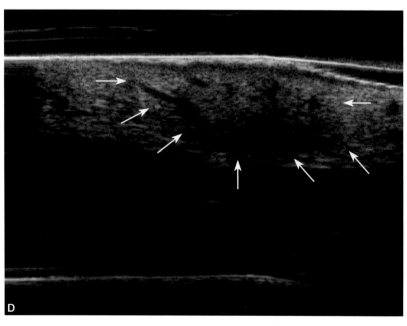

图 6-41D. 高频超声表现:真皮层内低回声结节(白色箭头),呈椭圆形,边界不清,内部回声尚均匀。

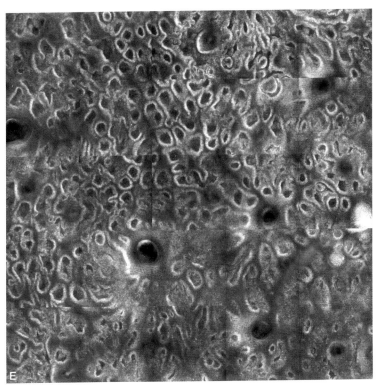

图 6-41E. RCM 表现：基底层色素增加，明亮的真皮乳突环密度增加。

图 6-41 皮肤纤维瘤典型表现

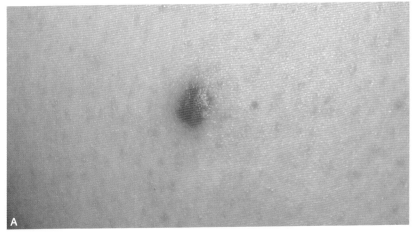

图 6-42A. 患者右上臂可见暗红色丘疹。

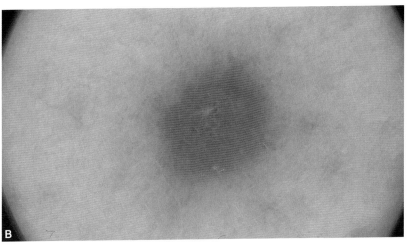

图 6-42B. 皮肤镜下可见棕色背景下，弥漫的白色网络（×20）。

图 6-42 皮肤纤维瘤病例 1

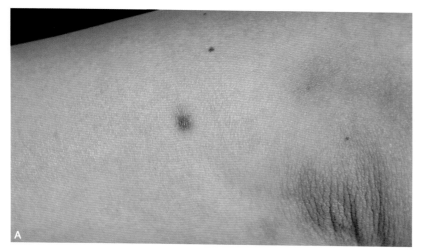

图 6-43A. 患者左上肢伸侧可见棕色圆形斑片。

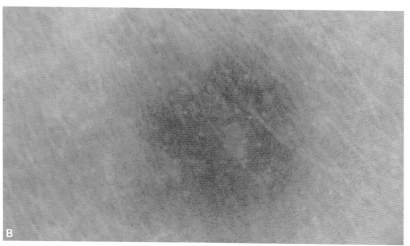

图 6-43B. 皮肤镜下可见纤细色素网和均质褐色色素结构(×20)。

图 6-43　皮肤纤维瘤病例 2

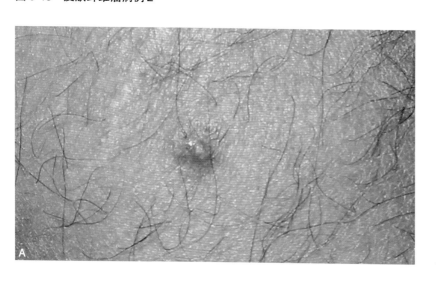

图 6-44A. 患者腿部可见红色圆形丘疹。

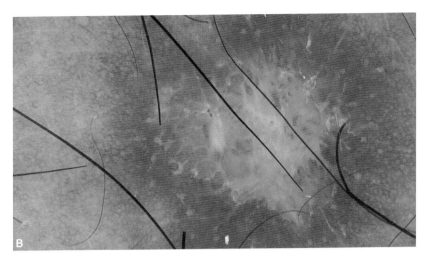

图 6-44B. 皮肤镜下可见皮损中央白色瘢痕样区域，发夹样血管和不规则血管，周围伴有棕色色素网和乳头状结构（×20）。

图 6-44 皮肤纤维瘤病例 3

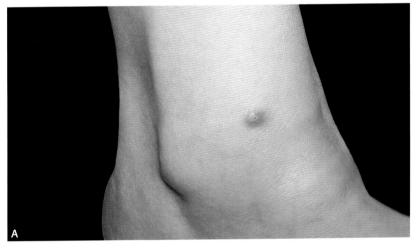

图 6-45A. 患者右侧足踝可见红色圆形丘疹。

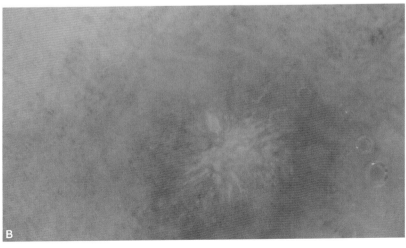

图 6-45B. 皮肤镜下可见皮损外周均质浅褐色色素结构，中心为"蝶蛹样结构"（×20）。

图 6-45 皮肤纤维瘤病例 4

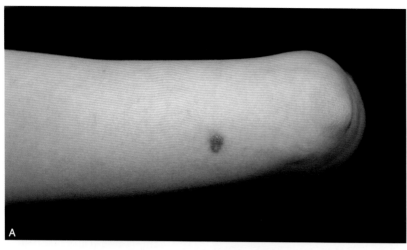

图 6-46A. 患者右上肢近端伸侧可见褐色椭圆形结节。

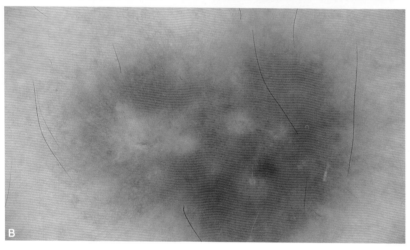

图 6-46B. 皮肤镜下可见白色瘢痕样区域、纤细色素网、均质红色至棕色色素结构（×20）。

图 6-46　皮肤纤维瘤病例 5

| 弥漫的纤细色素网 | 外周纤细色素网和中央白色瘢痕样区域 | 外周纤细色素网和中央白色网络 | 外周纤细色素网和中央均质色素结构 | 弥漫的白色网络 | 弥漫的均质色素结构 |

| 弥漫的白色瘢痕样结构 | 多发灶状白色瘢痕样结构 | 均质色素结构间灶状分布的白色瘢痕样结构 | 外周均质色素结构及中央白色网络 | 混合不典型模式 |

图 6-47　皮肤纤维瘤皮肤镜模式

【鉴别诊断】

　　皮肤纤维瘤在临床上需要与色素痣、恶性黑色素瘤和脂溢性角化病等疾病相鉴别，皮肤镜可为部分疾病的鉴别诊断提供线索。

1. **色素痣** 色素痣为边界清楚、圆形或卵圆形、棕色至黑色斑片或皮色或棕色丘疹。皮肤镜表现也有多种模式：弥漫性网状模式、中央色素减退伴外周网状模式、中央色素沉着伴外周网状模式及均质模式等。

2. **恶性黑色素瘤** 恶性黑色素瘤是来源于黑素细胞的恶性肿瘤，恶性程度高、进展快、预后差。恶性黑色素瘤有多种亚型，其中无色素性结节性黑色素瘤易被误诊，需要与皮肤纤维瘤等多种疾病相鉴别。皮肤镜下多种血管形态往往有提示意义。此外，其他具有提示意义的特征有：显著的中心血管、发夹样血管和乳红色区域等。

3. **脂溢性角化病** 脂溢性角化病是最常见的表皮来源的良性肿瘤，外观多变，可为扁平黑斑、均匀增厚隆起的棕色斑块，或黑色疣状丘疹或疣状肿物，与正常皮肤界限清楚，可有虫蚀状边缘。皮肤镜下特征为：有粟粒样囊肿、粉刺样开口、脑回状模式、发夹样血管和虫蚀样边缘等。

4. **泛发性肥大细胞增多症** 泛发性肥大细胞增多症（又称色素性荨麻疹）是肥大细胞增生病中最常见的一种类型，皮疹表现为红色或红棕色、圆形或椭圆形的色素斑或色素性结节，由于色素增加，皮损颜色可逐渐加深。皮肤镜下表现为棕色色素网、均质的棕色或橘黄色点，偶见线状血管交织成血管网。

【皮肤多维度影像评估疗效】

皮肤镜可用于观察皮肤纤维瘤的治疗效果。有文献报道，在使用激光治疗后，皮肤纤维瘤患者皮损的色素网结构消失，棕色均质色素结构减少。

总结

● 皮肤纤维瘤是成纤维细胞或组织细胞在真皮内灶状增生形成的良性真皮内结节。

● 临床表现为微隆起、坚实的圆形丘疹，表面光滑，大小不等，但大多数小于2cm，可为肤色、黄褐色或黑褐色，一般无自觉症状。

● 皮肤镜下可表现为白色瘢痕样区域（非偏振光）/蝶蛹样结构（偏振光）、白色网络、纤细的色素网和均质色素结构，多形性血管结构，以及蓝白结构、鳞屑、溃疡、乳头状结构、"玫瑰花瓣征"和"彩虹模式"等其他少见结构。

● 可利用皮肤镜观察皮肤纤维瘤的治疗效果，治疗后皮损皮肤镜下色素结构可消失或减轻。

● 高频超声下主要表现为真皮层内低回声结节，多呈椭圆形。

● RCM可以辅助本病与恶性黑色素瘤的鉴别。

三、结缔组织痣

结缔组织痣（connective tissue nevus）是一种错构瘤，由胶原纤维、弹性纤维或黏多糖等真皮细胞外基质成分构成，与常染色体显性遗传有关。

【临床表现】

结缔组织痣可单独存在，也可合并其他病变或畸形。本病好发于新生儿或者儿童，以躯干为主，也可累及四肢。皮损可单发或多发，表现为坚实的淡黄色或肤色丘疹、结节或斑块，以毛囊为中心，大小不等，形状不规则，境界较清楚，一般无自觉症状（图6-48A）。

结缔组织痣还有一种亚型——脂肪瘤分化型的结缔组织痣，皮损表现为淡黄色或肤色的丘疹或结节，可融合成为较大斑块，带状或对称分布，好发于下肢或臀部。

【皮肤多维度影像特征】

皮肤镜表现

1. 面部皮损为毛囊周围淡红色和褐色均质区域（图6-48B）。

2. 其他部位为多发白色均质区域，周围棕黄色纤细色素网。

文献报道1例成纤维细胞性结缔组织痣的皮肤镜下特征性表现为突出的分支状血管。

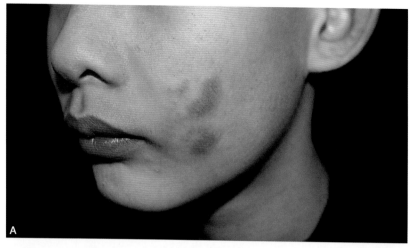

图 6-48A. 患儿左侧面颊多发大小不等、形状不规则的淡黄色斑块。

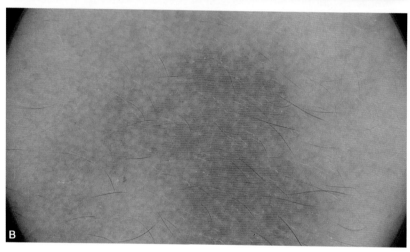

图 6-48B. 皮肤镜下可见毛囊周围淡红色和褐色均质区域(×20)。

图 6-48 结缔组织痣病例

【鉴别诊断】

结缔组织痣的鉴别诊断包括皮脂腺瘤、毛发上皮瘤和皮肤纤维瘤等,结合临床和病理不难诊断。

1. 皮脂腺瘤 皮脂腺瘤是一类向皮脂腺分化的良性肿瘤,通常表现为头颈区域黄色、肤色或红色的结节,有时呈分叶状外观。本病在皮肤镜下主要存在两种模式,需要和结缔组织痣进行鉴别的是临床表现为非火山口样粉色至黄色丘疹结节的皮脂腺瘤,其皮肤镜下表现为白色至黄色背景上散在黄色粉刺样小球及模糊的分支状血管。

2. 毛发上皮瘤 经典的毛发上皮瘤通常表现为面部尤其是鼻部或躯干上部的肤色丘疹或小结节,其皮肤镜下特征包括细小的分支状血管、亮白色条纹或亮白色区域、粟粒样囊肿和蓝灰色点/小球。

3. 皮肤纤维瘤 成纤维细胞或组织细胞在真皮内灶状增生形成的良性真皮内结节,常伴有表皮增生,其皮肤镜表现为多种形态,包括白色瘢痕样区域、白色网络、纤细的色素网、均质色素结构和多种血管结构等。

总结

- 结缔组织痣是一种错构瘤,由胶原纤维、弹性纤维或黏多糖等真皮细胞外基质成分构成。
- 临床表现为单发或多发的坚实淡黄色或肤色丘疹、结节或斑块,以毛囊为中心,大小不等,形状不规则,境界较清楚,一般无自觉症状。
- 面部皮损在皮肤镜下表现为毛囊周围淡红色至褐色均质区域;其他部位为多发白色均质区域,周围棕黄色纤细色素网。

第五节　其他良性肿瘤

一、黄瘤病

黄瘤病（xanthelasma）是真皮、皮下组织及肌腱内含脂质的组织细胞聚集形成的一种棕黄色或橘黄色皮肤肿瘤样变。本病患者可伴有高脂血症和单克隆 γ - 球蛋白病，是高脂血症常见的具有诊断价值的线索。

【临床表现】

本病患者多伴有高脂血症，但也有部分患者血浆脂蛋白水平正常。皮损可表现为从斑疹、丘疹到斑块和结节的多种形态，呈黄色至橙色（图 6-49A～D，图 6-50A）。同时，皮损的形态和解剖学位置可提示潜在的脂代谢异常疾病的类型。本病有多种临床亚型，分为睑黄瘤、扁平黄瘤、发疹性黄瘤、结节性黄瘤、结节性发疹性黄瘤及腱黄瘤等。其主要临床特点如下。

1. **睑黄瘤**　睑黄瘤是最常见的一种黄瘤病，多见于中年女性，表现为黄褐色、淡黄色柔软的类圆形丘疹或斑块，好发于两侧上眼睑和内眦周围，皮损持久存在，可融合成较大斑块。

2. **扁平黄瘤**　为非炎症性丘疹、斑片和斑块，黄色至橘红色，发病部位较多，皮损可局限或弥漫分布。

3. **发疹性黄瘤**　皮损表现为针头大小或更大的淡黄色或橘黄色丘疹，分批或突然发生。急性期炎症较为明显，皮损周围有红晕，可有瘙痒、压痛及同形反应。皮损数周后可自行消退，留有色素性沉着或增生性瘢痕。好发于臀、肩、上肢及膝关节伸侧，也可累及面部，影响容貌。

4. **结节性黄瘤**　可发生于任何年龄人群，皮损多为单发或多发的圆形结节或较大的肿瘤样结节，呈黄色或黄褐色，有聚集和融合的倾向。好发于关节伸侧，也可累及腋窝、腹股沟和面部，影响容貌。

5. **结节性发疹性黄瘤**　本亚型为发疹性黄瘤和结节性黄瘤混合存在，皮损有炎症和融合倾向。

6. **腱黄瘤**　皮损主要表现为肌腱、韧带、筋膜和骨膜上的皮下结节，进展缓慢，皮肤表面一般无异常。

7. **疣状黄瘤**　是一种好发于口腔黏膜、外生殖器部位的无症状孤立疣状、乳头状瘤样丘疹或斑块。

【皮肤多维度影像特征】

（一）皮肤镜表现

黄瘤病具有以下皮肤镜下特征（图 6-49E～H，图 6-50B）。

1. **黄色无结构区**　为淡黄色至暗黄色的均质区域。伴有或不伴有纤细的红色边缘。在疣状黄瘤中可表现为淡黄色乳头状或分叶结构。

2. **血管结构**　可见多形性血管结构，如点状、线状和发夹样血管。疣状黄瘤的乳头状结构上可见线状或发夹样血管。龟头部位疣状黄瘤可见点状、线状血管。

皮肤镜诊断要点

◆ 黄色无结构区域，疣状黄瘤中可表现为淡黄色乳头状或分叶结构。

◆ 多形性血管结构，包括点状血管、线状血管和发夹样血管等。

（二）组织病理表现

黄瘤病的共同组织病理特点是真皮内有多数泡沫状组织细胞，为组织细胞吞噬脂质后形成，可伴有淋巴细胞、中性粒细胞等炎症细胞浸润（图 6-49I）。

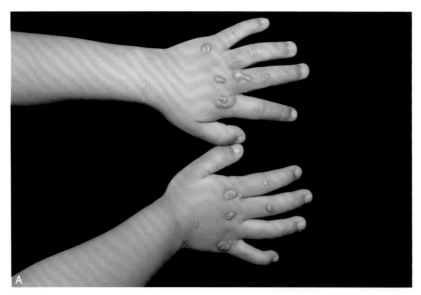

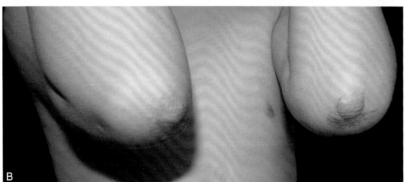

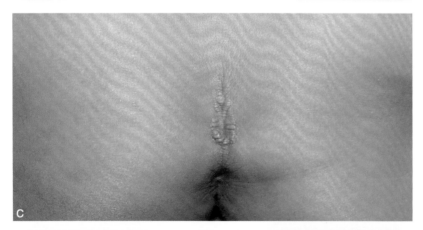

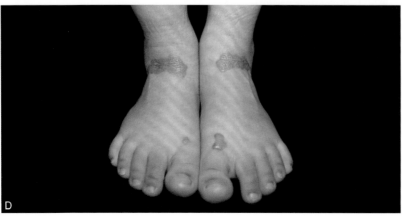

图 6-49A~D. 患儿双手背(图 A)、双肘关节伸面(图 B)、肛周(图 C)及双足背(图 D)处见多发黄色丘疹、斑块,融合成黄色结节。

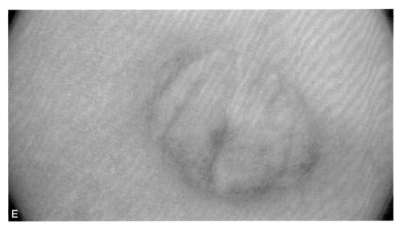

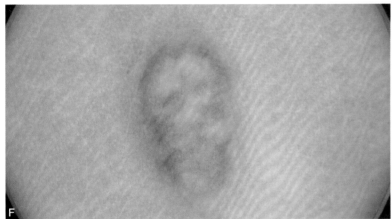

图 6-49E、F. 皮肤镜下可见暗黄色无结构区,棕红色边缘(×20)。

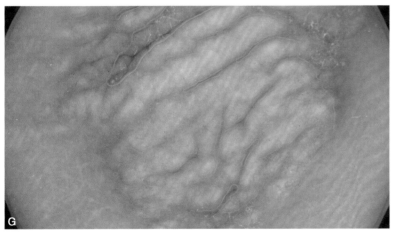

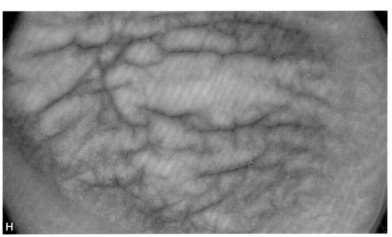

图 6-49G、H. 皮肤镜下可见黄色分叶结构(×40)。

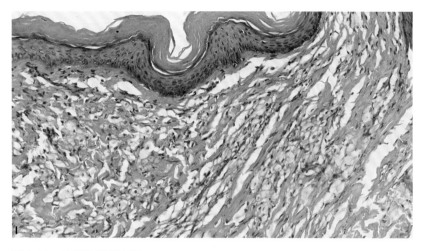

图 6-49I. 结节性黄瘤病组织病理示表皮角化过度，棘层萎缩变薄，基底层色素增加，真皮浅层局部较多泡沫状组织细胞聚集（苏木精 - 伊红染色，×400）。

图 6-49　结节性黄瘤病例

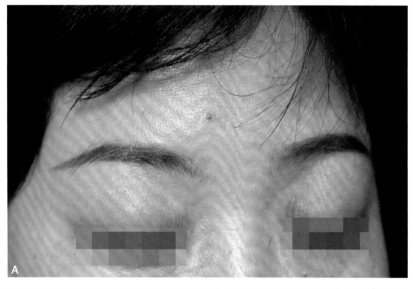

图 6-50A. 患者右侧上眼睑一处类圆形黄色斑块。

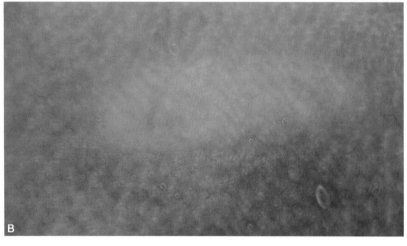

图 6-50B. 皮肤镜下可见淡黄色无结构区（×20）。

图 6-50　睑黄瘤病例

【鉴别诊断】

在鉴别诊断时需结合病史及临床表现与多种疾病鉴别，而皮肤镜可为部分疾病的鉴别诊断提供线索。

1. 幼年黄色肉芽肿　皮损为米粒至黄豆大小的黄色丘疹或结节，在出生时即可存在，但常在婴儿时期出现。可单发或多发于全身各处。皮肤镜下也可有"落日征"的表现。此外，还可见暗黄色小球或暗黄色区域,亮白色条纹,线状血管和分支状血管。

2. 良性幼年黑色素瘤 需要与本病鉴别的主要是临床表现为粉红色至暗黄色的溃疡型良性幼年黑色素瘤。良性幼年黑色素瘤的皮损可表现为粉红色、褐色或深褐色丘疹或结节,颜色常均匀一致。溃疡型良性幼年黑色素瘤皮肤镜下也可出现"落日征"表现,但常伴有多种形态的血管结构。

3. 鲍恩病 皮损多见于中老年人,表现为境界清楚、形状不规则的红色或暗红色持久性斑块,表面可有鳞屑和结痂。皮肤镜下的主要表现为肾小球样血管、黄色鳞屑和红色背景。色素性鲍恩病皮肤镜下可见多种色素模式。

总结
● 黄瘤病是真皮、皮下组织及肌腱内含脂质的组织细胞聚集形成的一种棕黄色或橘黄色皮肤肿瘤样变。
● 临床表现亚型较多,皮损可表现为从斑疹、丘疹到斑块和结节的多种形态,呈黄色至橙色。
● 皮损在皮肤镜下可表现为黄色无结构区和多形性血管结构。

二、脂肪瘤

脂肪瘤(lipoma)是由成熟脂肪细胞所构成的良性肿瘤,是人类最常见的肿瘤之一,也是最常见的间叶组织来源的肿瘤。目前脂肪瘤的发病机制尚不明确,可发生于任何年龄,所有种族发病率大致相同。

【临床表现】

脂肪瘤可以多发,但单发更多见。可发生于躯体的任何脂肪组织,常见于颈部、躯干和臀部等部位,面部、手及下肢远端不常见。皮损表现为圆形或卵圆形的皮下结节,移动度好,质软或质韧,可呈分叶状,其上表皮正常(图 6-51A)。通常无症状,但侵犯或压迫神经时,可有疼痛感。

【皮肤多维度影像特征】

(一)皮肤镜表现

脂肪瘤的皮损位置常较深,通过皮肤镜检查皮肤表面,常无异常发现(图 6-51B)。

(二)高频超声表现

高频超声对于脂肪瘤有较高的诊断敏感性。脂肪瘤在高频超声下常表现为皮下脂肪层内的实性结构。呈纺锤形、椭圆形或类圆形,回声不一,可为高、等、低回声,边界清晰,内部可见条索样或线样高回声,外周可见清晰包膜,病灶后方回声无明显增强。

根据回声性质,脂肪瘤的超声表现通常可分为四型:低回声型、等回声型、高回声型及混合回声型(图 6-52)。

高频超声诊断要点
■ 脂肪瘤常表现为皮下脂肪层内的实性结构,形态规则,边界清晰。
■ 脂肪瘤在高频超声下的表现可分为低回声型、等回声型、高回声型及混合回声型。

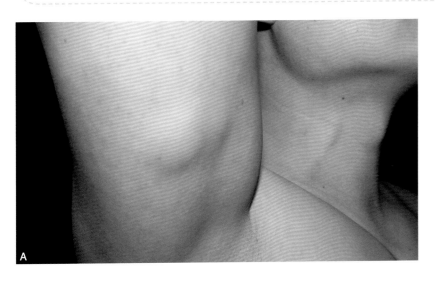

图 6-51A. 患者右上肢多发皮下类圆形肿物。

图 6-51B. 皮肤镜下无异常发现。

图 6-51   脂肪瘤病例

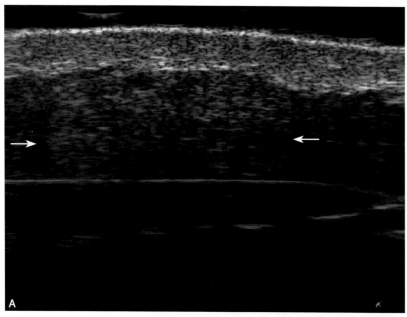

图 6-52A. 高回声型(白色箭头)。

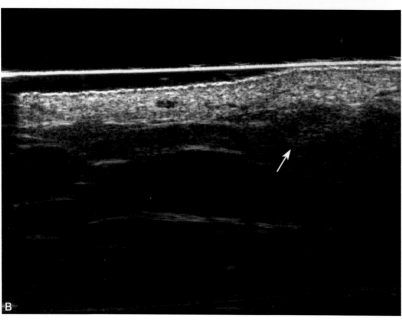

图 6-52B. 等回声型(白色箭头)。

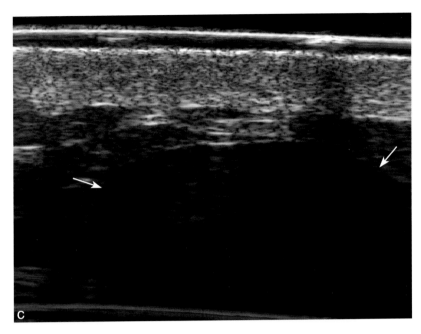

图 6-52C. 低回声型（白色箭头）。

图 6-52 脂肪瘤超声表现

总结
● 脂肪瘤是由成熟脂肪细胞构成的良性肿瘤，是人类最常见的肿瘤之一。
● 临床表现为圆形或卵圆形的皮下结节，移动度好，质软或质韧，可呈分叶状，其上表皮正常。
● 本病皮损位置较深，皮肤镜检查皮肤表面常无异常发现。
● 高频超声表现为皮下脂肪层内类圆形的实性结构，分为低回声型、等回声型、高回声型及混合回声型。

三、多发性脂囊瘤

多发性脂囊瘤（steatocystoma multiplex）是一种具有复层鳞状上皮囊壁的囊肿，其囊壁无颗粒层，具有嗜酸性护膜和相关皮脂腺小叶。多发性脂囊瘤以常染色体显性方式遗传，由角蛋白 17 基因突变所致。

【临床表现】

多发性脂囊瘤可发生于各年龄人群，青年多发。皮损表现为隆起的圆形结节，大小不等，可为数毫米至 2cm，可移动，表面皮肤正常（图 6-53A）。部分皮损顶部中央有凹陷，刺破后可排出油性液体。皮损在胸部、颈部和躯干多发，也可发生于面部及肢端。皮损持续存在，常无自觉症状，但并发感染后有疼痛，可形成瘢痕。

【皮肤多维度影像特征】

（一）皮肤镜表现

多发性脂囊瘤的皮损位于真皮层，皮肤镜检查皮肤表面常无异常发现。但发生在面颈部较小的皮下结节，由于突起皮面，使表皮张力增加，皮肤镜下可见中央淡黄色无结构区，周围可见红斑，线状及分支状血管，但此特征并不特异（图 6-53B）。

（二）组织病理表现

为真皮内囊肿结构，囊壁由复层鳞状上皮组成，囊壁内可见被挤压变小的皮脂腺小叶，内容物大多为皮脂（图 6-53C、D）。

（三）高频超声表现

高频超声影像可见真皮和 / 或皮下组织内圆形或椭圆形的低至无回声结构,边界清晰,部分呈分叶状,后方回声增强。少数病例病灶内回声不均,可显示钙质沉积、分隔和小囊腔形成。有些病灶可通过一个细小管道通向体表。

彩色多普勒影像显示皮损周边可见程度不一的血流信号,周围较丰富的血流信号预示病灶周围存在炎症。多发性脂囊瘤有时可破裂继发感染,继而形成脓肿和窦道,表现为局部毛囊扩大,真皮回声减低,真皮和皮下假性囊肿,可有液体聚集和相邻区域之间的管道结构(图 6-53E)。

高频超声诊断要点

■ 真皮和 / 或皮下组织内圆形或椭圆形的低至无回声结构,边界清晰,后方回声增强。
■ 彩色多普勒:周边可见程度不一的血流信号。

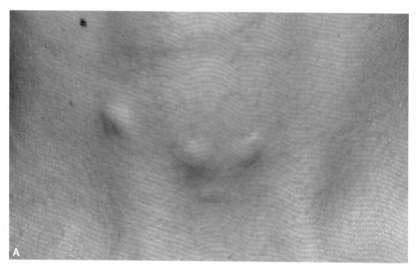

图 6-53A. 患者颈部可见多发皮下结节。

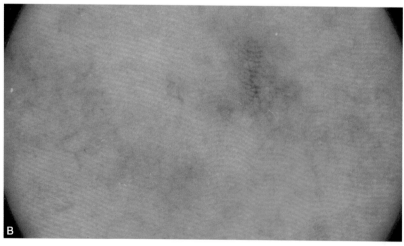

图 6-53B. 皮肤镜下可见中央淡黄色无结构区,周围可见红斑,线状及分支状血管。

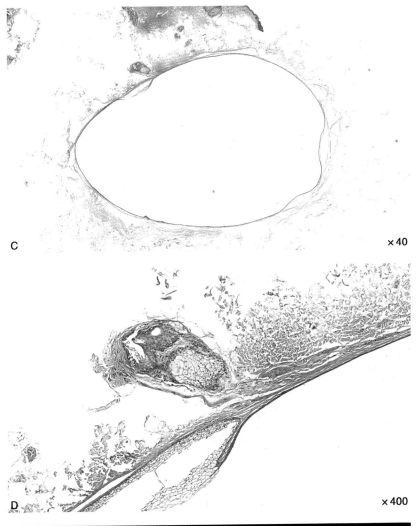

C　×40

D　×400

图 6-53C、D. 组织病理示真皮内囊肿结构,囊壁由复层鳞状上皮组成,囊壁内可见皮脂腺,囊肿周围可见相连的皮脂腺及汗腺(苏木精 - 伊红染色)。

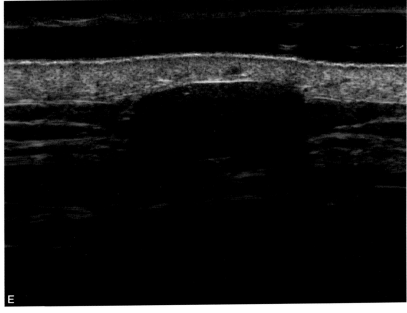

E

图 6-53E. 高频超声可见真皮及皮下组织内的椭圆形低至无回声区,边界清晰,后方回声轻度增强,可见侧方声影。

图 6-53　多发性脂囊瘤病例

【鉴别诊断】

1. 表皮囊肿　高频超声下表现为真皮或皮下组织内的圆形或椭圆形无回声区,边缘常见可通向表皮的管状无回声区,又称为"细孔"。后方回声增强。病灶较大时,由于病灶内的成分混杂,可表现为内部高回声伴有细条状无回声,又称为"假睾丸"征。囊肿破裂时,内容物可扩散到周围组织,引起周围炎症反应,表现为形态不规则、边界不清的低回声,彩色多普勒显示周边血流信号增加。

2. 毛根鞘囊肿　高频超声下表现为真皮和皮下组织内的低至无回声区,后方回声增强,由于病灶内可包含营养不良性钙化及毛束沉积物,病灶内回声可不均,包含碎片样线状高回声。

3. 毛母质瘤　高频超声下表现为真皮和皮下组织的圆形和分叶状结节,周边见环状低回声,中央呈现高回声,即钙质沉积,点状钙化是毛母质瘤的主要特征之一。毛母质瘤易发生出血,病灶内可见液性无回声区和分隔。彩色多普勒表现为病灶血流丰富程度不一。

总结

- 多发性脂囊瘤是一种具有复层鳞状上皮囊壁的囊肿。
- 临床表现为隆起的圆形结节,大小不等,可为数毫米至2cm,可移动,表面皮肤正常。
- 皮肤镜下皮损表面常无异常表现。
- 高频超声表现为真皮和/或皮下组织内圆形或椭圆形的低至无回声结构,边界清晰,后方回声增强。周边可见程度不一的血流信号。

四、结节性硬化症

结节性硬化症(tuberous sclerosis)是一种常染色体显性遗传病,具有局灶性癫痫发作、精神发育迟缓和面部血管纤维瘤等皮肤表现。皮肤损害常为本病的首发症状。虽然本病的遗传模式为常染色体显性遗传,但多数新发病例表现为自发突变。

【临床表现】

本病的特征是皮损、神经发育迟缓和癫痫。发病年龄和严重程度变异很大。本病的皮肤损害主要有以下几种表现。

1. 色素减退斑　色素减退斑常在出生时出现,可为多边形、尖刀状、卵圆形、柳叶状、点滴状,多发生于躯干,特别是臀部,是本病最常见的皮肤表现。

2. 面部血管纤维瘤　皮损常表现为散在的黄色丘疹,其上可见毛细血管扩张,质韧,可从鼻唇沟延伸至下颏部,偶见于耳部(图6-54A)。

3. 鲨鱼皮样斑　皮损表现为皮色或淡黄色斑块,表面可呈橘皮样外观,常位于腰骶部,大小不等,可单发或多发。

4. 甲周丘疹或结节　皮损表现为从甲周长出的多发的鲜红色赘生物,光滑、坚韧,长 5~10mm。常于青春期或青春期后出现。

【皮肤多维度影像特征】

(一)皮肤镜表现(图6-54B、C)

1. 面部血管纤维瘤皮损可表现为均质或球状的色素结构和多种形态的血管,包括不规则线状血管和分支状血管。

2. 甲部改变的皮肤镜表现可见明显的甲板纵向凹槽、甲下出血。此外,还可见到甲下红色彗星征。甲下红色彗星征是结节性硬化症的特征性表现,指甲部出现远端较宽大、近端较窄、周围有白色晕的红色纵向条纹,可单发或有数条。

皮肤镜诊断要点

◆ 面部血管纤维瘤皮损皮肤镜下可表现为均质或球状的色素结构和多种形态的血管。

◆ 甲部改变皮肤镜下可表现为甲板纵向凹槽、甲下出血和甲下红色彗星征。

（二）组织病理表现

面部血管纤维瘤的组织病理表现外生性、结节状损害，可见直径大小不等、形状不规则的薄壁血管腔隙，周围致密的胶原纤维增生及数量不等的成纤维细胞，部分为多形性（图 6-54D）。

（三）高频超声表现

结节性硬化症的面部血管纤维瘤高频超声表现：表皮下可见不均质低回声，向表皮突起，表皮表面尚光整；低回声肿物累及真皮，形态尚规则，内部回声不均匀，与周边组织分界不清，部分伴有后方回声衰减（图 6-54E、F）。

（四）皮肤反射式共聚焦显微镜表现（图 6-54G）

1. 面部结节性硬化症真皮浅层胶原增生，表现为皮损区胶原折光率较高，周边胶原折光率较低。

2. 皮损区色素环尚存在，周边消失，为皮突下延导致。

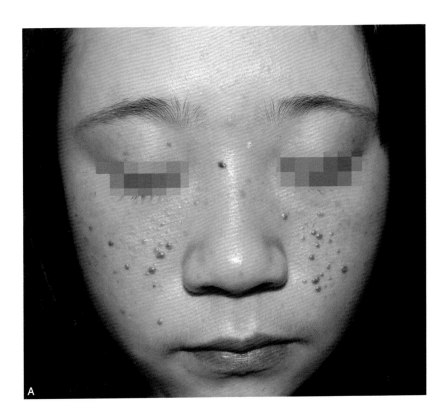

图 6-54A. 结节性硬化症临床表现。

图 6-54B. 皮肤镜表现：棕色球状色素和分支状血管（×20）。

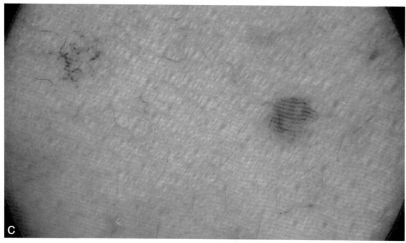

图 6-54C. 皮肤镜下可见橘黄色背景上分支状血管（×20）。

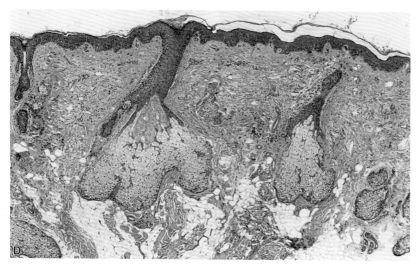

图 6-54D. 组织病理表现：真皮内成纤维细胞及胶原纤维轻度增生，血管扩张，周围少量淋巴细胞浸润（苏木精-伊红染色，×40）。

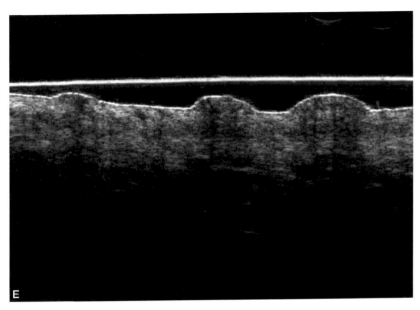

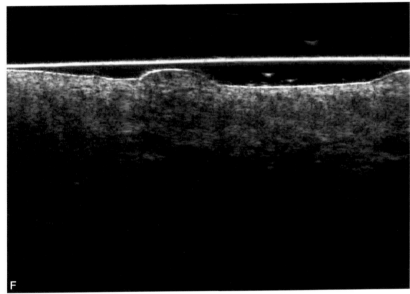

图 6-54E、F. 50MHz 高频超声表现：真皮层内低回声区，向表皮突起，形态尚规则，边界欠清晰，内回声欠均匀，后方回声轻度衰减。

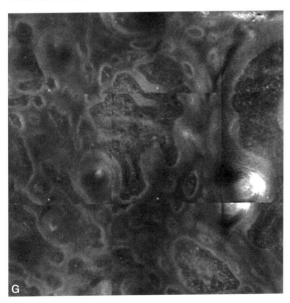

图 6-54G. RCM 表现：皮损区胶原折光率较高，周边胶原折光率较低，皮损区色素环尚存在，周边消失。

图 6-54　结节性硬化症典型表现

【鉴别诊断】

结节性硬化症的皮损表现多样,可见甲部改变,同时伴有多系统受累,临床上诊断不难,但仍需要与部分具有相似特征的皮肤疾病进行鉴别。

1. **日光性黑子**　日光性黑子表现为多发性浅褐色斑片,直径可从数毫米至数厘米不等。皮肤镜下的典型特征有:皮损边界清楚,具有虫蚀样边缘,模糊的色素网,棕色无结构区和指纹模式。

2. **扁平苔藓样角化病**　扁平苔藓样角化病好发于面部、手背等曝光部位,临床上表现为粉红色或灰褐色的孤立性丘疹或斑块,皮肤镜下的特征有:胡椒粉样或颗粒样模式、鳞屑和橙色无结构区。

3. **甲真菌病**　临床上以远端甲下型最常见,表现为甲床过度角化、远端甲板变黄增厚和甲剥离。皮肤镜表现为锯齿状边缘,甲板黄白色纵行条纹和远端不规则终止纹。

总结

- 结节性硬化症是一种常染色体显性遗传病,皮肤损害常为首发症状。
- 临床可表现为局灶性癫痫发作、精神发育迟缓和面部血管纤维瘤等皮肤表现。皮肤表现主要有色素减退斑、面部血管纤维瘤、鲨鱼皮样斑、甲周丘疹或结节。
- 皮损皮肤镜下可表现为均质或球状的色素结构和多种形态的血管;甲部改变皮肤镜下可表现为甲板纵向凹槽、甲下出血和甲下红色彗星征。
- 高频超声下表现为真皮层内可见低回声区向表皮突起、表面光整,低回声肿物形态规则,内回声不均匀。
- RCM表现为真皮浅层胶原增生,皮损区色素环尚在,伴周边消失。由于扫描深度的局限性,RCM不易观察到毛囊周围皮脂腺的变化。RCM表现常不具有特征性,必要时需结合组织病理结果。

第六节　恶性肿瘤

一、光线性角化病

光线性角化病(actinic keratosis)又称日光性角化病(solar keratosis),是长期曝晒损伤皮肤所导致的一种癌前皮肤病变,多见于面、耳、前臂、手背等曝光部位。本病可由照射日光、紫外线、电离辐射等诱发。光线性角化病皮损中的不典型角质形成细胞局限于表皮中,在发展成为侵袭性癌之前没有转移的危险。

【临床表现】

光线性角化病好发于头、颈、躯干上部和四肢日光损伤部位。皮损早期表现为曝光部位皮肤上的淡红斑、丘疹,伴或不伴白色或黄色鳞屑,后期可发展为典型的肥厚性斑块,并可见明显角化过度(图6-55A,图6-56A,图6-57A,图6-58A)。皮损可在重度日光暴露部位聚集,根据光线性角化病皮损的多重典型损害,可分为不同的临床亚型,如角化过度型、色素沉着型、苔藓样型、萎缩型等。

【皮肤多维度影像特征】

(一)皮肤镜表现

1. 光线性角化病根据病变程度可分为3级,各级具有不同的皮肤镜下表现(图6-55B,图6-56B,图6-57B,图6-58B、C)。

Ⅰ级：皮损处轻度增厚，可触及，皮肤镜下可表现为红色假网状模式，红色背景上无色素的毛囊开口，毛囊周围可见点状及线状血管呈网状分布。

Ⅱ级：皮损中等厚度，皮肤镜下可表现为草莓状模式，红色背景上可见黄白色角化、扩张的毛囊开口，毛囊口周围有白晕，可见点状及不规则线状血管。

Ⅲ级：皮损明显角化过度，皮肤镜下可表现为黄白色无结构区；扩大的毛囊开口内充满角栓，表面覆有黄白色鳞屑。

红色假网状结构结合毛囊口扩张结构对于诊断光线性角化病具有较高的敏感性和特异性。

2. 光线性角化病皮肤镜表现与组织病理的联系（图 6-55C）。

Ⅰ级：光线性角化病表皮下 1/3 的角质形成细胞有异型性，毛囊角栓尚未形成，对应皮肤镜下红色假网状模式。

Ⅱ级：光线性角化病表皮下部 2/3 的角质形成细胞具有异型性，局灶性角化过度和角化不全，显著棘层肥厚，表皮突呈芽蕾状伸入真皮乳头层，此级毛囊角栓明显，对应皮肤镜下草莓状模式。

Ⅲ级：光线性角化病全层角质形成细胞具有异型性，有丝分裂活跃，有角化过度和角化不全，乳头瘤样增生，附属器亦受累，毛囊口因弥漫角化而消失，对应皮肤镜下黄白色无结构区。

皮肤镜诊断要点

◆ Ⅰ级皮损轻度增厚可触及，表现为红色假网状模式。

◆ Ⅱ级皮损为中等厚度，表现为草莓状模式。

◆ Ⅲ级皮损明显角化过度，表现为黄白色无结构区；扩大的毛囊开口内充满角栓，表面覆有黄白色鳞屑。

◆ 红色假网状结构结合毛囊口扩张结构对于诊断光线性角化病具有较高的敏感性和特异性。

（二）高频超声表现（图 6-55D、E）

1. Ⅰ级及Ⅱ级表现为表皮下长条形低回声带，形态不规则，边界不清，可及真皮。

2. Ⅲ级在上述表现的基础上，还可在皮损表面出现凹凸不平、厚薄不均的强回声过度角化层，伴有后方回声衰减。

（三）皮肤反射式共聚焦显微镜表现

表皮内可观察到非典型蜂窝状图案；表皮内角质形成细胞排列紊乱，失去了正常的蜂窝结构；角质形成细胞结构呈多形性，形态不规则（图 6-55F）。

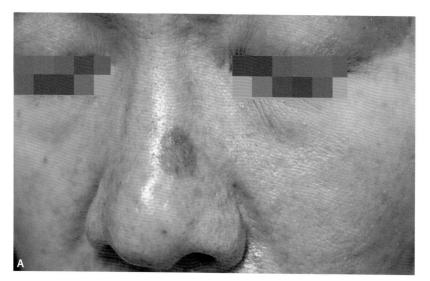

图 6-55A. 光线性角化病临床表现。

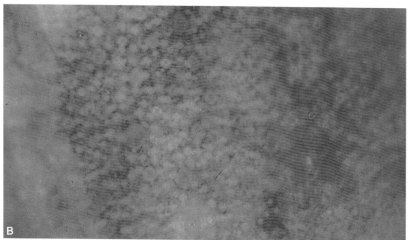

图 6-55B. 皮肤镜表现：扩张的毛囊开口，部分可见毛囊角栓，毛囊周围有棕色色素（×40）。

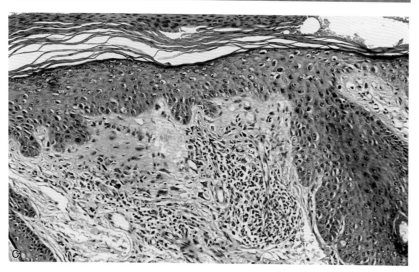

图 6-55C. 组织病理表现：表皮角化不全，基底层细胞及其上方棘层细胞排列紊乱，核深染，异型上皮细胞呈芽蕾状延伸，真皮浅层嗜碱性变，有慢性炎症细胞浸润（苏木精 - 伊红染色，×400）。

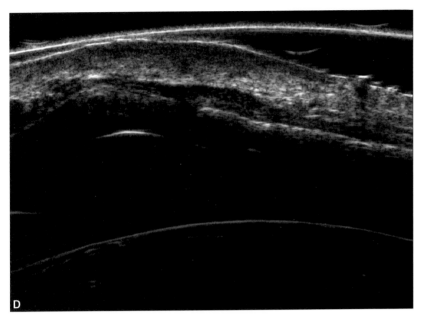

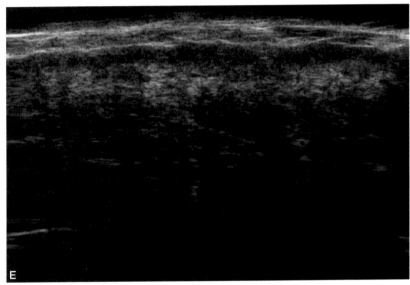

图 6-55D、E. 50MHz 高频超声表现：表皮下长条形低回声带，累及真皮层，边界不清。

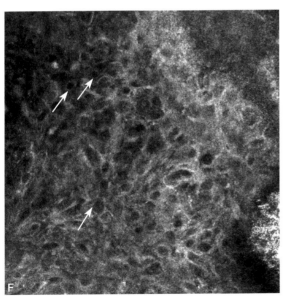

图 6-55F. RCM 表现：表皮内角质形成细胞排列紊乱，失去了正常的蜂窝结构，可见细胞核折光率降低、细胞质折光率增高的靶形和多形性角质形成细胞（白色箭头）。

图 6-55 光线性角化病典型表现

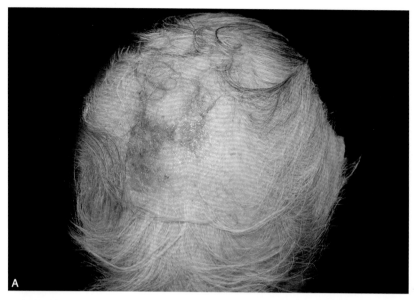

图 6-56A. 患者头皮可见圆形红斑。

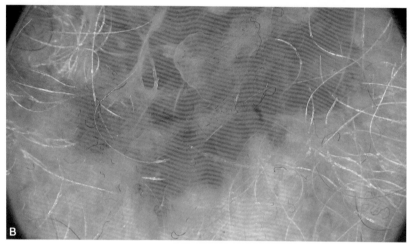

图 6-56B. 皮肤镜下可见红色背景，
白色无结构区（×20）。

图 6-56   光线性角化病病例 1

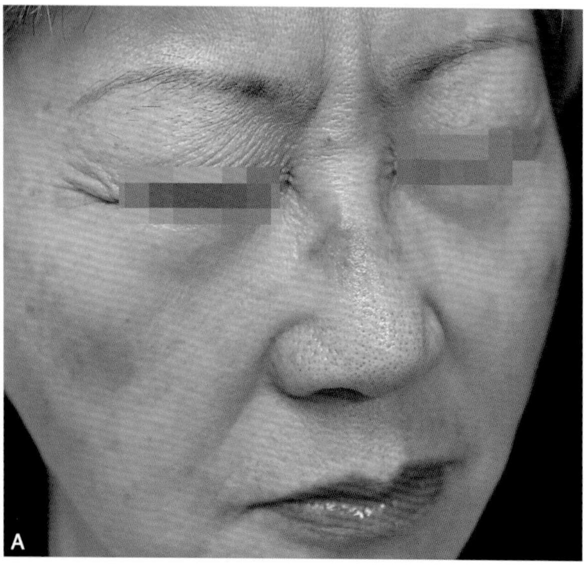

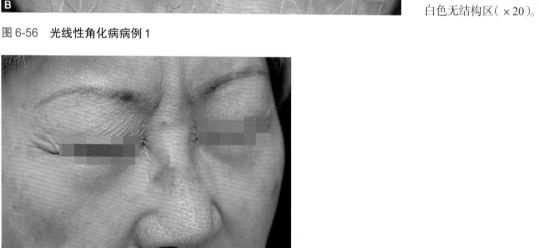

图 6-57A. 患者鼻部可见圆形红斑。

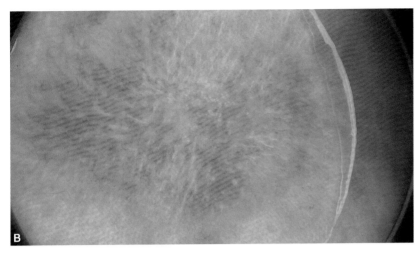

图 6-57B. 皮肤镜下可见红色背景，亮白色条纹、线状血管扩张及草莓状模式少量毛囊角栓（×20）。

图 6-57 光线性角化病病例 2

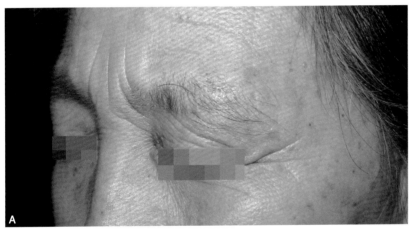

图 6-58A. 患者左眉弓可见圆形红斑，上覆鳞屑。

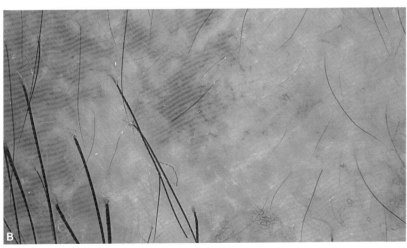

图 6-58B. 皮肤镜下可见红色背景，白色无结构区，不规则线状血管，红色假网状模式（×20）。

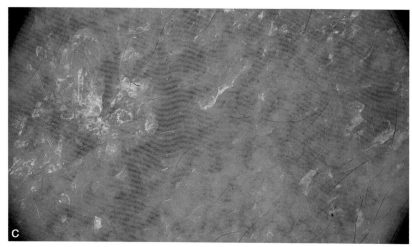

图 6-58C. 皮肤镜下可见红色背景、亮白色条纹、线状血管和白色鳞屑（×20）。

图 6-58　光线性角化病病例 3

【鉴别诊断】

光线性角化病在鉴别诊断时需结合病史及临床表现，而皮肤镜可为部分疾病的鉴别诊断提供线索。

1. 盘状红斑狼疮　在不同时期的皮肤镜下特征不同。早期皮肤镜下特征为红斑、毛囊周围白晕、毛囊角栓、毛囊红点征和白色鳞屑，后期皮肤镜下特征为白色无结构区、色素沉着、聚焦不清的血管扩张。同一皮损内可见不同时期的皮肤镜下特征。

2. 玫瑰痤疮　玫瑰痤疮多发生于面部中央，以持续皮肤潮红、明显毛细血管扩张为主要表现，可出现丘疹及脓疱。皮肤镜下常表现为紫红色背景下线状血管呈网状排列，有时可见玫瑰花瓣征、毛囊角栓、黄白色鳞屑、橘黄色区域、毛囊口扩张及毛囊性脓疱。

3. 面部脂溢性皮炎　面部脂溢性皮炎好发于皮脂溢出部位，皮损表现为暗红色斑片，附着油腻鳞屑，皮肤镜下表现为片状分布的黄色细薄鳞屑，伴或不伴白色鳞屑，不均匀分布的血管结构，毛囊周围淡黄色晕，偶见白色无结构区和毛囊角栓。

总结

● 光线性角化病是一种因长期曝晒损伤皮肤所导致的一种癌前皮肤病变。

● 临床表现为日晒皮肤上的淡红斑、丘疹，伴或不伴白色或黄色鳞屑，后期可发展为典型的肥厚性斑块，并可见明显角化过度。

● 各级病变皮损具有不同的皮肤镜下特征：Ⅰ级皮损轻度增厚可触及，表现为红色假网状模式；Ⅱ级皮损中等厚度，表现为草莓状模式；Ⅲ级皮损明显角化过度，表现为黄白色无结构区，扩大的毛囊开口内充满角栓，表面覆有黄白色鳞屑。

● 各级病变皮损的不同高频超声表现：Ⅰ级及Ⅱ级表现为表皮下长条形低回声带，形态不规则，边界不清；Ⅲ级在皮损表面可出现凹凸不平的强回声角质层。

● 表皮细胞排列紊乱及不典型角质形成细胞是光线性角化病的特征性 RCM 图像特征，可作为诊断光线性角化病的重要依据。

二、鲍恩病

鲍恩病（Bowen disease）是表皮内鳞状细胞癌，又称为原位鳞状细胞癌。发病机制尚不明确，可能与砷剂接触、病毒感染、外界刺激、遗传因素等有关。

【临床表现】

鲍恩病多见于中年及老年人群，可发生于身体任何部位的皮肤或黏膜，多发于头面部和四肢。早期皮损为淡红色或暗红色斑片和小丘疹，表面覆有鳞屑，无自觉症状。可逐渐增大并融合成大小不一、形状不规则的轻度隆起的斑块，直径可达 10cm 以上（图 6-59A～E，图 6-60A，图 6-61A）。皮损若被强行剥离鳞屑，则可露出潮红的糜烂面。皮损界限清楚，稍隆起。

【皮肤多维度影像特征】

（一）皮肤镜表现

1. 非色素性鲍恩病的皮肤镜下特征性表现如下（图 6-59F～J，图 6-60B～D）。

（1）盘绕状血管，亦称为肾小球状血管，即呈肾小球样紧密盘绕的血管。

（2）簇集分布的血管模式。

（3）表面黄白色鳞屑。

（4）红色背景。

2. 色素性鲍恩病的皮肤镜下特征性表现如下（图 6-61B）。

（1）褐色或灰色点状、小球状结构，在皮损周围呈放射状分布高度提示本病。

（2）无结构的均一性灰褐色色素沉着区。

（3）粉色或肤色偏离中心的无结构区。

（4）盘绕状血管随机、簇集或放射状分布。

3. 鲍恩病皮肤镜与组织病理的对应关系（图 6-59K）。

（1）皮肤镜下褐色或青灰色点状、小球状结构对应真皮浅层簇状或弥散分布的噬色素细胞。

（2）皮肤镜下无结构的均一性色素沉着，对应于基底细胞色素增加，显著的棘层增厚使表皮突消失，导致表皮黑色素形成的正常网状结构消失。

皮肤镜诊断要点

◆ 非色素性鲍恩病皮肤镜下特征性表现为盘绕状血管，簇集分布的血管模式，表面黄白色鳞屑，红色背景。

◆ 色素性鲍恩病皮肤镜下特征性表现为褐色或灰色点状、小球状结构，无结构的均一性灰褐色色素沉着区，粉色或肤色偏离中心的无结构区，盘绕状血管随机、簇集或放射状分布。

（二）高频超声表现（图 6-59L、M）

1. 表皮层内的低回声结构。

2. 病灶形态规则，呈匍匐形生长，内部回声较均匀。

3. 表面略隆起，可见不同程度的异常角化，有时形成特征性的"波浪样"强回声皱褶。

4. 基底部清晰，呈特征性横向走行的"直线状"改变，不突破表皮／真皮交界。

（三）皮肤反射式共聚焦显微镜表现

1. 表皮中层角质形成细胞排列紊乱，细胞体积较大，形态不规则，胞膜折光较高。

2. 细胞有明显异型性，表皮内树突状结构增多。

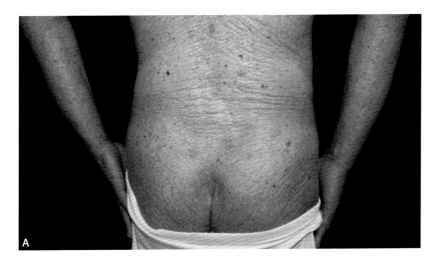

图 6-59A. 患者全身泛发皮肤增厚，粗糙干燥，多发硬实丘疹、疣状角化斑块，上覆鳞屑。

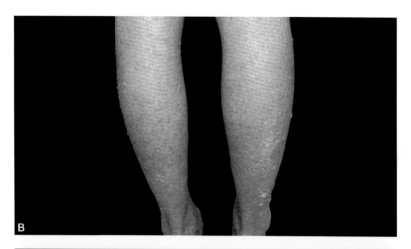

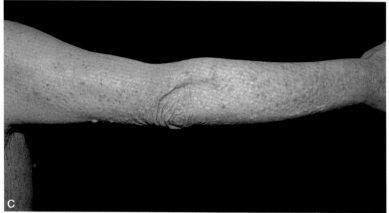

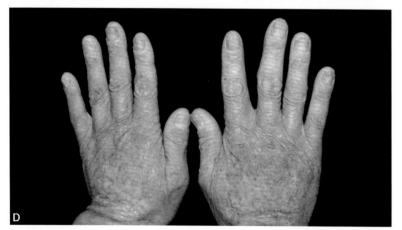

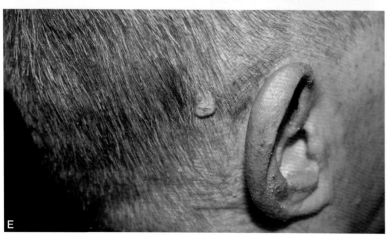

图 6-59B～E. 患者全身泛发皮肤增厚，粗糙干燥，多发硬实丘疹、疣状角化斑块，上覆鳞屑，掌跖角化过度。

图 6-59F. 皮肤镜下可见红色背景，簇集分布的球状、盘绕状和分支状血管，可见黄白色鳞屑（×20）。

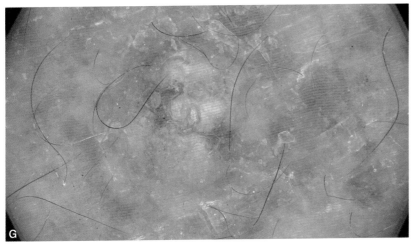

图 6-59G. 皮肤镜下可见红色背景，簇集分布的球状血管，黄白色鳞屑，白色无结构区（×20）。

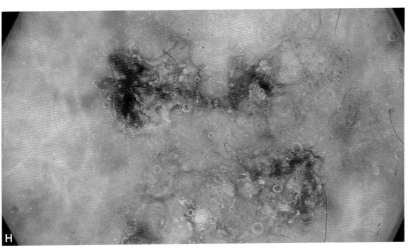

图 6-59H. 皮肤镜下可见白色无结构区，棕色痂皮，黄白色鳞屑及棕黄色角化物（×20）。

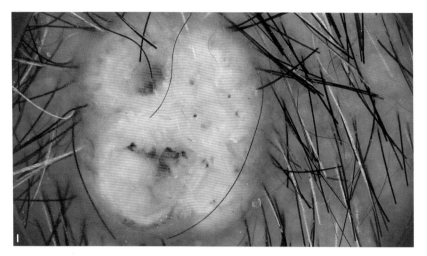

图 6-59I. 皮肤镜下可见黄白色无结构区，散在红色区域、血痂，少量白色鳞屑（×20）。

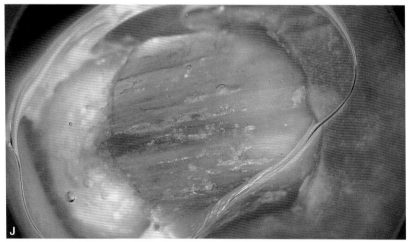

图 6-59J. 皮肤镜下可见甲板远端毁损，黄白色角化过度，纵形条纹，甲周皮肤红色背景，多发点状血管（×20）。

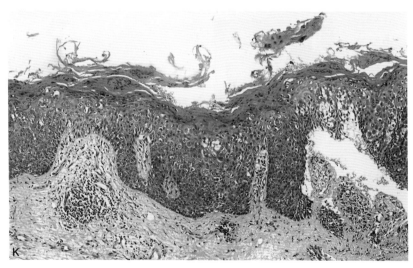

图 6-59K. 组织病理示表皮角化不全，棘层不规则增厚，棘细胞排列紊乱，有异型性，可见角化不良细胞，基底层完整，真皮浅层较多慢性炎症细胞浸润（苏木精-伊红染色，×400）。

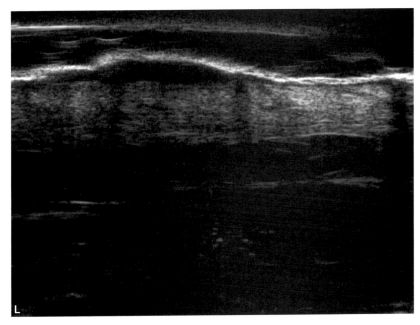

图 6-59L. 50MHz 高频超声示表皮层内低回声,形态规则、边界清晰,向两侧匍行性延伸,病变基底部呈"直线状",与真皮层分界清晰。

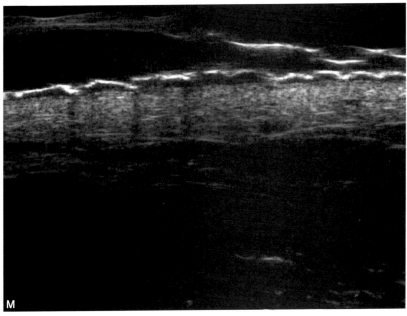

图 6-59M. 50MHz 高频超声示表皮层内匍匐形低回声,表面可见"波浪样"强回声皱褶,基底部清晰。

图 6-59　砷角化病继发鲍恩病病例

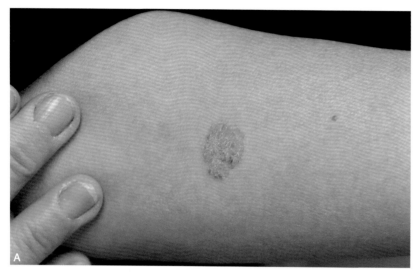

图 6-60A. 患者左上肢屈侧可见圆形红斑，上覆鳞屑。

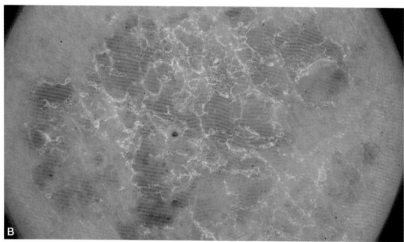

图 6-60B. 皮肤镜下可见红色背景，表面黄白色鳞屑，盘绕状血管簇集分布，皮损周围片状棕色无结构区（×20）。

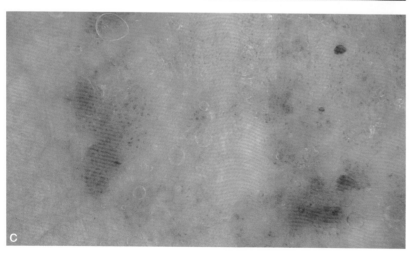

图 6-60C. 皮肤镜下可见红色背景，簇集的盘绕状血管灶状分布（×40）。

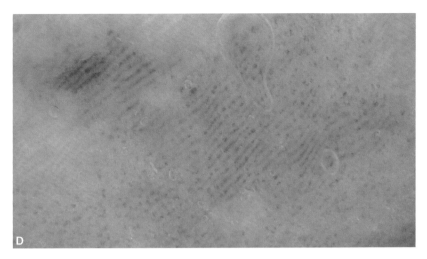

图 6-60D. 皮肤镜下可见红色背景、明显的盘绕状血管（×40）。

图 6-60 鲍恩病病例 1

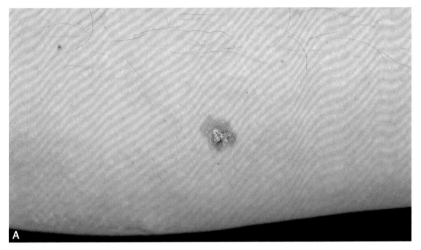

图 6-61A. 患者左上肢屈侧可见类圆形红斑，中央可见结痂和鳞屑。

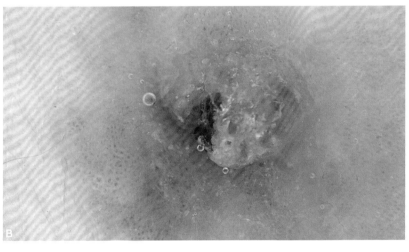

图 6-61B. 皮肤镜下可见红色背景、黄白色鳞屑，无结构的均一性灰褐色色素沉着及簇集的盘绕状血管（×20）。

图 6-61 鲍恩病病例 2

【鉴别诊断】

1. **恶性黑色素瘤** 需要与色素性鲍恩病进行鉴别。恶性黑色素瘤的皮损表面黏着的鳞屑不明显，皮肤镜下可见褐色或青灰色点状结构排列不规律，且可见不规则点状、发夹样或多形性血管模式。

2. **浅表型基底细胞癌** 皮损多表现为浅表的皮疹，早期为具有珍珠样隆起边缘的表面光滑的圆形斑片，可见少量扩张的毛细血管。皮肤镜下表现为叶状区域，纤细毛细血管扩张，多发小糜烂和乳红色区域,无蓝灰色卵圆巢,无分支状血管,无溃疡。

3. 光线性角化病　皮损可表现为日晒皮肤上的淡红斑、丘疹,伴或不伴白色或黄色鳞屑。不同病程的皮损皮肤镜下可分别表现为红色背景上无色素的毛囊开口,毛囊周围可见点状及线状血管呈网状分布;红色背景上可见黄白色、角化、扩张的毛囊开口,毛囊口周围有白晕,可见点状及不规则线状血管,黄白色无结构区,扩大的毛囊开口内充满角栓,表面覆有黄白色鳞屑。

总结

● 鲍恩病是原位鳞状细胞癌。

● 临床表现为边界清楚的棕红色鳞屑性斑片或斑块。

● 非色素性鲍恩病皮肤镜下可表现为盘绕状血管,簇集分布的血管模式,表面有黄白色鳞屑,红色背景。色素性鲍恩病皮肤镜下可表现为褐色或灰色点状、小球状结构,无结构的均一性灰褐色色素沉着区,粉色或肤色偏离中心的无结构区,盘绕状血管随机、簇集或放射状分布。

● 高频超声表现为表皮层内低回声区,形态规则,回声均匀,表面略隆起,基底部清晰。

● RCM可以观察皮损表皮细胞的排列是否规整,大小形态是否一致,对鲍恩病的早期诊断具有一定的价值。

三、皮角

皮角(cutaneous horn)是一种临床术语,描述表现为质地坚实、黄色或白色呈圆锥状的角化过度的丘疹或斑块的疾病。皮角多在其他皮肤病的基础上发生,如寻常疣、光线性角化病、汗孔角化病等。

【临床表现】

皮角好发于40岁以上人群,男性多于女性,肤色较浅者和老年人好发。好发部位为面部、头皮、颈部、上肢等曝光部位,也可见于躯干、龟头等部位。皮损可为单发或多发,表现为肤色或黄褐色大小不等的锥形角质增生性损害,高度常大于宽度,呈圆柱或圆锥形,基底部较坚硬,部分皮损也可呈弧形或分枝状(图6-62A)。无自觉症状,可发生癌变。

【皮肤多维度影像特征】

皮肤镜表现

1. 皮角由于临床上经常和其他皮肤疾病伴发,其皮肤镜下表现常伴有其他皮肤疾病的皮肤镜下特征。单纯皮角的皮肤镜下特征主要表现为角化性突起,角化性鳞屑明显。

2. 皮损基底部可见白色瘢痕样区域和点状、线状血管(图6-62B)。

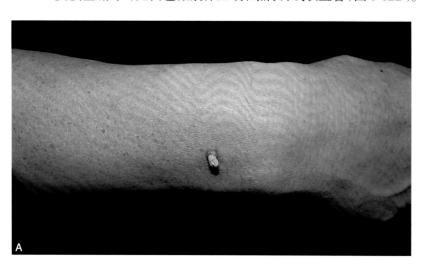

图6-62A. 患者右前臂出现角化物1年。

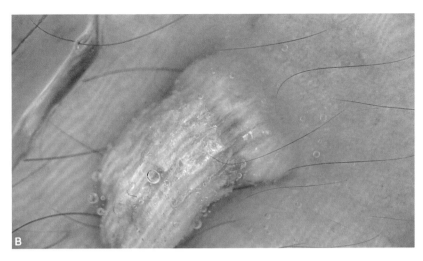

图 6-62B. 皮肤镜下可见明显角化,皮损基底部可见白色瘢痕样区域和点状、线状血管(× 20)。

图 6-62　皮角病例

> ## 皮肤镜诊断要点
> ◆ 角化明显。
> ◆ 皮损基底部可见白色瘢痕样区域和点状、线状血管。

【鉴别诊断】

皮角的诊断主要需要注意两点:①判断是否合并其他皮肤疾病;②判断是否存在癌变。主要需要与其他角化性疾病相鉴别。

1. **寻常疣**　临床表现为圆形或椭圆形乳头状隆起的皮损,表面粗糙,灰色、淡黄色或污褐色,可单发或多发。皮肤镜表现为多数紧密排列的乳头瘤样结构,乳头状隆起的中心可见红色点状或袢状血管,周围绕以白色的晕,常伴有出血及毛细血管血栓。

2. **光线性角化病**　皮损早期表现为日晒皮肤上的淡红斑、丘疹,疾病后期皮损可发展为典型的肥厚性斑块,并可见明显角化过度。不同病程的皮损在皮肤镜下的表现不同,具有明显角化过度的Ⅲ级皮损的皮肤镜下可表现为黄白色无结构区,扩大的毛囊开口内充满角栓,表面覆有黄白色鳞屑。

3. **汗孔角化病**　皮损表现为角化性丘疹,逐渐增大并进展为具有隆起性边缘的萎缩性斑块,好发于手足。皮肤镜下可表现为外周境界清楚、内外两侧分离、可连续分布或局部断裂的白色边缘,称为"白色轨道征"。皮损中心可表现为点状和球状血管,也可表现为白色区域。

> ## 总结
> ● 皮角是一种临床术语,多在其他皮肤病的基础上发生。
> ● 临床表现为质地坚实、黄色或白色、呈圆锥状的角化过度的丘疹或斑块的疾病。
> ● 皮肤镜下可表现为角化性突起伴有明显角化性鳞屑,皮损基底部可见白色瘢痕样区域和点状、线状血管。

四、基底细胞癌

基底细胞癌(basal cell carcinoma)是最常见的皮肤恶性肿瘤。基底细胞癌虽然恶性程度较低,但可出现局部浸润破坏,甚至出现毁容性损害。本病男性发病率高于女性,整体发病率随年龄增长而增高。

【临床表现】

基底细胞癌主要发生在老年人,多见于室外工作或长期曝晒者。好发于身体的暴露部位,最常见于头部和颈部,皮损多表现为浅表的皮疹,早期为具有珍珠样隆起边缘的表面光滑的圆形斑片,可见少量扩张的毛细血管,也可表现为淡红色的珍珠苔藓丘疹或斑块,伴有角化、浅表糜烂或溃疡(图 6-63A,图 6-64A,图 6-65A,图 6-66A,图 6-67A)。根据不同的病理类型,可分为结节型、浅表型、硬斑病型等不同类型;根据皮损色素沉着的程度,可分为色素型和非色素型。

> **小贴士**
>
> √ 按照病理类型进行分类,筛选出浅表型基底细胞癌,有利于基底细胞癌患者选择治疗方案及判断预后。

【皮肤多维度影像特征】

(一)皮肤镜表现

1. 基底细胞癌的皮肤镜下主要有 13 种基本表现:树枝状血管;细短毛细血管;叶状结构;轮辐状结构;蓝灰色卵圆巢;蓝灰色小球;聚集性小点;同心环状结构;溃疡;多发浅表糜烂;亮红白色无结构区;亮白色条纹/蝶蛹样结构;多发聚集性黄白色小球。

基底细胞癌按照病理类型分类的部分亚型具有各自的皮肤镜下特征(图 6-63B、图 6-64B、图 6-65B、图 6-66B、图 6-67B)。

(1)结节型基底细胞癌:皮肤镜下主要表现为典型的树枝状血管、大的蓝灰色卵圆巢、蓝灰色小球和溃疡(图 6-63B)。结合临床表现特点,当出现 1 个以上上述表现时,可考虑诊断结节型基底细胞癌。

> **小贴士**
>
> √ 结节型基底细胞癌是最常见到的色素结构的基底细胞癌亚型。
>
> √ 树枝状血管和溃疡同时出现,提示复发可能性大。

(2)浅表型基底细胞癌:皮肤镜下主要表现为亮白色或红色无结构区、叶状结构、轮辐状结构、同心环状结构、细短毛细血管扩张及浅表糜烂(图 6-64B)。一般不出现大的蓝灰色卵圆巢和多发聚集性黄白色小球。

> **小贴士**
>
> √ 皮肤镜可用于浅表型基底细胞癌和鲍恩病的鉴别诊断。

(3)浸润型基底细胞癌:皮肤镜下主要表现为树枝状血管,但较经典型更加纤细分散,分支更少。可见乳红色区域和色素结构,多发的蓝灰色小球,蓝灰色卵圆巢和多发聚集性黄白色小球。若出现"星状模式",提示为浸润型基底细胞癌的可能性大。皮损内的血管、亮白色条纹或者皮肤皱襞从皮损边缘延伸到周围正常皮肤的现象称为"星状模式"(图 6-65C)。

(4)硬斑病样基底细胞癌:皮肤镜下主要表现为亮白色背景、树枝状血管、蓝灰色卵圆巢、蓝灰色小球、聚集性小点、溃疡和多发聚集性黄白色小球。

> **小贴士**
>
> √ 硬斑病样基底细胞癌中树枝状血管较结节型基底细胞癌中的血管更细小、分散,分支相对较少。

(5)基底样鳞状细胞癌:皮肤镜下既可表现出基底细胞癌的特征如树枝状血管、溃疡和蓝灰污斑等,也可表现出鳞状细胞癌的特征如角化性斑块、鳞屑、白色无结构区和多种形态的血管。

小贴士

√ 蓝灰色卵圆巢是非浅表型基底细胞癌最常见的色素结构。

2. 按照皮损色素沉着程度进行分类

（1）色素型基底细胞癌：皮肤镜表现的经典诊断模式中包含 1 个阴性标准：不含色素网。6 个阳性标准为：大的蓝灰色卵圆巢、蓝灰色小球、叶状结构、轮辐状结构、溃疡和树枝状血管。满足 1 个阴性标准，且至少具备 6 个阳性特征中的 1 个即可诊断为色素型基底细胞癌。

（2）非色素型基底细胞癌：皮肤镜下表现为纤细毛细血管扩张、多种血管结构（包括发夹样、螺旋状、逗号状血管等）、多发小糜烂（数量大于 5 个，直径小于 1mm）、亮白色条纹 / 亮白色团块（只见于偏振模式）、玫瑰花瓣征（只见于偏振模式）、乳红色区域 / 亮白色至红色无结构区及多发聚集性黄白色小球。

小贴士

√ 相比色素型基底细胞癌，血管结构在非色素型基底细胞癌中更常见。

3. 基底细胞癌皮肤镜表现与组织病理的对应关系（图 6-63C，图 6-64C，图 6-65C，图 6-66C，图 6-67C）

（1）树枝状血管对应紧邻表皮下的真皮内血管扩张，一般为肿瘤细胞的新生血管系统。

（2）细短毛细血管扩张对应真皮乳头层内扩张的毛细血管。

（3）叶状结构对应内含色素沉着的多发肿瘤团块，相互之间以叶状结构相连，肿瘤团块位于真皮内，与表皮相连。

（4）轮辐状结构对应真皮内肿瘤团块，表现为特征性的中央色素沉着，周边呈指状突起。

（5）蓝灰色卵圆巢对应侵入真皮内的边界清楚的较大肿瘤团块，同时伴有色素沉着。

（6）灰蓝色小球对应中央伴有色素沉着的较小的圆形肿瘤团块，多位于真皮乳头层或真皮网状层。

（7）聚集性小点对应位于表皮真皮交界的散在色素沉着和 / 或真皮乳头层及网状层内的噬黑素细胞或新生肿瘤细胞内的色素沉着。

（8）同心环状结构对应源于表皮或与表皮相连的较小的肿瘤细胞巢，中央伴有色素沉着。

（9）溃疡对应表皮缺失，可见部分真皮结构，其上覆盖较厚血痂或硬痂皮。

（10）多发浅表糜烂对应表皮部分或全层缺失，其上常覆盖较薄痂皮。

（11）亮红白色无结构区对应真皮内弥漫性胶原纤维和肿瘤基质。

（12）亮白色条纹 / 蝶蛹样结构对应真皮内胶原纤维变性。

（13）多发聚集性小球对应肿瘤结节内或周围的单发营养不良性钙化，或者对应钙化的角囊肿。

色素结构可出现在所有类型的基底细胞癌中，对应组织病理上位于表皮真皮交界或者真皮内的色素失禁或噬色素细胞增多。若病理改变位于表皮真皮交界处，皮肤镜下呈棕色，例如叶状结构，轮辐状结构，同心性小球及多发聚焦小点，提示病理类型可能是浅表型或浸润型；若病理改变位于真皮深层，皮肤镜下呈蓝灰色，例如蓝灰色卵圆巢、蓝灰色小球，提示病理类型可能是结节型。

皮肤镜诊断要点

◆ 基底细胞癌的皮肤镜下主要有 13 种基本表现：树枝状血管；细短毛细血管；叶状结构；轮辐状结构；蓝灰色卵圆巢；蓝灰色小球；聚集性小点；同心环状结构；溃疡；多发浅表糜烂；亮红白色无结构区；亮白色条纹 / 蝶蛹样结构；多发聚集黄白色小球。

◆ 不同亚型的基底细胞癌具有各自的皮肤镜下特征。

（二）超声影像表现（图6-63D、E）

1. 高频超声表现

（1）位于表皮及真皮层的低回声结构，表面隆起，无异常角化，但可由于破溃出血表现为表皮回声中断，结痂可形成类似角化的粗大强回声区伴声影。

（2）可呈结节状膨胀生长，部分可为不规则形，病灶常边界欠清，有时可向下侵犯皮下组织。

（3）病灶内可见散在或簇状分布的点状强回声，与病灶内的钙化、角囊肿或癌巢中心的凋亡细胞团相关（图6-63D）。部分病灶可见内部无回声区（图6-63E）。以上两种表现具有特征性。

（4）彩色多普勒超声表现：病灶内可见丰富的血流信号。

（5）浅表型基底细胞癌不同于经典型，常表现为位于表皮和真皮浅层的匐匍形低回声结构，表面平坦，无异常角化，形态规则，边界清楚，内部回声均匀，彩色多普勒超声显示病灶内无或稀疏的血流信号（图6-64D）。

2. 高频超声对良恶性鉴别诊断及复发风险预测

与大多数良性病变相比，基底细胞癌更倾向于形态不规则、边界不清且累及皮下组织，有时可见特异性的内部无回声区和表皮回声中断。同时，形态不规则、边界不清、侵犯皮下组织及点状高回声也是预测复发高风险型基底细胞癌的重要表现，研究显示≥7个点状高回声对于预测基底细胞癌复发的敏感性为79%、特异性为53%。

超声诊断要点

■ 高频超声显示表皮及真皮层内的低回声结构，呈结节状膨胀性生长，病灶内可见特征性的散在或簇状分布的点状强回声及内部无回声区。

■ 高频超声显示病灶形态不规则、边界不清、侵犯皮下组织、内部无回声区及表皮回声中断均有助于与良性病变鉴别。

■ 彩色多普勒超声可显示部分病灶内丰富的血流信号。

■ 高频超声显示病灶形态不规则、边界不清、侵犯皮下组织、点状高回声数量≥7个是复发的高危因素。

（三）皮肤反射式共聚焦显微镜表现（图6-63F、G）

1. 表皮紊乱，真皮内拉长的单一形态细胞核的出现。

2. 长细胞核沿着同一方向轴极化，常表现为结节状、轮辐状、条索状或栅栏状排列，其中有较多的高折光的色素团块、树枝状细胞，噬色素细胞聚集这一特点和组织病理学上非典型的基底样细胞聚集成结节、小叶、岛状、条索状有很高的对应关系。

3. 真皮内明显的炎症细胞浸润，血管扭曲、扩张、充血。

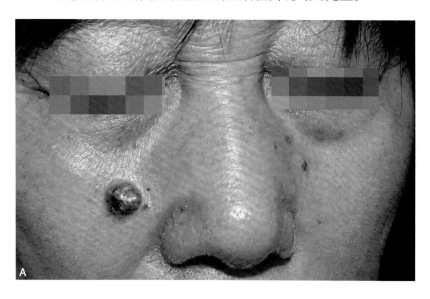

图6-63A. 结节型基底细胞癌临床表现。

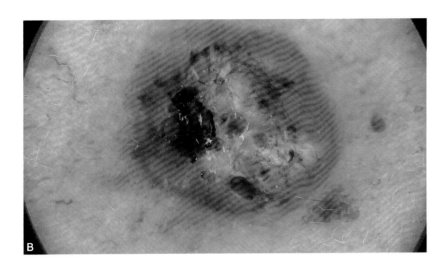

图 6-63B. 皮肤镜表现：皮损中央溃疡，有亮白色条纹、分支状血管、蓝灰色卵圆巢、蓝灰色小球（×40）。

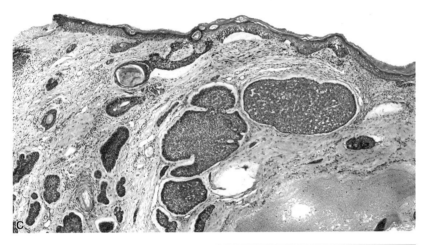

图 6-63C. 组织病理表现：表皮萎缩，真皮内可见基底样细胞肿瘤团块，周边细胞排列呈栅栏状，肿瘤团块周边有收缩间隙（苏木精 - 伊红染色，×40）。

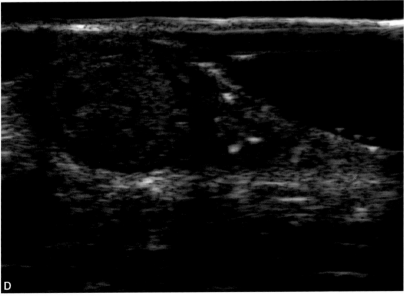

图 6-63D. 20MHz 高频超声表现：位于表皮及真皮层内的不均匀低回声结构，呈结节状膨胀生长，边界欠清，病灶内可见点状强回声及无回声区。

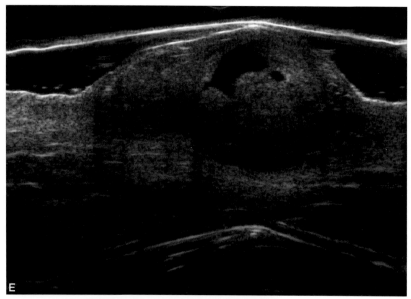

图 6-63E. 50MHz 高频超声表现：表皮及真皮层内的低回声结构，局部表皮回声中断，病灶呈结节状膨胀生长，边界欠清，病灶内可见片状无回声区。

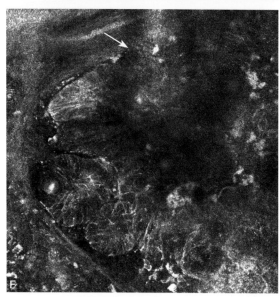

图 6-63F. RCM 表现：明显炎症细胞浸润，肿瘤内部及周围聚集有炎症细胞（白色箭头）。

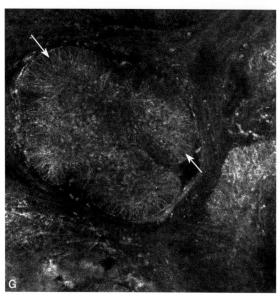

图 6-63G. RCM 表现：肿瘤呈岛状，可见拉长的单一形态细胞核沿同一方向轴极化出现，呈轮辐状、条索状排列（白色箭头）。

图 6-63   结节型基底细胞癌典型表现

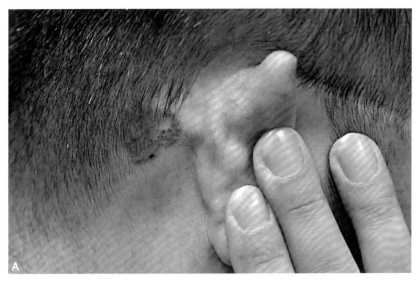

图 6-64A. 患者右耳后可见一褐色斑块。

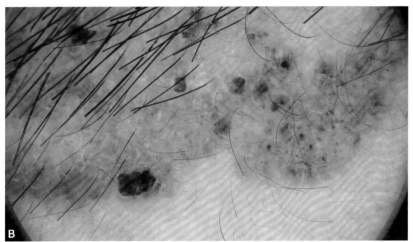

图 6-64B. 皮肤镜下可见多发浅表糜烂及结痂、轮辐状结构、同心环结构、细短毛细血管扩张（×20）。

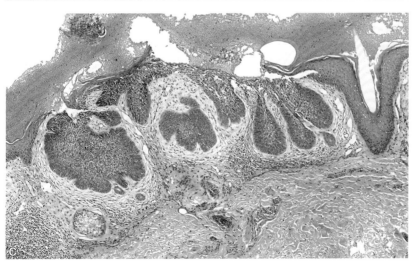

图 6-64C. 组织病理可见与表皮相连的肿瘤细胞团块，肿瘤细胞嗜碱性，周边排列成栅栏状（苏木精-伊红染色，×100）。

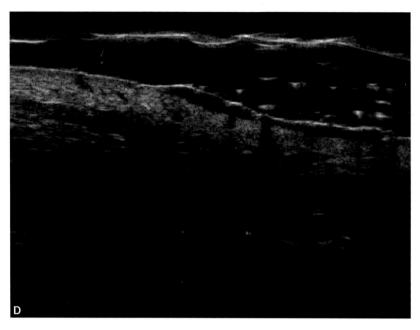

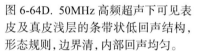

图 6-64D. 50MHz 高频超声下可见表皮及真皮浅层的条带状低回声结构，形态规则，边界清，内部回声均匀。

图 6-64　浅表型基底细胞癌病例

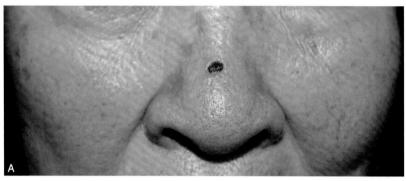

图 6-65A. 患者鼻部可见一暗红色丘疹。

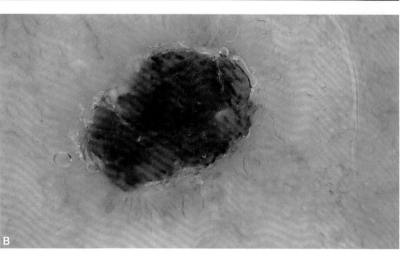

图 6-65B. 皮肤镜下可见中央溃疡，皮损周围可见分支较少的纤细分支状血管、亮白色条纹和蓝灰色小点，呈"星状模式"排列（×40）。

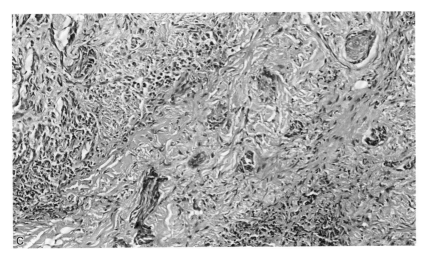

图 6-65C. 组织病理示真皮中深层小灶状基底样细胞团块，周围有人工裂隙、纤维组织增生及淋巴细胞浸润（苏木精 - 伊红染色，×400）。

图 6-65　浸润型基底细胞癌病例

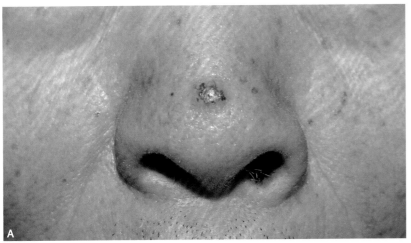

图 6-66A. 患者鼻部可见一棕色小丘疹。

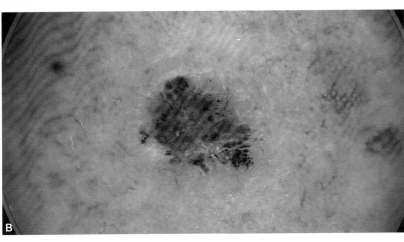

图 6-66B. 皮肤镜下可见蓝灰色卵圆巢，蓝灰色小球，树枝状血管，边缘有亮白色条纹（×40）。

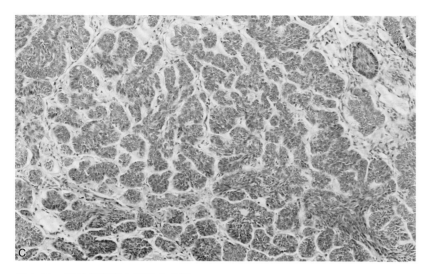

图 6-66C. 组织病理示小的基底细胞样细胞巢分布于真皮内,周围人工裂隙不明显(苏木精-伊红染色,×100)。

图 6-66 微结节型基底细胞癌病例

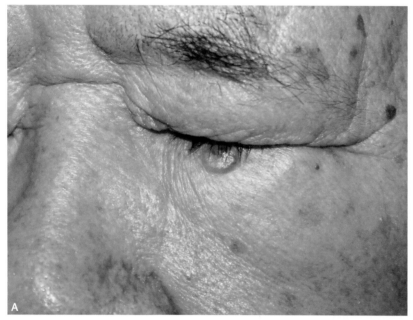

图 6-67A. 患者左下眼睑可见一暗红色斑块。

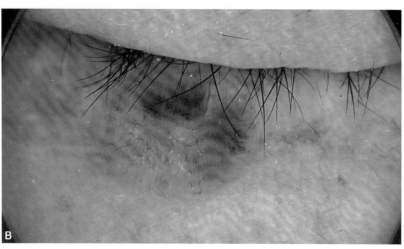

图 6-67B. 皮肤镜下可见树枝状血管,亮白色条纹,叶状结构和蓝灰色小球(×20)。

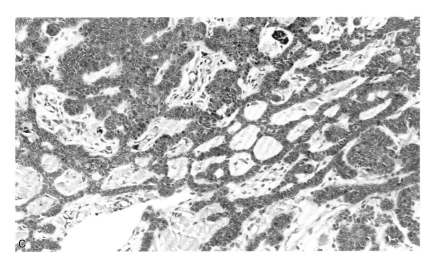

图 6-67C. 组织病理示真皮内条索状基底样细胞团块（苏木精 - 伊红染色，×100）。

图 6-67 腺样型基底细胞癌病例

总结

- 基底细胞癌是皮肤科最常见的非黑素细胞性恶性肿瘤。
- 临床表现为表面光亮、具有珍珠样隆起边缘的圆形斑片，可以表现为淡红色珍珠样丘疹、结节或斑块。
- 皮肤镜下主要有 13 种基本表现，不同亚型的基底细胞癌具有各自的皮肤镜下特征。
- 散在或簇状分布的点状强回声及内部无回声区是基底细胞癌的特征性高频超声表现，结合形态不规则、边界不清，且累及皮下组织及表皮回声中断等表现，可与良性病变鉴别，并判断其复发风险。
- RCM 可见单一形态细胞核，长细胞核沿着同一方向轴极化，明显的炎症细胞浸润，血管扭曲、扩张、充血对早中期基底细胞癌的诊断具有一定的价值。

五、鳞状细胞癌

鳞状细胞癌（squamous cell carcinoma）是起源于表皮或附属器角质形成细胞的恶性皮肤肿瘤。鳞状细胞癌可原发，也可发生于累及皮肤的癌前疾病的基础上，或由各种癌前疾病发展而来。发病机制尚未明确，可能与紫外线、化学因素、免疫抑制等因素有关。

【临床表现】

本病主要发生于老年人，男性多于女性。好发于头皮、面、颈和手背等暴露部位，少数为非暴露部位。多继发于原有皮肤疾病的皮损之上，很少发生于正常皮肤。早期表现为浸润型斑片，可发展为质地坚硬的斑块、结节、疣状损害和肿瘤，有时角化明显进展迅速，基底部浸润明显，界限不清，皮损可有糜烂、破溃和溃疡（图 6-68A，图 6-69A，图 6-70A）。侵犯深部组织后可有疼痛。鳞状细胞癌较易沿淋巴管转移，局部淋巴结常有肿大，晚期患者可有全身症状。

【皮肤多维度影像特征】

（一）皮肤镜表现

1. **高分化鳞状细胞癌** 中央黄白色角质物，周围袢状、不规则线状、盘绕状血管，不规则分布，珍珠样结构，若由光线性角化病发展而来，可见光线性角化病的皮肤镜下表现（图 6-68B、C）。

2. **中分化鳞状细胞癌** 皮肤镜下外周袢状血管和弥漫黄色至浅棕色无结构区域更常见，常伴有较大溃疡，仍可见珍珠样结构。

3. **低分化鳞状细胞癌** 常缺乏角化结构，表现为红色背景上大量细小线状血管、袢状血管和盘绕状血管的多形性血管模式（＞50% 皮损面积），偶尔可见外周白色无结构区域，是重要的诊断线索（图 6-69B、C）。

4. **色素性鳞状细胞癌** 弥漫均质性蓝色色素沉着，不规则分布的蓝灰色颗粒，溃疡时可见深棕色或黑色结痂，由于色素沉着，皮肤镜下常无法观察到血管结构。

5. 唇部鳞状细胞癌（常发生于下唇）　表现为溃疡、鳞屑，散在分布的细小多形性血管，红色或黄白色结构（图 6-70B）。

6. 甲鳞状细胞癌　纵行甲黑线或甲红线，不规则出血和片状出血。

鳞状细胞癌皮肤镜表现与组织病理的对应关系：珍珠样结构对应于组织病理上的角珠，高分化鳞状细胞癌中可见较多角珠。

> **皮肤镜诊断要点**
> ◆ 主要的共同的皮肤镜下特征有中央黄白色角质物，周围袢状、不规则线状、盘绕状血管不规则分布，珍珠样结构和溃疡等。
> ◆ 不同分化程度、不同类型的鳞状细胞癌表现有差异。中分化鳞状细胞癌外周血管和无结构区域更常见；低分化鳞状细胞癌常缺乏角化结构；色素性鳞状细胞癌色素结构明显，常无血管结构。
> ◆ 特殊部位的鳞状细胞癌：唇部（常发生于下唇）表现为溃疡、鳞屑，散在分布的细小多形性血管，红色或黄白色结构；甲部表现为纵行甲黑线或甲红线，不规则出血和片状出血。

（二）组织病理表现

肿瘤多与表皮相连，不典型角质形成细胞向真皮内侵袭性生长，细胞具有明显异型性，可见角珠及角化不良细胞（图 6-68D）。

（三）高频超声表现

1. 高频超声可显示鳞状细胞癌病灶的浸润深度，辅助判断浸润范围，为鳞状细胞癌与其癌前或原位病变（光线性角化病、鲍恩病）的鉴别提供信息。此外，由于鳞状细胞癌较易沿淋巴管转移，常规超声还有助于判断淋巴结转移情况。

2. 早期表现为表皮下片状浸润型病灶，病灶呈低回声，自表皮浸润至皮下组织，边界不清，内部回声欠均匀。突出的特点是基底部不规则向深层浸润。

3. 进展期表现为不规则的肿块，病灶呈低回声，突出于皮肤表层，形态不规则，边界不清，基底部不平整，向深层浸润，可达皮下组织。部分病灶内可形成溃疡（病灶表面不光滑，出现凹陷部分），可见角质层剥离（较厚的高回声缺失）或表面角化过度（图 6-68E）。

4. 由于角化明显，鳞状细胞癌声像图可出现肿块后方回声衰减，可能会影响对肿瘤浸润深度的准确判断。

5. 彩色多普勒血流显像：由于鳞状细胞癌通常有多个血管蒂，表现为不规则穿入型血流，或肿瘤内部不规则血流信号。

> **高频超声诊断要点**
> ■ 病灶呈低回声，片状或形成肿块，基底部不规则向深层浸润可达皮下组织。
> ■ 病灶表层可形成溃疡，可见角质层剥离（较厚的高回声缺失）或表面角化过度。

（四）皮肤反射式共聚焦显微镜表现（图 6-71）

1. 表皮被严重破坏，结构紊乱。

2. 可见多形性角化过度、角化不全。

3. 表皮可见许多高折光性、圆形至卵圆形（类似于炎症细胞的结构）、多形性非典型细胞。

4. 有时与光线性角化病难以区分，需行皮肤组织病理检查以明确诊断。

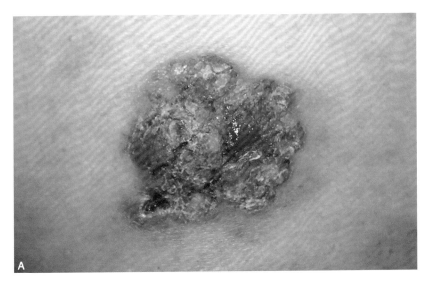

图 6-68A. 患者腹部糜烂性红斑,上覆黄色痂皮和暗红色血痂。

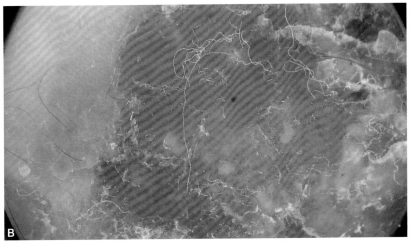

图 6-68B. 皮肤镜下可见红色背景,糜烂,黄白色角质物及鳞屑(×20)。

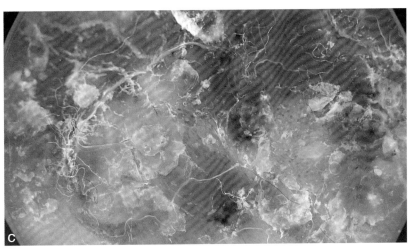

图 6-68C. 皮肤镜下可见红色背景,片状出血,角化性鳞屑和结痂,散在的白色无结构区,伴有袢状、不规则线状等多形性血管(×20)。

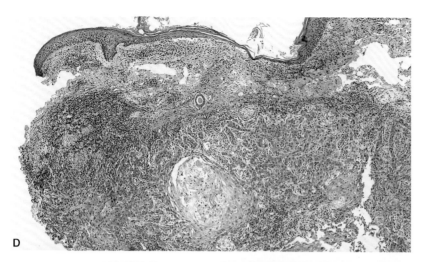

图 6-68D. 组织病理示皮内鳞状细胞团块，细胞异型性明显，角珠形成（苏木精 - 伊红染色，×40）。

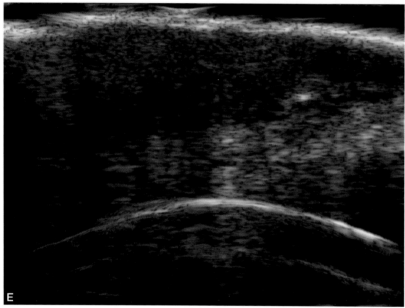

图 6-68E. 20MHz 高频超声下病灶呈低回声，突出皮肤表面不明显，主要表现为向深层浸润。

图 6-68　鳞状细胞癌病例 1

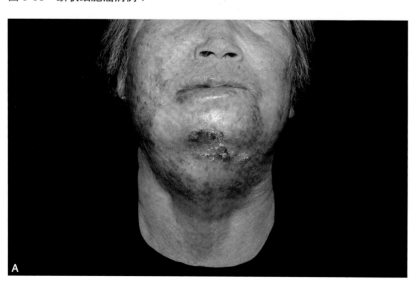

图 6-69A. 患者下颌红色肿物，伴溃疡结痂。

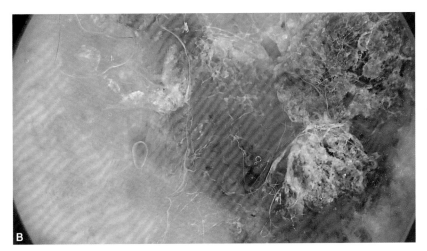

图 6-69B. 皮肤镜下可见白色和红色
无结构区，出血、糜烂和结痂，角化性
鳞屑和突起明显（×20）。

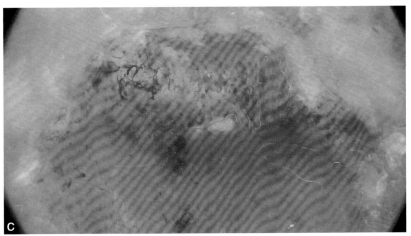

图 6-69C. 皮肤镜下可见大片溃疡，
周围白色无结构区，袢状血管和盘绕
状、不规则线状血管和出血（×20）。

图 6-69 鳞状细胞癌病例 2

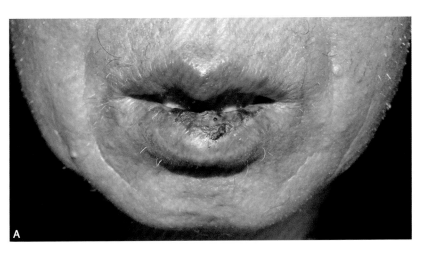

图 6-70A. 患者下唇部暗红色不规则
斑片，伴糜烂、结痂。

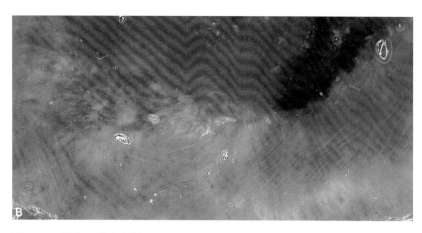

图 6-70B. 皮肤镜下可见溃疡、鳞屑，散在分布的细小多形性血管，红色或黄白色结构（×20）。

图 6-70   鳞状细胞癌病例 3

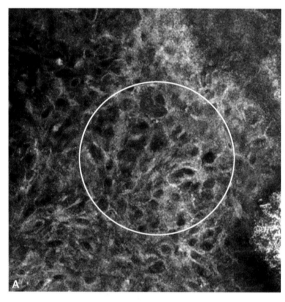

图 6-71A. RCM 下可见角质形成细胞排列紊乱，可见不典型细胞（白色圆圈）。

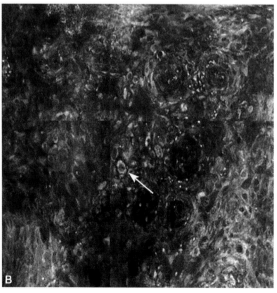

图 6-71B. 表皮结构紊乱，可见较多非典型细胞（白色箭头）。

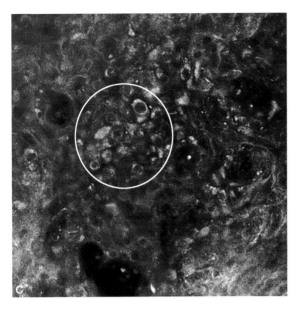

图 6-71C. 真皮可见不典型角质形成细胞的非典型增生聚集（白色圆圈）。

图 6-71 鳞状细胞癌 RCM 表现

【鉴别诊断】

1. **角化棘皮瘤** 通常表现为 1～2cm 的圆顶状或火山口样结节并伴中央角化过度。皮肤镜下表现为中央黄白色无结构角质物,角化鳞屑,周围袢状、不规则线状、盘绕状血管,血管粗大,较少分支,血管周围可见白晕,珍珠样结构及白晕:黄色不透明中心及周围白晕和血痂。皮肤镜无法区分角化棘皮瘤和高分化结节型鳞状细胞癌,需要结合临床及组织病理等其他资料明确诊断。

2. **无色素性黑色素瘤** 皮损常为粉色至红色结节,可出现溃疡或出血,生长迅速。皮肤镜下可表现为负性色素网,亮白色条纹,乳红色区域和更多突出的多形性不典型血管结构。多种血管结构对无色素性黑色素瘤具有提示意义。

3. **乳房外佩吉特病** 皮损表现为界限清楚的红色斑块,可有白色鳞屑及糜烂,呈草莓和乳酪样外观。皮肤镜下可表现为乳红色区域,浅表鳞屑,点状、球状、不规则线状等多形性血管,亮白色条纹和白色无结构区等。

总结

- 鳞状细胞癌是起源于表皮或附属器角质形成细胞的恶性皮肤肿瘤。
- 临床多表现为在原有皮损基础上,出现外生性生长的结节、斑块或肿物。
- 皮肤镜下主要的共同特征有:中央黄白色角质物,周围袢状、不规则线状、盘绕状不规则分布的血管结构,珍珠样结构和溃疡等。
- 不同分化程度、不同类型的鳞状细胞癌皮肤镜下表现有差异。特殊部位的鳞状细胞癌的皮肤镜表现有各自的特点。
- 高频超声可显示鳞状细胞癌病灶的浸润深度,辅助判断其浸润范围,为鉴别诊断提供信息。常规超声还有助于判断淋巴结转移情况。
- RCM 鳞状细胞癌成像需注意与光线性角化病成像相区别,鳞状细胞癌较光线性角化病的角质层破坏更完全,部分较难区别的病例以组织病理检查结果为准,RCM 成像可以对鳞状细胞癌进行更准确地术前评估。

六、恶性黑色素瘤

恶性黑色素瘤(malignant melanoma)是黑素细胞来源的一种高度恶性的肿瘤,占皮肤恶性肿瘤的第 3 位。由于其发病率和死亡率近年来不断增高,引起了皮肤科医师越来越多的重视。早期诊断可以使恶性黑色素瘤患者得到早期干预,延长生存期。恶性黑色素瘤的发病机制尚未完全明确,可能与种族及遗传、创伤、刺激、日光和免疫等因素有关。

【临床表现】

1. 组织病理分型　原发性皮肤恶性黑色素瘤主要有四种组织病理学类型。

(1)恶性雀斑样痣黑色素瘤:好发于老年人曝光部位,大多数位于面部,尤其是面颊、鼻部和颈部,表现为非对称、边缘不规则片状色素斑,呈黄色、褐色、棕色或黑色,一般不隆起,逐渐向周围扩大,发生侵袭性生长时可出现结节(图6-72A)。

(2)浅表扩散性黑色素瘤:好发于男性躯干和女性下肢,约1/2的病例在已有色素痣的基础上形成。初起为无症状的棕褐色至黑色斑,颜色不均匀,边界不规则且色素不均匀。

(3)肢端雀斑样痣黑色素瘤:好发于老年人,发生于无毛区的手掌、足底皮肤及指(趾)甲处,表现为不对称、灰色或黑色的不均匀斑疹,具有不规则的锯齿状边界(图6-73A,图6-75A)。

(4)结节性黑色素瘤:以躯干、头部和颈部最常见,可以发生在身体的任何部位。通常表现为单发蓝色至黑色,或粉色至红色的结节,可能出现溃疡或出血,在数月内迅速进展(图6-74A)。

除此之外,恶性黑色素瘤还有其他少见的特殊类型,如无色素性黑色素瘤、结缔组织增生性黑色素瘤等。

2. 近年来有研究发现各型恶性黑色素瘤的不同特点与其不同的基因变异有关,根据NCCN-2017恶性黑色素瘤指南,将恶性黑色素瘤分为四型。

(1)慢性日光损伤型:由长期阳光暴露诱导所致,存在明显的日光性弹性组织变性。

(2)非慢性日光损伤型:并非由长期阳光暴露诱导所致。

(3)肢端型:恶性黑色素瘤位于足底、手掌或甲下。

(4)黏膜型:恶性黑色素瘤位于黏膜。

【皮肤多维度影像特征】

(一)皮肤镜表现

恶性黑色素瘤皮肤镜下常见特征有:不典型色素网,不规则条纹(伪足和放射状线),负性色素网,亮白色条纹(晶状体结构),不规则点和球,不规则污斑,周边褐色无结构区域,蓝白幕,退行性结构(瘢痕样色素脱失和/或胡椒粉样颗粒),不典型血管结构。

不同类型的恶性黑色素瘤的皮肤镜下特征不同。

1. 慢性日光损伤型恶性黑色素瘤　主要为恶性雀斑样痣黑色素瘤。

(1)常见特征:毛囊开口处有不对称色素沉着,环状颗粒状模式,附属器开口周围有聚集的点和短线、多角线,可见菱形结构、暗色污斑(又称均质模式)(图6-72B)。

(2)少见特征:①皮肤镜下的暗色结构,为肉眼不易看到,但在皮肤镜下可以看到的棕色或灰色斑片;②靶样结构,即色素沉着的毛囊开口深色环中央出现一个深色小点;③红色菱形结构,为使毛囊开口彼此分隔开的菱形血管结构;④血管性网格增加,为比周围正常皮肤密度增加的血管性网络。

2. 非慢性日光损伤型恶性黑色素瘤

(1)浅表扩散性恶性黑色素瘤:皮肤镜下可见多种颜色,不典型色素网,负性色素网,亮白色条纹(晶状体结构),不规则污斑,不规则条纹(伪足和放射状线),蓝白幕,退行性结构(瘢痕样色素脱失和/或胡椒粉样颗粒),周边不规则点/球,周边褐色无结构区和不典型血管结构。

(2)结节性恶性黑色素瘤:色素性结节性恶性黑色素瘤,皮肤镜下可见多种颜色,蓝白幕,亮白色条纹,不典型血管结构和无结构区域(图6-74B、C)。

(3)无色素性或低色素性恶性黑色素瘤:皮肤镜下可见负性色素网,亮白色条纹,乳红色区域和更突出的多形性不典型血管结构。

3. 肢端型恶性黑色素瘤

(1)非指(趾)甲部位肢端黑色素瘤:皮肤镜下可见皮嵴平行模式,不规则弥漫性色素沉着,多组分模式(图6-73B、C)。另一诊断法则为BRAAFF量表,不规则污斑(+1),皮嵴平行模式(+3),结构不对称(+1),颜色不对称(+1),皮沟平行模式(-1),纤维状模式(-1),若总分≥1则归为可疑性皮损。

（2）甲下黑色素瘤：皮肤镜下表现为棕褐色背景上出现不规则条带（最常见），可呈近端宽、远端变窄的特点；Hutchinson 征，即甲襞和甲周皮肤色素沉着；微 Hutchinson 征，即肉眼不可见但皮肤镜下可见的 Hutchinson 表现；甲板破坏，远端裂隙（图 6-75B、C）。皮肤镜测评法，一项阳性得 2 分（①背景存在多种颜色；②不规则线或条带；③伴皮嵴平行模式的 Hutchinson 征），3 分以上者怀疑为甲下黑色素瘤。

（3）黏膜恶性黑色素瘤：早期皮损可见无结构区和灰色区域；晚期皮损为多组分模式，即结构不对称、多种颜色（白色、红色、浅棕色、深棕色、蓝灰色）、蓝白幕、不规则污斑、不规则条纹和退行性结构等。

皮肤镜诊断要点

◆ 恶性黑色素瘤皮肤镜常见的特征有：不典型色素网，不规则条纹（伪足和放射状线），负性色素网，亮白色条纹（晶状体结构），不规则点和球，不规则污斑，周边褐色无结构区域，蓝白幕，退行性结构（瘢痕样色素脱失和／或胡椒粉样颗粒），不典型血管结构。

◆ 不同类型的恶性黑色素瘤皮肤镜下的特征有所不同。

（二）组织病理表现

基底层可见分散或巢状分布的异型黑素细胞，沿水平和垂直方向扩展，向表皮各层生长，或向下达到真皮或皮下组织。肿瘤细胞呈明显异型性，细胞大小、形态不一，胞核大，可见到核分裂及明显核仁，大部分肿瘤细胞胞质内含有色素颗粒。肿瘤细胞形态可呈多样性，以梭形细胞和上皮样细胞为主。免疫组化示 S-100、HMB45 和 Melan A 阳性（图 6-73D、E）。

（三）超声检查流程、注意事项及影像表现

原发性恶性黑色素瘤是皮肤恶性肿瘤中恶性程度最高者，死亡率高，复发率高。原发病灶的厚度（Breslow 厚度）、浸润程度（Clark 分级）（表 6-1、表 6-2）、病灶的微血管密度、卫星灶及远处转移灶与原发灶之间的距离，以及前哨淋巴结状态是黑色素瘤患者重要的生存预测指标。高频超声可无创、便捷、准确地显示病灶的浸润水平和浸润深度，探查卫星灶、远处转移灶及前哨淋巴结情况对于病灶的分期、治疗方案的选择、前哨淋巴结诊断活检及疗效评估等方面有着重要意义。

表 6-1　恶性黑色素瘤浸润水平的 Clark 分级

浸润水平分级／级	分级标准
Ⅰ	原位黑色素瘤
Ⅱ	单个细胞或小癌巢侵犯至真皮乳头层，但未充满整个乳头层
Ⅲ	肿瘤充满整个真皮乳头层
Ⅳ	肿瘤侵入真皮网状层，但仍局限在真皮层
Ⅴ	肿瘤浸润皮下脂肪层

表 6-2　恶性黑色素瘤的 Breslow 厚度与生存率

Breslow 厚度 /mm	近似 5 年生存率 /%	Breslow 厚度 /mm	近似 5 年生存率 /%
<1.0	95～100	2.1～4.0	60～75
1.0～2.0	80～96	>4.0	37～50

1. 超声检查流程及注意事项　对原发灶本身进行扫查时，应避免对病灶加压，减少对病灶厚度测量的误差。对于无法显示病灶后缘的较厚病灶，可换用频率较低、穿透力较高的探头。应关注病灶的形态、边缘、厚度、组织浸润深度、内部回声及血流信号分布。由于恶性黑色素瘤易沿着淋巴管进行转移，应沿着淋巴管的方向寻找卫星灶及远处转移灶。首先扫查病灶周围 2～3cm 处，观察有无卫星灶（距原发肿瘤 ≤20mm）；再扫查病灶周围 10cm 处，观察有无远处转移灶（距原发肿瘤 >20mm）。宽景成像对测量多个病灶间的距离有重要作用。病灶厚度 >1mm 者需要进行前哨淋巴结检测，超声应沿淋巴引流区域寻找有

无转移的淋巴结。当原发性黑色素瘤位于头或颈部时,应检查颈部及双侧锁骨上淋巴结。当原发性黑色素瘤位于上肢和躯干上部时,应检查锁骨上、下淋巴结。当原发性黑色素瘤位于四肢时,应检查腋窝、腹股沟区淋巴结。对于术后复发风险较高的患者应进行密切的术后随访,最初应在术后 3～6 个月进行随访复查,此后应每年进行定期复查,超声可用于随访监测原发肿瘤区域(瘢痕周围半径 10cm 范围内)及区域淋巴结的情况。

2. 超声影像表现

(1)恶性黑色素瘤的超声表现:由于黑色素几乎不反射声束,恶性黑色素瘤高频超声常表现为均匀的极低回声,有时可伴有后方回声增强,边界清楚,呈椭圆形或梭形(图 6-73F、G)。在彩色多普勒超声上可见不同程度的血流信号,通常血流信号丰富,常由基底部穿入病灶。肿瘤若向深部浸润可表现为深部边缘不规则,溃疡病灶可表现为表皮回声不规则或不连续,皮下组织回声可增强。

(2)卫星灶、远处转移灶的超声表现:与原发灶表现相似,呈圆形、椭圆形或分叶状,边界清楚,内部呈轻至中度不均匀的低或极低回声,后方回声增强,彩色多普勒超声显示为外周型血流信号,其内血流情况不一,取决于受累程度及转移时间的长短。

(3)前哨淋巴结转移的超声表现:气球状外形,皮质结节状不对称性增厚,髓质高回声消失。超声造影(contrast-enhanced ultrasound, CEUS)可显示病灶内的淋巴管,通过淋巴管可追踪到前哨淋巴结,前哨淋巴结的恶性增强模式为非对称性不均匀增强或增强稀疏。对于黑色素瘤患者的局部皮质增厚的淋巴结,如果能准确判断其是否为前哨淋巴结,就可以减少进行针吸穿刺细胞学检查的淋巴结数量。

超声诊断要点

- 恶性黑色素瘤常表现为均匀的极低回声,有时可伴有后方回声增强,呈椭圆形或梭形,可向深部浸润,可见丰富的血流信号由基底部穿入。
- 卫星灶、远处转移灶的超声表现为圆形、椭圆形或分叶状,边界清楚,内部呈轻至中度不均匀的低或极低回声,后方回声增强,可见外周型血流。
- 前哨淋巴结转移的超声表现为淋巴结气球状增大,皮质不对称性增厚,髓质高回声消失;超声造影增强模式为非对称性不均匀增强或增强稀疏。
- 超声检查在病灶分期、治疗方案选择、前哨淋巴结诊断活检及疗效评估等方面有着重要作用。

(四)皮肤反射式共聚焦显微镜表现(图 6-72C～F)

1. 表皮结构紊乱,蜂窝状结构消失。

2. 表皮浅层见散在、较大、明亮的圆形或椭圆形细胞(佩吉特样细胞)。

3. 基底层异常黑素细胞　在基底层可见大量形态各异的高亮度黑素细胞。

4. 表皮真皮交界紊乱,正常的色素环消失,交界不清,真皮乳头层内大量折光颗粒伴较多的单一核细胞浸润,并有扩张充血的血管。

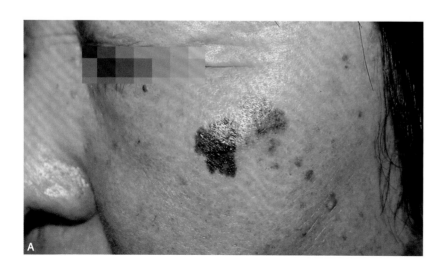

图 6-72A. 恶性雀斑样痣临床表现。

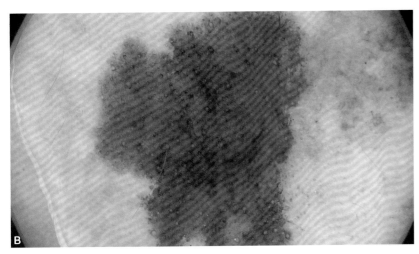

图 6-72B. 皮肤镜表现：不典型色素网，不规则条纹，不规则点和球，不规则暗色污斑，周边褐色无结构区域，毛囊开口处有不对称色素沉着（×20）。

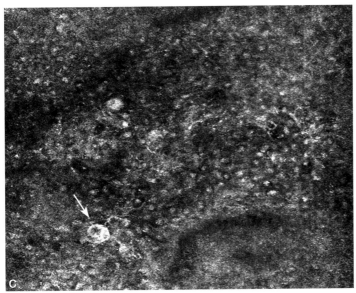

图 6-72C. RCM 表现：表皮浅层见散在、较大、明亮的圆形或椭圆形不规则细胞（佩吉特样细胞）（白色箭头）。

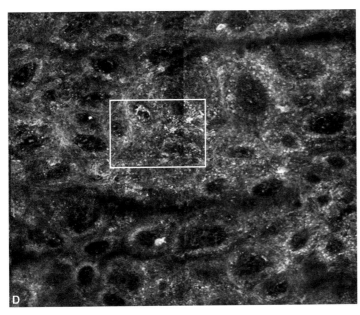

图 6-72D. RCM 表现：表皮真皮交界紊乱，可见无边界的乳头（白色方框）。

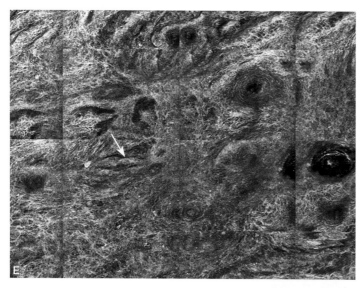

图 6-72E. RCM 表现：表皮真皮交界处可见梭形细胞（白色箭头）。

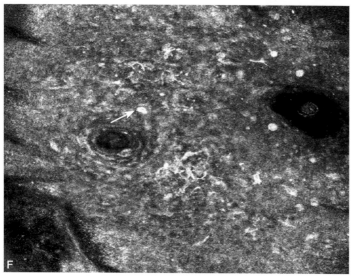

图 6-72F. RCM 表现：基底层可见大量形态各异的高亮度黑素细胞聚集（白色箭头）。

图 6-72　恶性雀斑样痣黑色素瘤典型表现

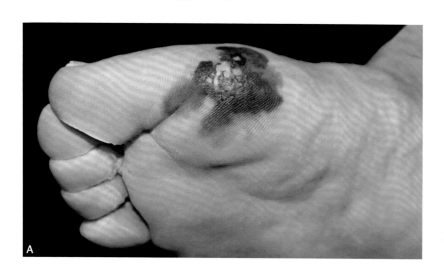

图 6-73A. 患者右足内侧缘可见棕黑色斑块，形状不规则、不对称。

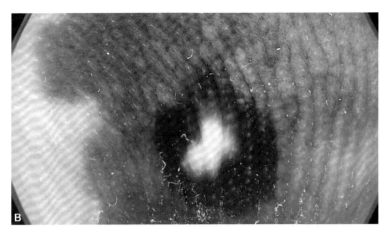

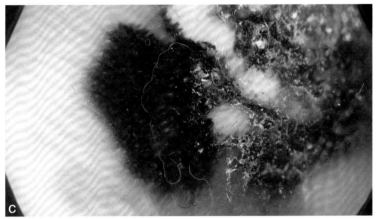

图 6-73B、C. 皮肤镜下可见结构不对称的不规则斑片,为多种颜色、瘢痕样色素脱失的多组分模式(×20)。

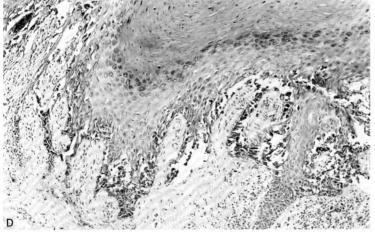

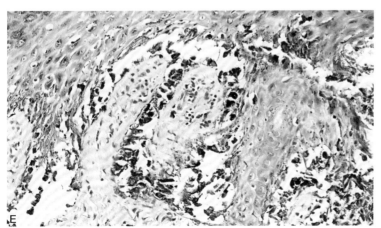

图 6-73D、E. 组织病理示角质层内色素颗粒,棘细胞层不规则增厚,可见佩吉特样细胞,基底细胞层连续分布的异型黑素细胞,真皮乳头层内可见小巢状黑素细胞,散在淋巴细胞及噬色素细胞带状浸润(苏木精-伊红染色,×100,×400)。

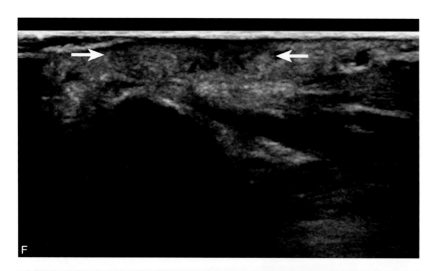

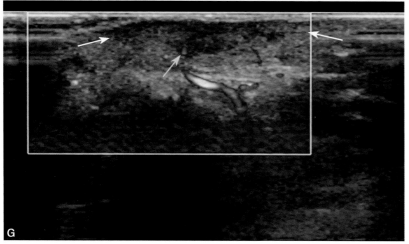

图 6-73F、G. 高频超声下可见皮下纺锤形低回声（白色箭头），深部边缘不规则，侵犯真皮组织，基底部可见点状血流信号（黄色箭头）。

图 6-73 肢端型恶性黑色素瘤病例

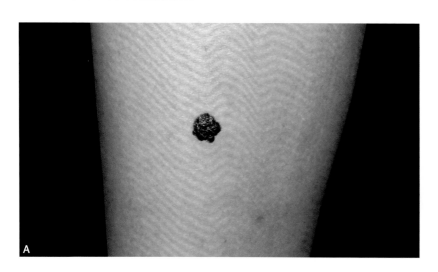

图 6-74A. 患者左小腿可见黑色斑块。

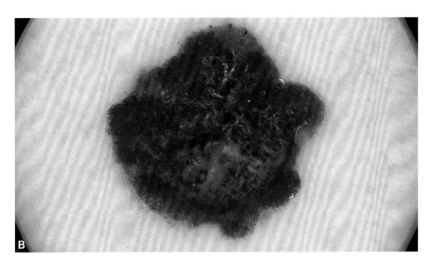

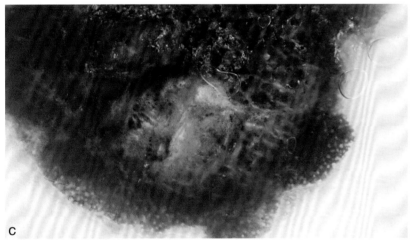

图 6-74B、C. 皮肤镜下可见不对称的多色素结构、周边黑色不规则点 / 球、亮白色条纹、污斑、负性色素网和皮损周边不典型色素网。

图 6-74　结节型恶性黑色素瘤病例

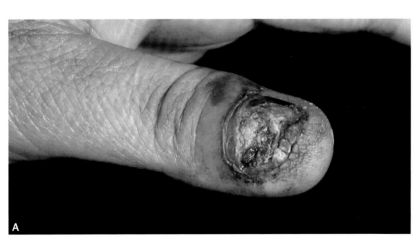

图 6-75A. 患者左手拇指甲板缺失，甲部肿物。

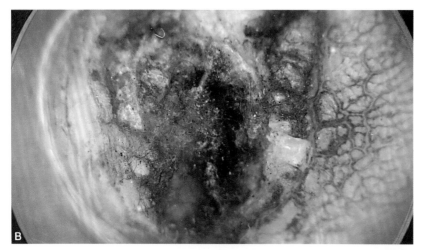

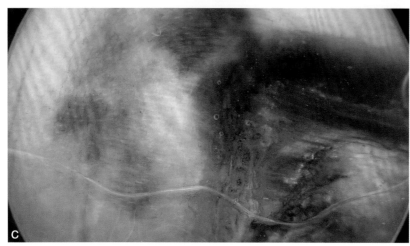

图 6-75B、C. 皮肤镜下可见甲板缺失，存在明显溃疡及黑色污斑；Hutchinson 征(+)，甲襞和甲周皮肤色素沉着，多种颜色不规则分布(×20)。

图 6-75　甲黑色素瘤病例

【鉴别诊断】

1. **色素痣**　常见的皮肤镜模式有网状模式、小球模式、均质模式、星爆状模式、网状模式、纤维模式、皮沟平行模式、双重或多元模式。其形态相对规则、对称，颜色相对单一，大多不超过三种。但临床上仍有不典型模式的色素痣，皮肤镜难以鉴别，需要借助组织病理检查明确诊断。

2. **基底细胞癌**　本病主要需要与色素型基底细胞癌进行鉴别。后者首先需具备 1 个阴性标准，即没有色素网，其次至少包括以下 6 个阳性特征中的 1 个，即大的蓝灰色卵圆巢、叶状结构、轮辐状结构、蓝灰色小球、溃疡和树枝状血管。

3. **脂溢性角化病**　皮肤镜的典型特征为粉刺样开口、粟粒样囊肿及脑回样结构，部分边缘可见虫蚀样改变。色素性脂溢性角化病常表现为黑褐色的均质结构，有时难以与恶性黑色素瘤相鉴别，但脂溢性角化病无蓝白幕、伪足或条纹、色素网这些色素细胞来源肿瘤的特征。

总结

● 恶性黑色素瘤是来源于黑素细胞的恶性肿瘤。

● 皮损常表现为非对称、边缘不规则、颜色不均匀的色素斑片、斑块或结节，可能出现溃疡或出血。

● 不同类型的恶性黑色素瘤皮肤镜下特征有所不同。恶性黑色素瘤皮肤镜常见的特征有：不典型色素网，不规则条纹(伪足和放射状线)，负性色素网，亮白色条纹(晶状体结构)，不规则点和球，不规则污斑，周边褐色无结构区域，蓝白幕，退行性结构(瘢痕样色素脱失和/或胡椒粉样颗粒)，不典型血管结构。

- 超声表现为均匀的极低回声,呈椭圆形或梭形,可向深部浸润,可见丰富血流信号由基底部穿入。超声检查在病灶分期、治疗方案选择、前哨淋巴结诊断活检及疗效评估等方面有着重要作用。
- 恶性黑色素瘤 RCM 与组织病理高度一致,佩吉特样细胞对黑素细胞肿瘤的鉴别非常重要,另外无边界的乳头、表皮真皮交界色素环消失等表现都对恶性黑色素瘤具有诊断价值。

七、原发性皮肤淋巴瘤

原发性皮肤淋巴瘤(primary cutaneous lymphoma)是在明确诊断时没有皮肤外器官受累的,即原发于皮肤的淋巴瘤,在所有结外非霍奇金淋巴瘤中居第二位。主要分为原发性皮肤 T 细胞淋巴瘤和原发性皮肤 B 细胞淋巴瘤。其中,原发性皮肤 T 细胞淋巴瘤约占 75%,原发性皮肤 B 细胞淋巴瘤约占 25%。在本节中主要讨论几类影像特征研究较多的具有损容性特点的原发性皮肤淋巴瘤。

【临床表现】

（一）原发性皮肤 T 细胞淋巴瘤

1. 经典型蕈样肉芽肿　斑片/斑块期蕈样肉芽肿的典型表现为持久的、多灶性、非曝光部位好发的、进行性发展的鳞屑性斑片及斑块,通常伴有瘙痒;晚期蕈样肉芽肿表现为无症状的多灶性坚硬红斑块和蕈样肿物,伴或不伴溃疡(图 6-76A～C)。

2. 亲毛囊性蕈样肉芽肿　本病是一种罕见的蕈样肉芽肿变异型,表现为单发或多发肿胀性、基于毛囊的浸润性炎性斑块、毛囊角化性丘疹、粉刺样病变、丘疹结节和/或沼泽样皮损(图 6-77A)。

3. 淋巴瘤样丘疹病　皮损起初表现为红斑丘疹和/或结节,随后逐渐演变为红棕色丘疱疹、丘疹坏死性或丘疹角化性皮损,不同病程阶段的皮损常同时出现,成群分布于躯干和四肢,也可能累及其他部位。

此外还有一些特殊类型的蕈样肉芽肿变异型[如肉芽肿性蕈样肉芽肿(图 6-78)],以及塞扎里综合征(图 6-79)、皮下脂膜类样 T 细胞淋巴瘤等值得关注。

（二）原发性皮肤 B 细胞淋巴瘤

1. 原发性皮肤滤泡中心性淋巴瘤　常表现为孤立的斑块或结节,多累及躯干或头颈部,多灶性分布少见。

2. 腿型原发性皮肤弥漫大 B 细胞淋巴瘤　常见于老年人,好发于女性,表现为累及下肢的进展迅速的结节。皮损可见于其他部位皮肤,且皮肤外侵袭并不少见。

3. 原发性皮肤边缘区 B 细胞淋巴瘤　为累及躯干和上肢的多发斑片、斑块和/或结节。

【皮肤多维度影像特征】

（一）皮肤镜表现(图 6-76D、E,图 6-78B、C,图 6-77B,图 6-79C、D)

1. 原发性皮肤 T 细胞淋巴瘤

（1）经典蕈样肉芽肿:皮肤镜下最常见的特征为细小的短线状血管,橙黄色斑片,精子样血管。其他特征包括粉色背景、色素结构(包括棕色/蓝灰色小球和棕色多灶状色素沉着)、白色鳞屑、多形性血管结构和紫癜样点(图 6-76D、E)。

（2）亲毛囊性蕈样肉芽肿:皮肤镜下可见扩张的毛囊开口,常为红色,其内充满角质物,伴毛发脱失(图 6-78B)。

（3）淋巴瘤样丘疹病:早期皮损在皮肤镜下可为红色背景上的点状或弯曲/不规则血管和紫癜样点。晚期皮损在皮肤镜下可为中央黄白色区域或黄色/蓝灰色痂皮,周围可有血管结构,白色领圈样脱屑。愈合皮损中常可见到蓝灰色无结构区域。

2. 原发性皮肤 B 细胞淋巴瘤　不同亚型或部位的原发性皮肤 B 细胞淋巴瘤的皮肤镜下特征并无显

著差异。最常见的皮肤镜下特征包括白色环,橙色/橙红色背景/区域,明显的血管结构,主要是线状分支状或线状不规则(蛇形)血管。其他血管形态、白色区域、鳞屑和/或溃疡少见。在临床表现为深在性结节的病例中,皮肤镜下仅表现为红色背景下均匀的粉红色或橙红色区域。

皮肤镜诊断要点

◆ 经典蕈样肉芽肿皮肤镜下最常见的特征为细小的短线状血管、橙黄色斑片和精子样血管。

◆ 亲毛囊性蕈样肉芽肿在皮肤镜下可见扩张的毛囊开口,常为红色,其内充满角质物,伴毛发脱失。

◆ 淋巴瘤样丘疹病早期皮损的皮肤镜下表现为红色背景上的点状或弯曲/不规则血管和紫癜样点,后期皮损的皮肤镜下表现为中央黄白色区域或黄色/蓝灰色痂皮,周围可有血管结构,白色领圈样脱屑。

◆ 不同亚型或部位的原发性皮肤B细胞淋巴瘤的皮肤镜下特征并无显著差异。常见特征为白色环,橙色/橙红色背景/区域,明显的血管结构,主要是线状分支状或线状不规则(蛇形)血管。

(二)组织病理表现(图6-76F~H)

1. 斑片期　可见具有脑回状核的小至中等大小的非典型淋巴细胞亲表皮性浸润,亲表皮的淋巴细胞主要分布于表皮或真皮浅层。非典型淋巴细胞在基底层散在分布或呈列队样排列,细胞周围可见空晕,也可在表皮内形成Pautrier微脓肿,可伴轻度海绵水肿。

2. 斑块期　亲表皮性通常比斑片期更明显,Pautrier微脓肿在本阶段更为常见,真皮浅层可见非典型淋巴细胞呈带状浸润。

3. 肿瘤期　肿瘤细胞具有明显异型性,在真皮内呈弥漫性浸润,可累及皮下脂肪层,可伴有嗜酸性粒细胞、中性粒细胞浸润,在此阶段淋巴细胞亲表皮性可能消失。

目前研究认为大多数MF肿瘤细胞来源于α/β亚群的辅助性记忆T细胞,因此多表达CD3、CD4、CD45RO,不表达CD8。

(三)高频超声表现

早期蕈样肉芽肿的高频超声影像表现是表皮和真皮连接处线样低回声带,内部回声均匀、边界清晰,且低回声带宽度与组织病理上的非典型T淋巴细胞浸润深度有良好的相关性。如果经治疗好转后,该低回声带宽度可变窄、消失。如果病变进展,低回声带宽度增加,边界不清,可见局部延伸浸润至真皮层及皮下组织层。表皮下低回声带与T细胞淋巴瘤的分期具有显著的相关性(图6-76I、J)。

亲毛囊性蕈样肉芽肿高频超声可见表皮真皮交界处皮下低回声带延伸至毛囊周围,呈片状低回声区,边界不清(图6-77C)。部分低回声区内可见点状强回声(直径<5mm),可能与毛囊黏蛋白和钙离子沉积有关。

高频超声诊断要点

■ 早期蕈样肉芽肿的超声表现为表皮真皮交界处低回声带。

■ 晚期蕈样肉芽肿超声可见表皮下低回声带向真皮层、皮下组织层浸润。

■ 亲毛囊性蕈样肉芽肿可见表皮下低回声带浸润至毛囊周围,呈片状低回声。

(四)皮肤反射式共聚焦显微镜表现

1. 表皮浅层内可见圆形中度折光的细胞(图6-76K)。

2. 斑块期RCM的典型改变为:相较周围正常皮肤折光明显较低的区域内,可见较低折光的圆形或卵圆形单一核细胞,对应组织病理学的Pautrier微脓肿(图6-76L)。

3. 真皮浅层单一核细胞浸润(图6-76M)。

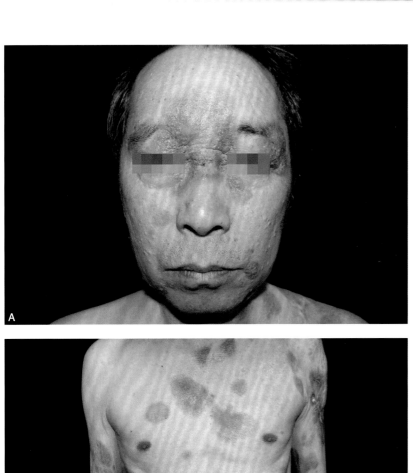

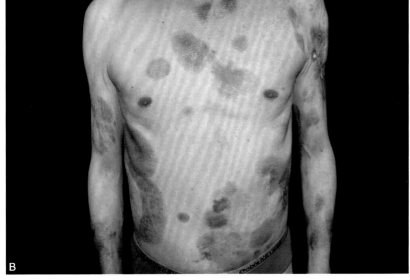

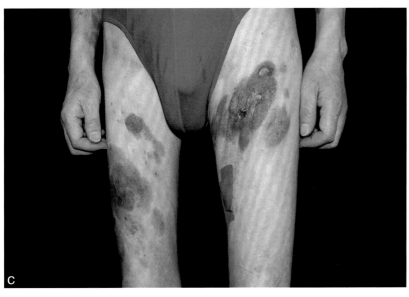

图 6-76A～C. 经典型蕈样肉芽肿临床
表现。

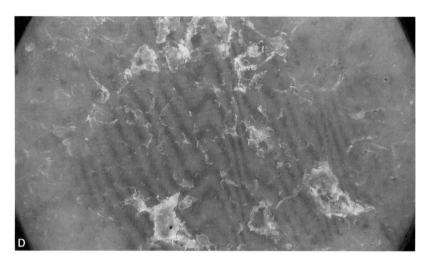

图 6-76D. 皮肤镜表现:红色背景,橙黄色斑片,白色鳞屑,点状、线状、精子样多形性血管,紫癜样点(×20)。

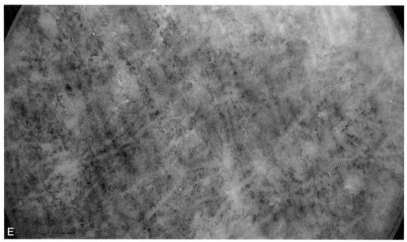

图 6-76E. 皮肤镜表现:红色背景,点状、球状和精子样血管灶状分布,棕色球状、片状色素(×20)。

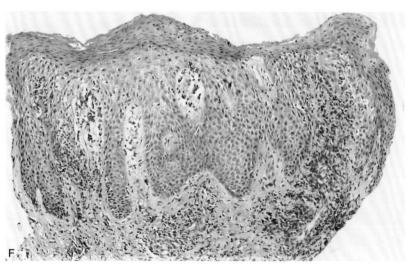

图 6-76F. 组织病理表现:灶状角化不全,棘细胞层增厚,表皮内可见 Pautrier 微脓肿,真皮浅层淋巴细胞近带状浸润(苏木精-伊红染色,×40)。

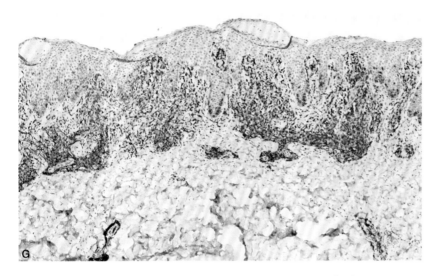

图 6-76G. 免疫组织化学染色显示 CD3+。

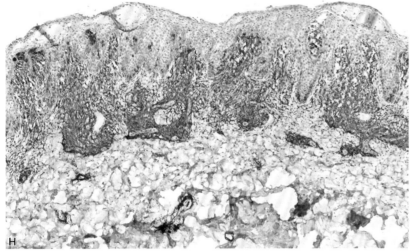

图 6-76H. 免疫组织化学染色显示 CD4+。

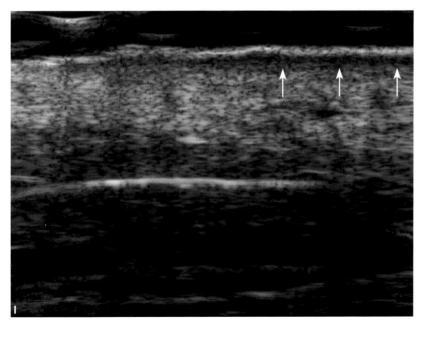

图 6-76I. 20MHz高频超声表现:(斑块期皮损)表皮真皮间带状低回声(白色箭头),边界清晰,内部回声均匀。

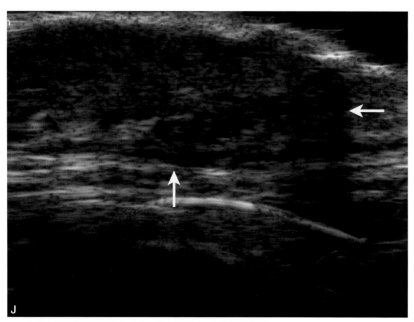

图 6-76J. 20MHz 高频超声表现:(肿瘤期皮损)真皮内结节形低回声结构,边界不清,内部回声不均匀,底部向下浸润至皮下组织(白色箭头)。

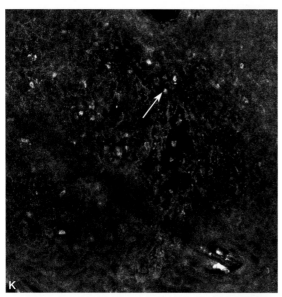

图 6-76K. RCM 表现:表皮内圆形中度折光细胞(白色箭头)。

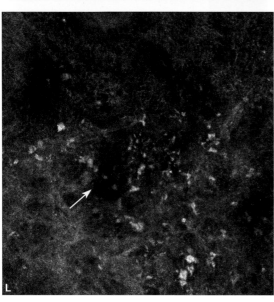

图 6-76L. RCM 表现:在折光较低的区域内可见折光较低的单一核细胞浸润(Pautrier 微脓肿)(白色箭头)。

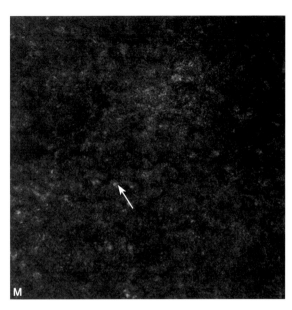

图 6-76M. RCM 表现：真皮浅层单一核细胞浸润（白色箭头）。

图 6-76　经典型蕈样肉芽肿典型表现

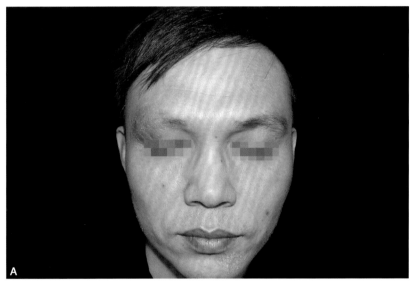

图 6-77A. 患者右侧眉部可见红色肿物伴鳞屑。

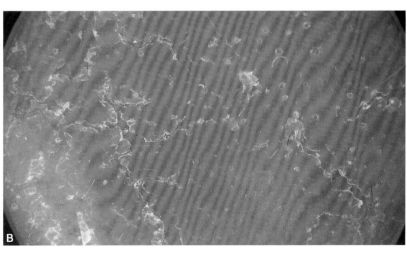

图 6-77B. 皮肤镜下可见红色背景，较多白色鳞屑，点状和球状血管弥漫分布，可见扩张的毛囊开口，内有角质物（×20）。

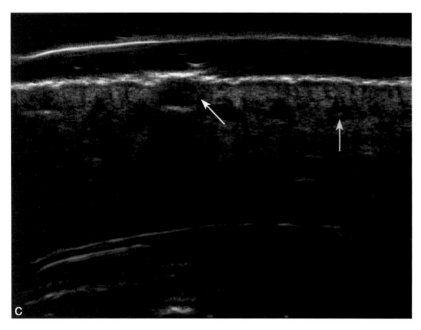

图 6-77C. 50MHz 高频超声下可见表皮下低回声带和毛囊周围低回声区（白色箭头），部分低回声区内可见点状强回声（黄色箭头）。

图 6-77   亲毛囊性蕈样肉芽肿病例

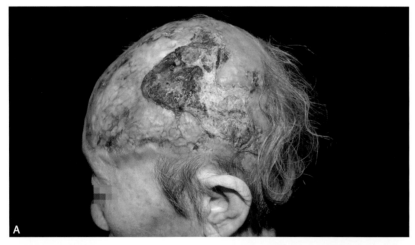

图 6-78A. 患者头顶肿物，中央破溃、糜烂及结痂。

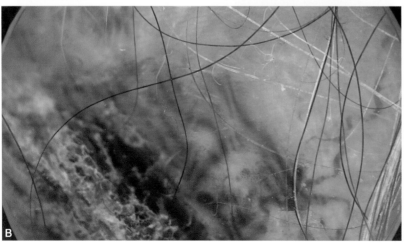

图 6-78B. 皮肤镜下可见粗大的分支状血管，紫红色均质区域、溃疡及结痂。

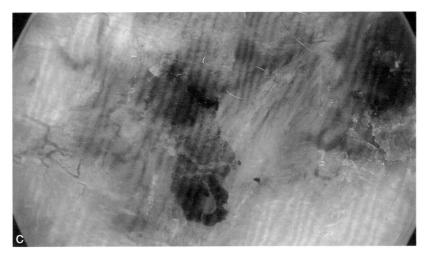

图 6-78C. 皮肤镜下可见粗大的分支状血管，紫红色均质区域，暗红色血痂及黄色结痂（×40）。

图 6-78 肉芽肿性蕈样肉芽肿病例

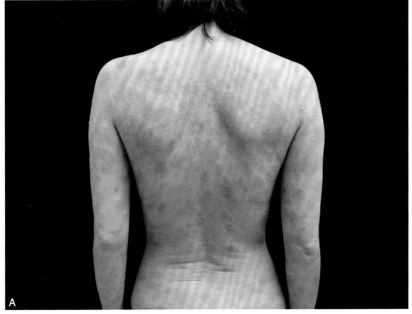

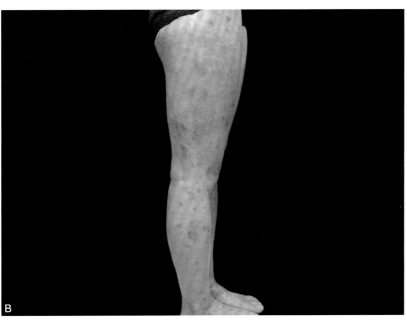

图 6-79A、B. 患者全身皮肤泛发红色斑块伴黄白色鳞屑。

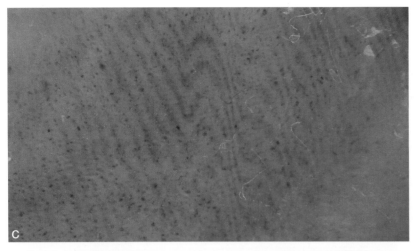

图 6-79C. 皮肤镜下可见红色背景，较多白色鳞屑，不规则分布的点状、球状及精子样血管（×40）。

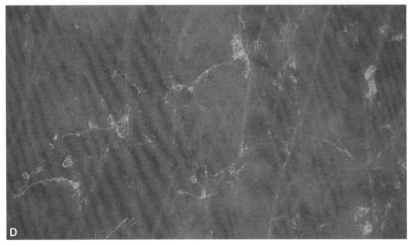

图 6-79D. 皮肤镜下可见红色背景伴白色鳞屑，可见点状及精子样血管（×40）。

图 6-79　塞扎里综合征病例

【鉴别诊断】

1. **湿疹**　根据疾病分期，湿疹分为急性期、亚急性期和慢性期，急性期表现为红斑、水疱、渗出、结痂；慢性期表现为皮肤肥厚、苔藓化和鳞屑。急性期皮肤镜下表现为红色斑片，黄色鳞屑 / 结痂；慢性期皮肤镜下表现为不均匀分布的点状血管，弥漫 / 片状分布的黄色鳞屑，海绵状水疱及暗红色背景。

2. **寻常性银屑病**　早期皮损表现为红色鳞屑性丘疹，聚集形成圆形、卵圆形，上覆有银白色鳞屑的斑块。鳞屑中央具有黏附性，边缘游离。刮除鳞屑后，皮损可见小出血点（Auspitz 征）。皮肤镜下表现为点状、线状弯曲血管，发夹样血管和环状血管，血管结构呈均匀分布，弥漫 / 片状分布的白色鳞屑，其他特征包括亮红色背景和点状出血（Auspitz 征）。

3. **毛发红糠疹**　临床上表现为鳞屑性红斑及正常皮岛，可见毛囊角化性丘疹及掌跖角化，典型皮肤镜表现为中央圆形或椭圆形的黄色区域，外周围绕点状及线状血管，部分圆形区域中央可见毛囊角栓及片状分布的白色鳞屑。

4. **B 细胞型假性淋巴瘤**　常为无自觉症状的单发结节或一组散在分布的结节，偶有瘙痒或疼痛。皮肤镜下可表现为弥漫性或局灶性橙色或橙红色区域，包括线状不规则血管和分支状血管在内的多形性血管和白色区域等。

总结

- 原发性皮肤淋巴瘤是在明确诊断时，没有皮肤外器官受累的，原发于皮肤的淋巴瘤。
- 不同类型原发性皮肤淋巴瘤的临床表现和皮肤镜表现各有特点。
- 经典型蕈样肉芽肿皮肤镜下最常见的特征为细小的短线状血管，橙黄色斑片和精子样血管。
- 亲毛囊性蕈样肉芽肿皮肤镜下可见扩张的毛囊开口，常为红色，其内充满角质物，伴毛发脱失。
- 淋巴瘤样丘疹病早期皮损的皮肤镜下表现为红色背景上的点状或弯曲/不规则血管和紫癜样点，后期皮损的皮肤镜下表现为中央黄白色区域或黄色/蓝灰色痂皮，周围可有血管结构、白色领圈样脱屑。
- 不同亚型或部位的原发性皮肤 B 细胞淋巴瘤的皮肤镜下特征并无显著差异。常见特征为白色环，橙色/橙红色背景/区域，明显的血管结构，主要是线状分支状或线状不规则（蛇形）血管。
- 早期蕈样肉芽肿皮损的高频超声表现为表皮真皮交界处低回声带；随着病变进展，晚期蕈样肉芽肿可见低回声带向真皮层、皮下组织层浸润。
- 亲毛囊性蕈样肉芽肿的高频超声主要表现为累及毛囊周围的片状低回声。
- RCM 是一种客观、方便的辅助手段，可以用来诊断具有特殊特征结构的早期蕈样肉芽肿，可以提高早期蕈样肉芽肿的诊断率。

八、卡波西肉瘤

卡波西肉瘤（Kaposi sarcoma）是一种内皮细胞来源的梭形细胞肿瘤，是多病灶系统性疾病，属于病毒诱导性疾病，人类疱疹病毒 -8 是本病的诱导病毒。卡波西肉瘤的临床变异机制可能与患者免疫状态引起的相关变异有关，具体机制尚待进一步研究。

【临床表现】

卡波西肉瘤主要分为四个临床类型。

1. 慢性或经典型　本型的特征性表现为双下肢末端生长缓慢的蓝红色到紫红色斑片，可融合成较大斑块，也可发展为结节或息肉状肿瘤（图 6-80A～C，图 6-81A～F）。

2. 非洲地方型　具有结节型、鲜红色型、浸润型和淋巴结病型四种亚群。结节型表现与经典型相似；鲜红色型和浸润型侵袭性更强；淋巴结病型多发生于儿童，病程呈暴发性。

3. 医源性免疫抑制型　临床上也与经典型表现相似。在停止使用免疫抑制剂后皮损可以完全消退。长期、大剂量免疫抑制剂治疗后，本病具有更强的侵袭性及更高的致死率。

4. 艾滋病相关型　艾滋病相关的卡波西肉瘤患者的临床特征多样。皮损可为单发或泛发，单发皮损表现为淡红色斑片、丘疹或斑块，紫黑色肿瘤和结节。多发皮损可融合形成收缩性斑块，影响四肢末端功能并引起淋巴水肿。皮损可发生于任何部位，但更好发于面部中央和躯干，影响外观。

【皮肤多维度影像特征】

（一）皮肤镜表现

卡波西肉瘤皮肤镜下可表现为彩虹模式，蓝红色、多色区域，鳞屑，褐色小球，白色领圈，无结构区域和血管结构（图 6-80D～F，图 6-81G～I）。但彩虹模式并非卡波西肉瘤的特征性皮肤镜表现，在一些其他皮肤病如增生性瘢痕、血管角化瘤、假性卡波西肉瘤等中也可见到。

（二）组织病理表现

主要表现为含有大量增生的含红细胞的血管腔隙，可分为斑片期、斑块期及肿瘤期。

在斑片期，真皮上层可见薄壁的血管腔隙，伴淋巴细胞、浆细胞的稀疏浸润，可见血管外红细胞。在斑块期，血管腔隙数量增加，充满真皮全层，炎症细胞浸润更密集，血管增生区域周围有单个或小堆聚集的梭形细胞。在结节期，肿瘤组织更偏实性，大量梭形细胞聚集并交织成束，形成边界清楚的结节，血管裂隙更少且更紧凑。单一核细胞浸润不再明显，梭形细胞间可见少量血管外红细胞和含铁血黄素细胞。免疫组化示 CD34 阳性，血管标记如 CD31 及淋巴管标记也常为阳性。在肿瘤组织中均存在 HHV8（图 6-81J～N）。

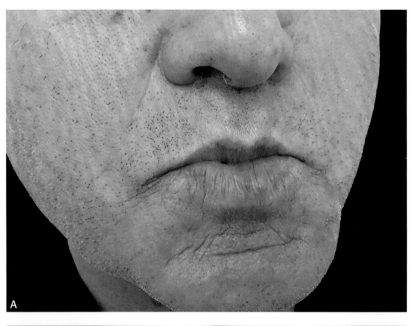

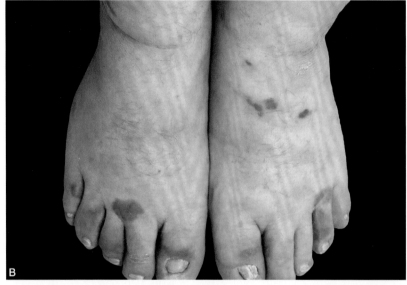

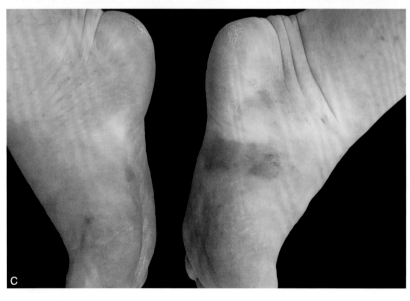

图 6-80A～C．患者面部及双下肢多发蓝紫色丘疹、斑块及结节。

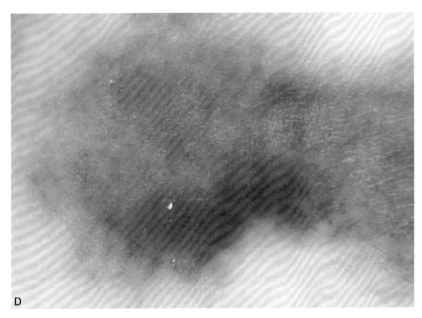

图 6-80D. 皮肤镜下可见无结构区域
和多色区域（×20）。

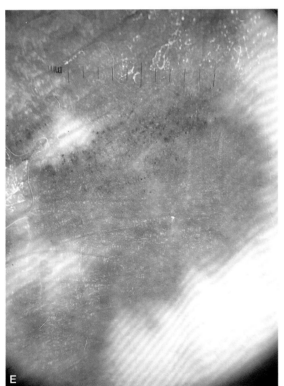

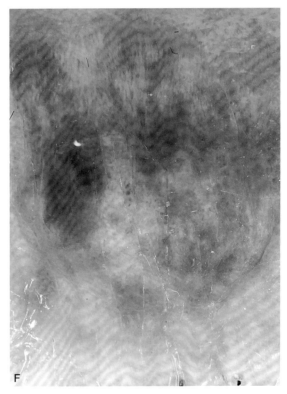

图 6-80E. 皮肤镜下可见亮白色条纹、多色区域和紫色
出血点（×20）。

图 6-80F. 皮肤镜下可见白色无结构区，紫色出血区域，
线状、发夹样血管和多色区域（×20）。

图 6-80　卡波西肉瘤病例 1
（本病例由新疆维吾尔自治区人民医院于世荣教授提供）

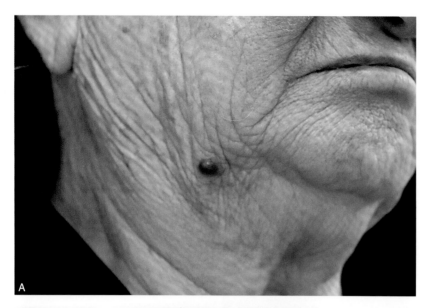

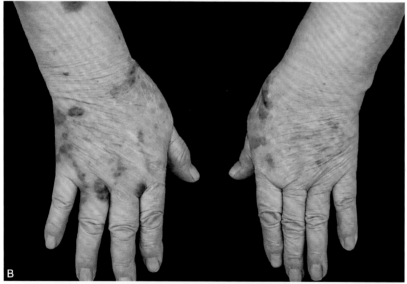

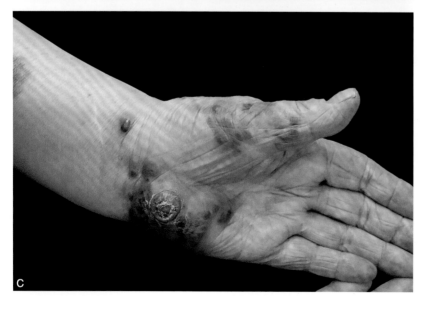

图 6-81A～C. 患者面部、四肢多发紫色至黑色丘疹、结节、斑块及肿物,伴破溃、结痂。

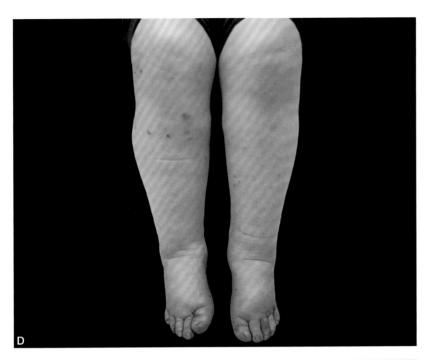

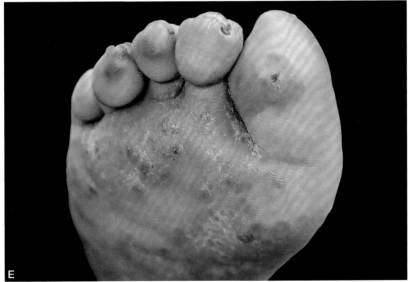

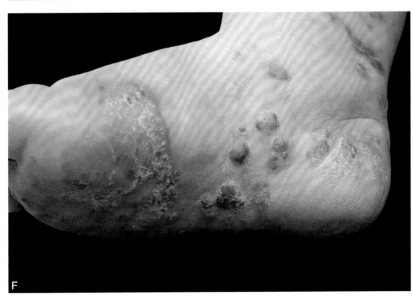

图 6-81D～F. 患者四肢多发紫色至黑色丘疹、结节、斑块及肿物,伴破溃、结痂。

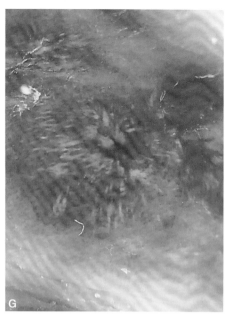

图 6-81G. 皮肤镜下可见亮白色条纹，暗红至紫色无结构区（×40）。

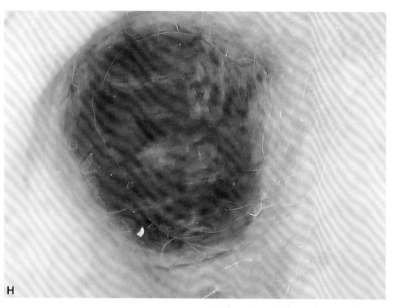

图 6-81H. 皮肤镜下可见暗紫色无结构区，周围粗大分支状血管，中央散在亮白色条纹（×40）。

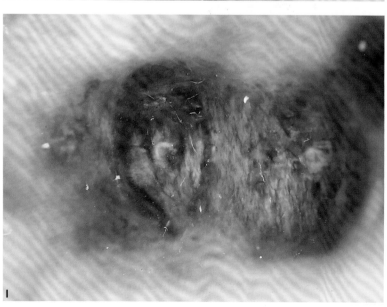

图 6-81I. 皮肤镜下可见彩虹模式，多色区域，亮白色条纹，线状及分支状血管（×40）。

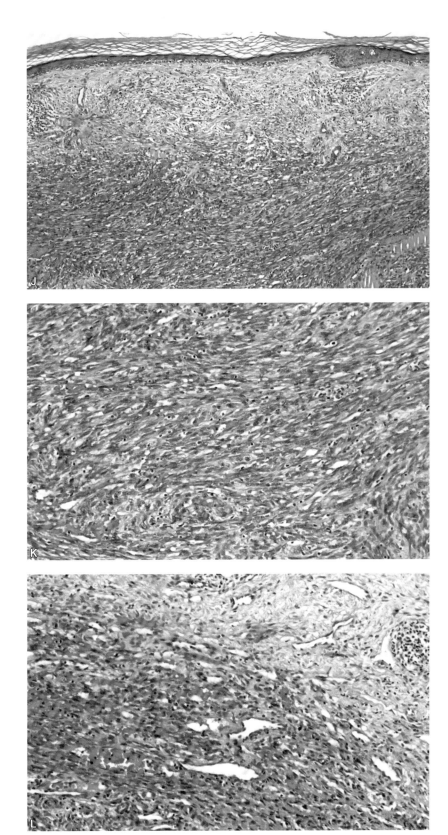

图 6-81J～L. 组织病理示真皮浅中层梭形细胞增生，裂隙样血管腔，红细胞外溢明显，少量淋巴细胞浸润（苏木精-伊红染色，×40，×400）。

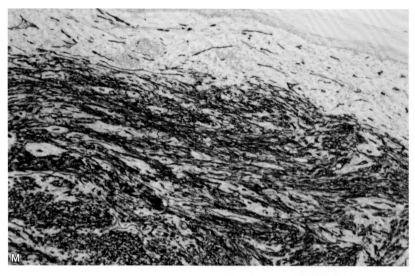

图 6-81M. 免疫组织化学染色显示 CD34+。

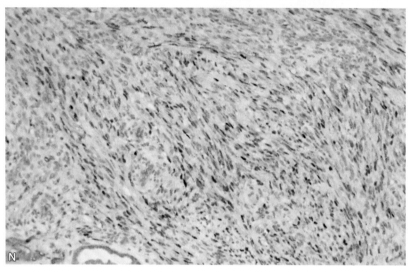

图 6-81N. 免疫组织化学染色显示 HHV8+。

图 6-81 卡波西肉瘤病例 2

（本病例由新疆维吾尔自治区人民医院于世荣教授提供）

【鉴别诊断】

1. **血管肉瘤** 血管肉瘤好发于老年人的头面部，为暗红色斑块或结节，呈浸润性生长，可破溃出血，转移至淋巴结和内脏。经典型（头颈型）皮肤镜下特征可表现为粉色、红色至紫色区域，毛囊周围白色或肤色区域，可见角栓及亮白色条纹。放射治疗诱导型皮肤镜下特征可表现为粉红色、白色均质区域，紫红或粉红色烟雾样区域，周围颜色加深。

2. **皮肤局限性淋巴管瘤** 皮肤局限性淋巴管瘤可发生于任何部位，表现为高出皮肤和黏膜面的针头至豌豆大小水疱样损害，边界清楚，散在分布或线状排列，或群集呈蛙卵样结构。皮肤镜下表现为腔隙，可为红色、暗色、黄色、白色或多种颜色，血管结构，白线，"前房积脓"征，浅色背景。

3. **结节性痒疹** 结节性痒疹好发于躯干和四肢伸面，为瘙痒性红色至紫色坚实丘疹，表面角化过度或可见抓痕，也可出现色素增加或色素减退，伴或不伴结痂。皮肤镜下可表现为"白色星爆"模式，即棕色和 / 或红色背景上的放射状白色条纹或皮损边缘可见白色晕，外周伴有乳头状突起，点状 / 球状血管和血痂等。

总结

● 卡波西肉瘤是一种内皮细胞来源的梭形细胞肿瘤。

● 临床表现在不同亚型及不同临床阶段具有较大差异，可表现为孤立或多处分布的粉红色、蓝紫色或黑色结节、斑块和肿瘤等。

● 皮肤镜表现为彩虹模式，蓝红色、多色区域，鳞屑，褐色小球，白色领圈，无结构区域和血管结构。

■ 参考文献

［1］乔建军，邹先彪，董慧婷，等.色痣皮肤镜诊断［J］.中国麻风皮肤病杂志，2017，33（2）：65-69.

［2］国家皮肤与免疫疾病临床医学研究中心，中国医疗保健国际交流促进会华夏皮肤影像人工智能协作组，中国医疗保健国际交流促进会皮肤科分会皮肤影像学组，等.日光性雀斑样痣、脂溢性角化病及扁平苔藓样角化病皮肤镜特征专家共识［J］.中华皮肤科杂志，2019，52（12）：878-883.

［3］中国中西医结合学会皮肤性病专业委员会皮肤影像学组，中国医疗保健国际交流促进会皮肤科分会皮肤影像学组，中华医学会皮肤性病学分会皮肤病数字化诊断亚学组，等.中国基底细胞癌皮肤镜特征专家共识（2019）［J］.中华皮肤科杂志，2019，52（6）：371-377.

［4］中国医疗保健国际交流促进会皮肤科分会，中国医疗保健国际交流促进会华夏皮肤影像人工智能协作组.黑素细胞肿瘤皮肤镜特征及组织病理特征相关性专家共识（2020）［J］.中华皮肤科杂志，2020，53（11）：859-868.

［5］BEHERA B，MATHEWS I，VINUPRIYA S，et al. Milia：a dermoscopic pitfall［J］. J Am Acad Dermatol, 2017, 77（2）：e29-e31.

［6］中国中西医结合学会皮肤性病学专业委员会皮肤影像学组，国家远程医疗与互联网医学中心皮肤科专委会，国家皮肤与免疫疾病临床医学研究中心，等.面部常见皮肤病皮肤镜诊断专家共识［J/CD］.中国医学前沿杂志（电子版），2019，11（8）：12-22 .

［7］SUCK S K，YOUNG K D，BIN P J，et al. Usefulness of dermoscopy in the differential diagnosis of ruptured and unruptured epidermal cysts［J］. Ann Dermatol, 2017, 29（1）：33.

［8］INGORDO V，IANNAZZONE S S，CUSANO F，et al. Dermoscopic features of congenital melanocytic nevus and Becker nevus in an adult male population：an analysis with a 10-fold magnification［J］. Dermatology, 2006, 212（4）：354-360.

［9］ARJONA-AGUILERA C，COLLANTES-RODRÍGUEZ C，VILLEGAS-ROMERO I，et al. Rounded and velvety epidermal naevus：dermoscopic findings and literature review［J］. Australas J Dermatol, 2017, 59（2）：e166-e167.

［10］中西医结合学会皮肤性病学专业委员会皮肤影像学亚专业.红斑鳞屑性皮肤病皮肤镜诊断专家共识［J］.中国麻风皮肤病杂志，2016，32（2）：65-69.

［11］MICALI G，VERZÌ A E，QUATTROCCHI E，et al. Dermatoscopy of common lesions in pediatric dermatology［J］. Dermatol Clin, 2018 36（4）：463-472.

［12］ZABALLOS P，GÓMEZ-MARTÍN I，MARTIN J M，et al. Dermoscopy of adnexal tumors［J］. Dermatol Clin, 2018, 36（4）：397-412.

［13］BRYDEN A M，DAWE R S，FLEMING C. Dermatoscopic features of benign sebaceous proliferation［J］. Clin Exp Dermatol, 2004, 29（6）：676-677.

［14］PICCOLO V，RUSSO T，MOSCARELLA E，et al. Dermatoscopy of vascular lesions［J］. Dermatol　Clin, 2018, 36（4）：389-395.

［15］ZABALLOS P，DAUFÍ，CINTA，PUIG S，et al. Dermoscopy of solitary angiokeratomas：a morphological study［J］. Archiv Dermatol, 2007, 143（3）：318-325.

［16］LEE J S，MUN J H. Dermoscopy of venous lake on the lips：a comparative study with labial melanotic macule［J］. PloS One, 2018 13（10）：e0206768.

［17］CHUH A，ZAWAR V，SCIALLIS G.　Does dermatoscopy facilitate the detection and diagnosis of vascular skin lesions? A case-control study.［J］. J R Coll Physicians Edinb, 2018, 48（3）：210-216.

［18］ZALAUDEK I，GOMEZ-MOYANO E，LANDI C，et al. Clinical, dermoscopic and histopathological features of spontaneous scalp or face and radiotherapy-induced angiosarcoma［J］. Australas J Dermatol, 2013, 54（3）：201-207.

［19］COZZANI E，CHINAZZO C，GHIGLIOTTI G，et al. Cutaneous angiosarcoma：the role of dermoscopy to reduce the risk of a delayed diagnosis［J］. Int J Dermatol , 2018, 57（8）：996-997.

［20］BHATT K D，TAMBE S A，JERAJANI H R，et al. Utility of high-frequency ultrasonography in the diagnosis of benign and malignant skin tumors［J］. Indian J Dermatol Venereol Leprol, 2017, 83（2）：162-182.

［21］QIN J, WANG J, ZHU Q, et al. Usefulness of high-frequency ultrasound in differentiating basal cell carcinoma from common benign pigmented skin tumors［J］. Skin Res Technol, 2021, 27（5）: 766-773.

［22］ULRICH J, GOLLNICK H. Differential diagnosis of cutaneous and subcutaneous tumours assessed by 7.5 MHz ultrasonography［J］. J Eur Acad Dermatol Venereol, 1999, 12（2）: 187-189.

［23］姜倩, 陈红英, 马玲, 等. 毛发上皮瘤的皮肤影像学特征分析［J］. 中华皮肤科杂志, 2020, 53（2）: 133-135.

［24］VERZÌ AE, LACARRUBBA F, QUATTROCCHI E, et al. Verrucous epidermal nevus: dermoscopy, reflectance confocal microscopy, and histopathological correlation［J］. Dermatol Pract Concept, 2019, 9（3）: 230-231.

［25］YOO M G, KIM IH. Keloids and hypertrophic scars: characteristic vascular structures visualized by using dermoscopy［J］. Ann Dermatol, 2014, 26（5）: 603-609.

［26］ABDALLAH M, YASSIN M, SABER N. Dermoscopic features of keloid versus hypertrophic scar［J］. Egyptian J Hos Med, 2018, 70（4）: 622-624.

［27］ELREFAIE A M, SALEM R M, FAHEEM M H. High-resolution ultrasound for keloids and hypertrophic scar assessment［J］. Lasers Med Sci, 2020, 35（2）: 379-385.

［28］HASPESLAGH M, NOË M, DE WISPELAERE I, et al. Rosettes and other white shiny structures in polarized dermoscopy: histological correlate and optical explanation［J］. J Eur Acad Dermatol Venereol, 2016, 30（2）: 311-313.

［29］ELMAS OF, MAYISOGLU H, CELIK M, et al. Dermoscopic rainbow pattern: a strong clue to malignancy or just a light show?［J］. North Clin Istanb, 2020, 7（5）: 494-498.

［30］ZABALLOS P, PUIG S, LLAMBRICH A, et al. Dermoscopy of dermatofibromas: a prospective morphological study of 412 cases［J］. Arch Dermatol, 2008, 144（1）: 75-78.

［31］ZABALLOS P, MIR-BONAFÉ JF, AVILÉS JA, et al. Dermoscopy of lipidised dermatofibroma: a morphological study of 13 cases［J］. Australas J Dermatol, 2019, 60（2）: e127-e131.

［32］AKTAŞ KARABAY E, DEMIR D, GÜRSOY F, et al. A rare case of atrophic dermatofibroma with dermoscopic Findings［J］. J Cosmet Dermatol, 2021, 20（8）: 2598-2601.

［33］IMBERNÓN-MOYA A, BELEÑA-CÁRDENAS M, RUIZ-RODRÍGUEZ R, et al. Prospective study of Q switched alexandrite laser 755 nm and v beam pulsed dye laser 595 nm in dermatofibroma［J］. Actas Dermosifiliogr, 2020, 111（3）: 257-260.

［34］MAZZELLA C, VILLANI A, SCALVENZI M, et al. How reflectance confocal microscopy can help diagnose an enigmatic variant of dermatofibroma［J］. Dermatol Ther, 2019, 32（3）: e12857.

［35］ALLEMANT ORTIZ LJ, CALDERÓN-CASTRAT X, ORELLANA CORTEZ A, et al. Congenital atrophic plaque: fibroblastic connective tissue nevus［J］. Pediatr Dermatol, 2017, 34（4）: e216-e218.

［36］OGATA D, TSUCHIDA T. Characteristic dermoscopic features of verruciform xanthoma: Report of three cases［J］. J Dermatol, 2015, 42（11）: 1103-1104.

［37］OHNISHI T, SHIRAISHI H, FUKAYA S, et al. Verruciform xanthoma: report of three patients with comparative dermoscopic study［J］. Clin Exp Dermatol, 2015, 40（2）: 156-159.

［38］ARZBERGER E, OLIVEIRA A, HOFMANN-WELLENHOF R, et al. Dermoscopy and reflectance confocal microscopy in verruciform xanthoma of the glans penis［J］. J Am Acad Dermatol, 2015, 72（6）: e147-e149.

［39］VINAY K, SAWATKAR G U, SAIKIA U N, et al. Dermatoscopic features of xanthoma disseminatum［J］. Int J Dermatol, 2017, 56（11）: 1175-1176.

［40］FORNAGE B D, TASSIN G B. Sonographic appearances of superficial soft tissue lipomas［J］. J Clin Ultrasound, 1991, 19（4）: 215-220.

［41］KUWANO Y, ISHIZAKI K, WATANABE R, et al. Efficacy of diagnostic ultrasonography of lipomas, epidermal cysts, and ganglions［J］. Arch Dermatol, 2009, 145（7）: 761-764.

［42］ULRICH J, GOLLNICK H. Differential diagnosis of cutaneous and subcutaneous tumours assessed by 7.5 MHz ultrasonography［J］. J Eur Acad Dermatol Venereol, 1999, 12（2）: 187-189.

［43］SHARMA A, AGRAWAL S, DHURAT R, et al. An unusual case of facial steatocystoma multiplex: a clinicopathologic and dermoscopic report［J］. Dermatopathology（Basel）, 2018, 5（2）: 58-63.

［44］SECHI A, SAVOIA F, PATRIZI A, et al. Dermoscopy of subungual red comets associated with tuberous sclerosis complex［J］. Pediatr Dermatol, 2019, 36（3）: 408-410.

［45］许德清. 结节性硬化病的诊治新进展［J］. 皮肤性病诊疗学杂志, 2014, 21（6）: 435-436.

［46］中国医疗保健国际交流促进会皮肤科分会皮肤影像学组. 鳞状细胞肿瘤皮肤镜特征专家共识（2017）［J］. 中华皮肤科杂志, 2018, 51（2）: 87-91.

［47］VALDÉS-MORALES K L, PERALTA-PEDRERO M L, CRUZ FJ, et al. Diagnostic accuracy of dermoscopy of actinic keratosis: a systematic review［J］. Dermatol Pract Concept, 2020, 10（4）: e2020121.

［48］ REINEHR C P H, BAKOS R M. Actinic keratoses：review of clinical, dermoscopic, and therapeutic aspects［J］. An Bras Dermatol, 2019, 94(6): 637-657.

［49］ CASARI A, CHESTER J, PELLACANI G.Actinic keratosis and non-invasive diagnostic techniques：an update［J］. Biomedicines, 2018, 6(1): 8.

［50］ ZALAUDEK I, PIANA S, MOSCARELLA E, et al. Morphologic grading and treatment of facial actinic keratosis［J］. Clin Dermatol, 2014, 32(1): 80-87.

［51］ ZALAUDEK I, GIACOMEL J, SCHMID K, et al. Dermatoscopy of facial actinic keratosis, intraepidermal carcinoma, and invasive squamous cell carcinoma：a progression model［J］. J Am Acad Dermatol, 2012, 66(4): 589-597.

［52］ IANOŞI S L, BATANI A, ILIE M A, et al. Non-invasive imaging techniques for the in vivo diagnosis of Bowen's disease：three case reports［J］. Oncol Lett, 2019, 17(5): 4094-4101.

［53］ PAPAGEORGIOU C, APALLA Z, VARIAAH G, et al. Accuracy of dermoscopic criteria for the differentiation between superficial basal cell carcinoma and Bowen's disease［J］. J Eur Acad Dermatol Venereol, 2018, 32(11): 1914-1919.

［54］ PAYAPVIPAPONG K, TANAKA M. Dermoscopic classification of Bowen's disease［J］. Australas J Dermatol, 2015, 56 (1): 32-35.

［55］ MOTA A N, PIÑEIRO-MACEIRA J, ALVES M F, et al. Pigmented Bowen's disease［J］. An Bras Dermatol, 2014, 89(5): 825-827.

［56］ LI M X, WANG Q, LI X L, et al. Imaging findings of Bowen's disease：a comparison between ultrasound biomicroscopy and conventional high-frequency ultrasound［J］. Skin Res Technol. 2020, 26(5): 654-663.

［57］ 中国医疗保健国际交流促进会皮肤科分会皮肤影像学组. 中国基底细胞癌皮肤镜特征专家共识（2019）［J］. 中华皮肤科杂志, 2019, 52(6): 371-377.

［58］ BENGII N A, CENGIZHAN E. The evaluation of dermoscopic findings in basal cell carcinoma［J］. J Turk Acad Dermatol, 2010, 4(3): 04301a.

［59］ REITER O, MIMOUNI I, DUSZA S, et al. Dermoscopic features of basal cell carcinoma and its subtypes：a systematic review［J］. J Am Acad Dermatol, 2019 85(3): 653-664.

［60］ SYKES A J, WLODEK C, TRICKEY A, et al. Growth rate of clinically diagnosed superficial basal cell carcinoma and changes in dermoscopic features over time［J］. Australas J Dermatol, 2020, 61(4): 330-336.

［61］ NAVARRETE-DECHENT C, LIOPYRIS K, RISHPON A, et al. Association of multiple aggregated yellow-white globules with nonpigmented basal cell carcinoma［J］. JAMA Dermatol, 2020, 156(8): 882-890.

［62］ WANG S Q, LIU J, ZHU Q L, et al. High-frequency ultrasound features of basal cell carcinoma and its association with histological recurrence risk［J］. Chin Med J (Engl) 2019, 132(17): 2021-2026.

［63］ QIN J, WANG J, ZHU Q et al. Usefulness of high-frequency ultrasound in differentiating basal cell carcinoma from common benign pigmented skin tumors［J］. Skin Res Technol, 2021, 27(5): 766-773.

［64］ WORTSMAN X, VERGARA P, CASTRO A, et al. Ultrasound as predictor of histologic subtypes linked to recurrence in basal cell carcinoma of the skin［J］. J Eur Acad Dermatol Venereol, 2015, 29(4): 702-707.

［65］ PAPAGEORGIOU C, SPYRIDIS I, MANOLI S M, et al. Accuracy of dermoscopic criteria for the differential diagnosis between irritated seborrheic keratosis and squamous cell carcinoma［J］. J Am Acad Dermatol, 2021, 85(5): 1143-1150.

［66］ LEE K J, SOYER H P. Cutaneous keratinocyte cancers of the head and neck：Epidemiology, risk factors and clinical, dermoscopic and reflectance confocal microscopic features［J］. Oral Oncol, 2019, 98: 109-117.

［67］ COMBALIA A, CARRERA C. Squamous cell carcinoma：an update on diagnosis and treatment［J］. Dermatol Pract Concept, 2020, 10(3): e2020066.

［68］ LALLAS A, PYNE J, KYRGIDIS A, et al. The clinical and dermoscopic features of invasive cutaneous squamous cell carcinoma depend on the histopathological grade of differentiation［J］. Br J Dermatol, 172(2015): 1308-1315.

［69］ ZHU A Q, WANG L F, LI X L, et al. High-frequency ultrasound in the diagnosis of the spectrum of cutaneous squamous cell carcinoma：noninvasively distinguishing actinic keratosis, Bowen's disease, and invasive squamous cell carcinoma［J］. Skin Res Technol, 2021, 27(5): 831-840.

［70］ BARCAUI EDE O, CARVALHO A C, LOPES F P, et al. High frequency ultrasound with color Doppler in dermatology［J］. An Bras Dermatol, 2016, 91(3): 262-273.

［71］ 中国医疗保健国际交流促进会皮肤科分会. 黑素细胞肿瘤皮肤镜特征及组织病理特征相关性专家共识（2020）［J］. 中华皮肤科杂志, 2020, 53(11): 859-868.

［72］ 中国医疗保健国际交流促进会华夏皮肤影像人工智能协作组. 中国皮肤恶性黑色素瘤皮肤镜特征专家共识［J］. 中华皮肤科杂志, 2020, 53(6): 401-408.

［73］ 中国医疗保健国际交流促进会华夏皮肤影像人工智能协作组. 日光性雀斑样痣、脂溢性角化病及扁平苔藓样角化病皮肤镜特征专家共识［J］. 中华皮肤科杂志, 2019, 52(12): 878-883.

［74］XU C, LIU J, WANG T, et al. Dermoscopic patterns of early-stage mycosis fungoides in a Chinese population［J］. Clin Exp Dermatol, 2019, 44（2）: 169-175.

［75］MASCOLO M, PICCOLO V, ARGENZIANO G, et al. Dermoscopy pattern, histopathology and immunophenotype of primary cutaneous B-cell lymphoma presenting as a solitary skin nodule［J］. Dermatology, 2016, 232（2）: 203-207.

［76］PICCOLO V, MASCOLO M, RUSSO T, et al. Dermoscopy of primary cutaneous B-cell lymphoma（PCBCL）［J］. J Am Acad Dermatol, 2016, 75: e137-e139.

［77］GELLER S, MARGHOOB AA, SCOPE A, et al. Dermoscopy and the diagnosis of primary cutaneous B-cell lymphoma［J］. J Eur Acad Dermatol Venereol, 2018, 32（1）: 53-56.

［78］SŁAWIŃSKA M, SOKOŁOWSKA-WOJDYŁO M, OLSZEWSKA B, et al. Dermoscopic and trichoscopic features of primary cutaneous lymphomas - systematic review［J］. J Eur Acad Dermatol Venereol, 2022, 35（7）: 1470-1484.

［79］ERRICHETTI E, GELLER S, ZALAUDEK I, et al. Dermatoscopy of nodular/plaque-type primary cutaneous T- and B-cell lymphomas: a retrospective comparative study with pseudolymphomas and tumoral/inflammatory mimickers by the International Dermoscopy Society［J］. JAAD, 2022; 86（4）: 774-781.

［80］ERTÜRK YILMAZ T, AKAY BN, et al. Dermoscopic findings of Kaposi sarcoma and dermatopathological correlations［J］. Australas J Dermatol, 2020, 61（1）: e46-e53.

［81］ELMAS Ö F, AKDENIZ N, ACAR E M, et al. Pyogenic granuloma and nodular Kaposi's sarcoma: dermoscopic clues for the differential diagnosis［J］. Turk J Med Sci, 2019, 49（5）: 1471-1478.

［82］Cheng S T, Ke C L, Lee C H, et al .Rainbow pattern in Kaposi's sarcoma under polarized dermoscopy: a dermoscopic pathological study［J］. Br J Dermatol, 2009, 160（4）: 801-809.

第七章 炎症及免疫性疾病

一、湿疹及皮炎类皮肤病

湿疹(eczema)是临床上最常见的炎症性皮肤病,目前越来越多的学者认为湿疹是一种描述性诊断而不是一种特异性疾病,是一类临床表现为红斑、渗出、丘疹、斑块、苔藓化,组织病理表现为海绵水肿的病因不同的变态反应性皮肤病。根据其发病主要病因的不同,可大致分为以内因为主的特应性皮炎、脂溢性皮炎等,以及以外因为主的刺激性接触性皮炎、变应性接触性皮炎等。

特应性皮炎(atopic dermatitis,AD)是一种常见的慢性炎症性皮肤病,常于婴儿期发病,近年来我国 AD 发病率逐渐增高,2014 年采用临床医师诊断标准,我国 12 个城市 1~12 个月婴儿的 AD 患病率达 30.48%。AD 的发病与遗传及环境相关,Th2 细胞活化是本病的重要特征,IL-4 和 IL-13 是介导 AD 发病的重要细胞因子。

接触性皮炎可分为变应性接触性皮炎和刺激性接触性皮炎,前者是一种迟发型超敏反应,接触过敏原的浓度可以很低,斑贴试验是诊断变应性接触性皮炎的金标准,而大部分的接触性皮炎为刺激性接触性皮炎,是由非免疫反应介导,由物理化学刺激直接对皮肤产生细胞毒性效应,激活固有免疫导致。

【临床表现】

各种湿疹类疾病的临床表现类似,早期/急性期皮损表现为红斑、水疱、渗出、结痂(图 7-1A,图 7-2A,图 7-7A),随着疾病的慢性化,皮损逐渐增厚、苔藓化,伴瘙痒(图 7-3A,图 7-4A,图 7-5A)。

1. 特应性皮炎 分为婴儿期(出生至 2 岁)、儿童期(2~12 岁)、青少年与成人期(12~60 岁)和老年期(>60 岁)四个阶段。

(1)婴儿期:皮损多分布于两颊、额部和头皮,皮疹以急性湿疹表现为主。

(2)儿童期:皮损多发生于面颈、肘窝、腘窝和小腿伸侧,以亚急性和慢性皮损为主要表现,皮疹往往干燥肥厚,有明显苔藓样变。

(3)青少年与成人期:皮损与儿童期类似,主要发生在肘窝、腘窝、颈前等部位,呈干燥、肥厚性皮炎损害。

(4)老年期:皮疹通常严重而泛发,甚至出现红皮病。其他有助于诊断的特征性皮损表现包括皮肤干燥、鱼鳞病、毛周角化、复发性结膜炎、眶下褶痕等。同时特异性皮炎患者常合并过敏性鼻炎、哮喘等其他特应性疾病。

2. 接触性皮炎 表现为与接触致敏物范围一致的斑片或斑块,急性期可出现局部水疱或大疱(图 7-1A,图 7-6A),长期慢性刺激造成的皮损可逐渐肥厚、苔藓化,脱离致敏物后皮损可逐渐缓解。

【皮肤多维度影像特征】

(一)皮肤镜表现

湿疹类疾病的皮肤镜改变类似,与临床病理分期相对应,不同分期的湿疹类疾病的皮肤镜表现也可有所重叠,皮肤镜表现如下。

1. 急性期和亚急性期 主要表现为红色斑片、黄色痂屑,偶可见血管结构,为不均匀或非特异性分布的点状血管(图 7-1B、C,图 7-2B,图 7-7B、C)。

2. 慢性期 主要表现为暗红色背景下不均匀或非特异性分布的点状血管和黄色或黄白色痂屑,还可见特异性海绵状水疱。皮损苔藓化明显时,点状血管会呈现一致性分布的趋势,周围可见白晕。慢性皮损还可因长期外用糖皮质激素出现线状血管,如果搔抓明显可见点状出血(图7-3B,图7-4B)。

3. 点状血管在组织病理上对应棘层不规则增生肥厚基础上真皮乳头层扩张的小血管,鳞屑对应角化不全,而浆痂是由脱落的角质形成细胞与海绵水肿引起的渗出液混合形成。

一些湿疹类疾病还有各自的其他改变,如手湿疹还可见棕色至橘黄色点或球,组织病理上对应海绵状水疱(图7-5B、C);特应性皮炎所致红皮病的皮肤镜表现还可见粉白色无结构区,偶见白色鳞屑。

此外,有研究发现,皮肤镜可协助斑贴试验结果的判读(图7-6B),主要用于区分肉眼不易观察的弱阳性反应和刺激性反应,从而鉴别变应性接触性皮炎和刺激性接触性皮炎。明显的红斑、孤立或成簇分布的小水疱、点状或线状的血管结构在变应性接触性皮炎的鉴别诊断中具有高度的敏感性。

皮肤镜诊断要点
◆ 急性期和亚急性期常见皮肤镜表现为红色斑片和黄色浆痂。
◆ 慢性期常见表现为不均匀或非特异性分布的点状血管、黄白色痂屑及具有特异性的海绵状水疱。

(二)高频超声表现(图7-4C)
1. 急性期及亚急性期高频超声可见表皮回声增强,表皮和真皮之间可见带状低回声。
2. 慢性期可见表皮增厚。

(三)皮肤反射式共聚焦显微镜表现(图7-3C、D)
1. 棘层或颗粒层灶状海绵水肿,角质形成细胞间距增大,可见界限清晰的暗区,中度折光的炎症细胞游入。
2. 角质层可见角化不全细胞。

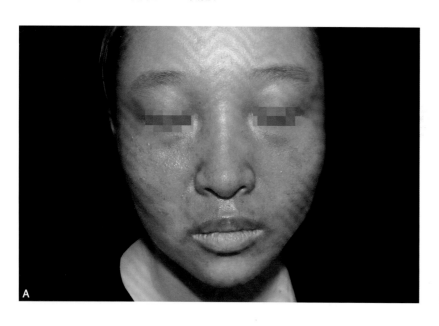

图7-1A. 患者面部中下部可见弥漫性红斑肿胀及小水疱。

图 7-1B. 皮肤镜下可见弥漫红色斑片,边缘可见扩张的毛细血管。

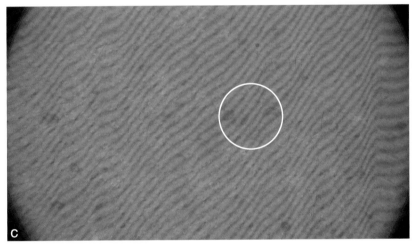

图 7-1C. 皮肤镜下的另一视野可见除红色斑片外,还可见较多海绵状水疱形成(白色圆圈)(×20)。

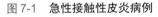

图 7-1 急性接触性皮炎病例

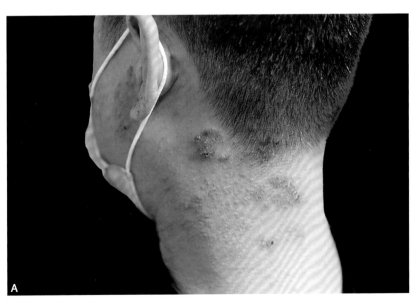

图 7-2A. 患者面颈部可见红丘疹、斑块,局部可见渗出、结痂。

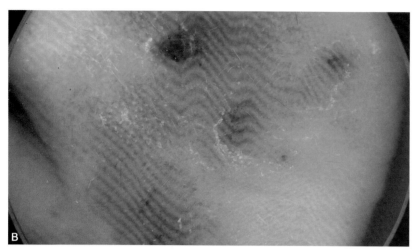

图 7-2B. 皮肤镜下可见暗红色背景，不规则分布的点状血管、黄白色痂屑，还可见点状出血（×20）。

图 7-2 亚急性湿疹病例

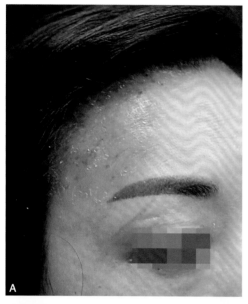

图 7-3A. 慢性湿疹临床表现。

图 7-3B. 皮肤镜表现：红色斑片及黄白色痂屑（×20）。

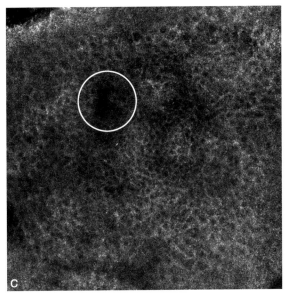

图 7-3C. RCM 表现：棘层可见灶状海绵水肿，表现为界限清晰的暗区（白色圆圈）。

图 7-3D. RCM 表现：角质层中有中高折光，圆形、卵圆形和 / 或多边形结构，排列均匀，但单个细胞折光率不均匀。

图 7-3　**慢性湿疹典型表现**

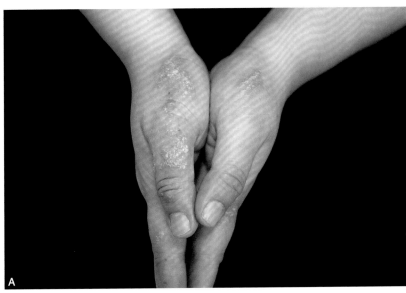

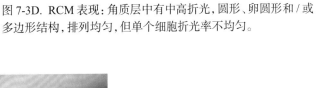

图 7-4A. 患者手部苔藓化斑块。

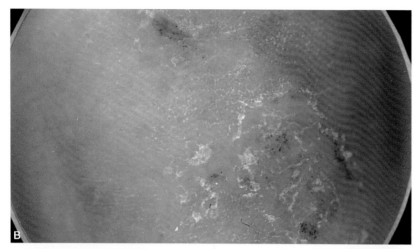

图 7-4B. 皮肤镜下可见暗红色背景，不规则分布的点状血管，黄白色痂屑，还可见点状出血(×20)。

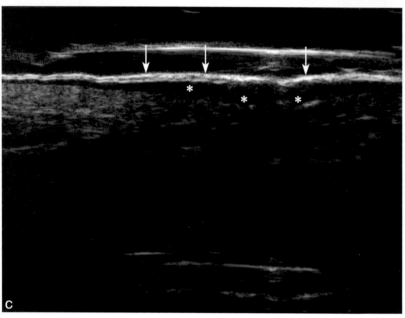

图 7-4C. 50MHz 高频超声显示表皮增厚，回声增强(白色箭头)，表皮和真皮层之间带状低回声(＊)。

图 7-4　手部慢性湿疹病例 1

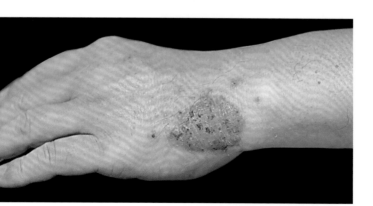

图 7-5A. 患者手背可见暗红色肥厚斑块，表面可见白色鳞屑。

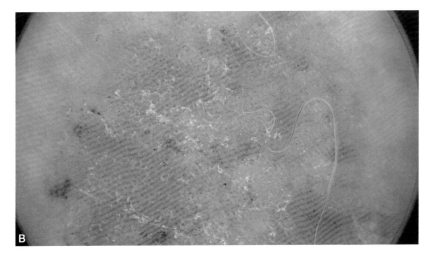

图 7-5B. 皮肤镜下可见暗红色背景，规则分布的点状血管，部分血管周围可见白晕、黄白色痂屑，还可见点状出血及黄色小球(×20)。

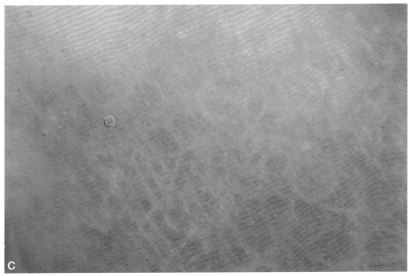

图 7-5C. 皮肤镜另一视野可见明显的海绵状水疱(×20)。

图 7-5　手部慢性湿疹病例 2

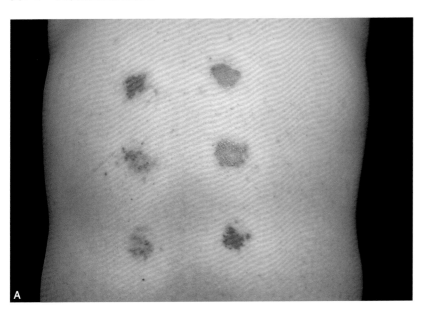

图 7-6A. 患者背部斑贴试验位置可见红色丘疹、斑片。

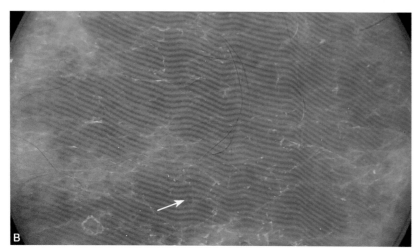

图 7-6B. 皮肤镜下可见明显的红色斑片、孤立的小水疱（白色箭头）及黄白色鳞屑（×20）。

图 7-6 背部斑贴试验区域接触性皮炎

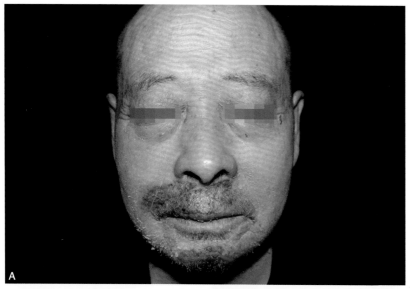

图 7-7A. 患者面部中下部可见弥漫红斑，口周可见红斑、渗出、结痂。

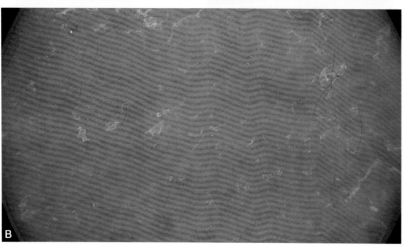

图 7-7B. 皮肤镜下可见暗红色背景，不均匀分布的点状血管和黄白色痂屑（×20）。

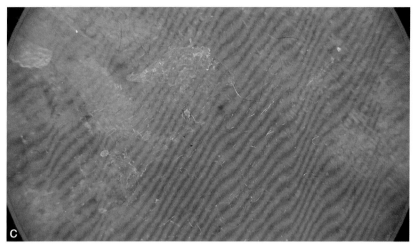

图 7-7C. 皮肤镜另一视野（唇部）可见环状分布的点状血管、黄白色痂屑和点状出血（×20）。

图 7-7　面部及口周皮炎病例

【鉴别诊断】

湿疹类疾病在临床中最为常见，其他炎症性疾病的临床不典型病例有时易误诊为湿疹，皮肤镜可协助部分疾病的鉴别诊断。

1. **银屑病**　最常见的丘疹鳞屑性皮肤病，斑块状银屑病表现为好发于四肢伸面的丘疹、斑块，表面覆盖白色鳞屑，Auspitz 征阳性，临床表现不典型的斑块状银屑病易被误诊为慢性湿疹。斑块状银屑病的皮肤镜下特征性改变为均匀分布的点状血管，还可见弥漫/片状分布的白色鳞屑。

2. **扁平苔藓**　好发于四肢屈侧，可累及头皮及黏膜部位，累及头皮可出现瘢痕性脱发，典型临床表现为紫红色扁平丘疹，表面有光泽，瘙痒明显。皮肤镜下可见威克姆纹，以及放射状分布的血管结构。

3. **玫瑰糠疹**　玫瑰糠疹是一种常见的急性炎症皮肤病，临床表现为以躯干及四肢近端为主的椭圆形鳞屑性红斑，皮疹分布与皮纹一致，似"圣诞树"样分布。皮肤镜下可见外周分布的白色鳞屑，即"领圈征"。

4. **早期蕈样肉芽肿**　蕈样肉芽肿是最常见的原发性皮肤 T 细胞淋巴瘤，早期蕈样肉芽肿的临床表现为淡红色至橘红色浸润性斑片，表面细薄鳞屑，单凭临床表现很难确诊，易误诊为湿疹类皮肤病。皮肤镜表现为均匀分布的点状血管、线状弯曲血管、橘黄色斑片状区域，其中线状弯曲血管（以往称"精子样"结构）对于诊断早期蕈样肉芽肿具有很高的特异性。

【皮肤多维度影像评估疗效】

皮肤镜可以用于观察特应性皮炎外用保湿剂和糖皮质激素的疗效，有研究发现特应性皮炎患儿皮肤镜下真皮血管扩张、表皮角化的好转发生在应用保湿剂 4 周后和应用糖皮质激素 3 周后。

还有研究报道，度普利尤单抗（dupilumab）治疗成人特应性皮炎 16 周后，皮肤镜下血管结构趋于正常，痂屑明显减少，且皮肤镜下改善与患者 EASI 评分及 DLQI 评分改善程度相一致，提示皮肤镜可敏感地观察到患者的亚临床好转情况。

同时，皮肤镜可用于避免外用糖皮质激素造成的皮肤萎缩，因其可观察到肉眼不可见的皮肤萎缩的极早期征象，如线状血管或网状血管。

总结

● 湿疹是一类常见的临床表现为红斑、渗出、丘疹、斑块、苔藓化的皮肤疾病，组织病理上表现为海绵水肿。

● 常见湿疹类疾病包括特应性皮炎、接触性皮炎等。

● 皮肤镜改变与疾病分期相关，急性期和亚急性期常见皮肤镜表现为黄色浆痂和红色斑片；慢性期常见皮肤镜表现为不均匀分布的点状血管、黄白色痂屑及海绵状水疱。

- 高频超声显示急性期及亚急性期可见表皮回声增强，表皮和真皮之间可见带状低回声；慢性期可见表皮增厚。
- RCM下改变为海绵水肿样皮炎。
- 皮肤镜有助于本病与银屑病、扁平苔藓、玫瑰糠疹及早期蕈样肉芽肿等疾病相鉴别。

二、银屑病

银屑病（psoriasis）是一种常见的慢性、复发性、炎症性皮肤病，欧美国家患病率为1%~3%，中国银屑病患者达600万以上，典型临床表现为鳞屑性红斑或斑块，局限或广泛分布。本病的发病与遗传、免疫及环境的共同作用相关，以T细胞免疫介导为主。本病反复发作，难以根治，极大地影响了患者的生活质量。

【临床表现】

根据皮疹特点和病史，常常将本病分为寻常性、红皮病性、关节病性和脓疱性四种类型，寻常性银屑病又分为点滴状银屑病和斑块状银屑病等（图7-8A，图7-9A，图7-10A、B，图7-11A）。其中斑块状银屑病是最常见的类型，约占90%，皮疹好发于头皮、背部和四肢伸面，表现为境界清楚的淡红至暗红色丘疹或斑块，表面附着银白色鳞屑，可见"蜡滴现象""薄膜现象""点状出血现象"（Auspitz征），头皮可见束状发，患者自觉瘙痒。皮损反复发作，多数冬重夏轻，进行期可有同形反应；红皮病性银屑病是一种重症银屑病，可由其他类型银屑病转化或因某些因素刺激及治疗不当诱发，表现为全身弥漫性潮红、浸润肿胀并伴有大量糠状鳞屑；关节病性银屑病可累及中轴关节或外周关节，表现为滑膜和邻近软组织炎症、附着点炎、指趾炎、新骨形成及严重骨溶解等；脓疱性银屑病表现为多发无菌性小脓疱、脱屑、结痂，又可分为局限性和泛发性，前者好发于掌跖，后者泛发于全身，脓疱融合形成大片脓湖，同时伴有发热、肌痛、白细胞增多等全身中毒症状（图7-12A）。

此外，银屑病患者合并糖尿病、心血管疾病、肥胖、肝肾疾病的风险增加，称为银屑病的共病。

【皮肤多维度影像特征】

（一）皮肤镜表现

1. **斑块状银屑病**　皮肤镜下主要表现为均匀分布的大小、形状均一的点状血管，其他改变包括亮红色背景和弥漫分布的白色鳞屑。鳞屑较厚时难以观察血管结构，去除鳞屑即能观察到银屑病特有的血管结构，同时可见微小的红色出血点，称为皮肤镜下的"Auspitz征"。点状血管在较高的皮肤镜放大倍数下，表现为扩张、拉长和卷曲的毛细血管，这些结构曾经被称为球状血管、发夹样血管、环状血管，既往认为后两者对于诊断斑块状银屑病具有很高的特异性。红色小球环状分布对于诊断银屑病特异性较高，但较为少见（图7-8B、C，图7-9B）。

2. **其他类型银屑病**　各型银屑病的皮肤镜改变基本一致，点滴状银屑病无明显鳞屑（图7-10C、D）；脓疱性银屑病还可见黄色小球（对应组织病理中的小脓疱）（图7-12B）和结痂；毛囊型银屑病还可见白色毛囊角栓。掌跖及头部银屑病需去除厚鳞屑，才可观察到银屑病的典型血管特征（图7-11B、C）。

3. **皮肤镜与组织病理的对应关系**　均匀分布的点状血管对应表皮银屑病样增生及真皮乳头层扩张的小血管。在较高的放大倍数下，当皮肤镜与扩张的真皮乳头层毛细血管垂直时，显示为球状血管；当皮肤镜与真皮乳头层毛细血管有一定角度倾斜时，则显示为环状或发夹样血管。弥漫分布的白色鳞屑对应融合性角化不全（图7-13）。

皮肤镜诊断要点

- 去除鳞屑可见微小的红色出血点，称为皮肤镜下的"Auspitz征"。
- 在较高的放大倍数下，点状血管可呈发夹样、环状，既往认为其对诊断斑块状银屑病具有很高的特异性。
- 掌跖及头部银屑病需去除厚鳞屑，才可观察到银屑病的典型血管特征。
- 均匀分布的点状血管组织病理对应表皮银屑病样增生和真皮乳头层扩张的小血管。

（二）高频超声表现

1. 寻常性银屑病主要高频超声表现为表皮增厚，表面线状强回声伴后方声影，表皮下低回声带及真皮层增厚。表皮下低回声带与真皮浅层炎症性水肿和血管扩张相关，可反映银屑病的活动度（图 7-8D）。

2. 脓疱性和红皮病性银屑病主要高频超声表现为表皮增厚、回声增强、表皮下低回声带及真皮回声减低，脓疱在高频超声下显示为表皮内微隆起的卵圆形低回声结构（图 7-12C）。

3. 关节病性银屑病可累及滑膜关节和肌腱，滑膜增生的超声表现为关节隐窝或关节间隙内的低回声结构。

4. 彩色多普勒超声可显示低回声区域血流增多。

（三）皮肤反射式共聚焦显微镜表现（图 7-8E~G）

1. 角质层增厚。

2. **角化不全** 急性期 RCM 可见皮疹角化不全，下方可见棘层有分叶核细胞聚集，这些分叶核细胞在动态扫描时有流动感或闪烁感，对应 Munro 微脓肿。

3. 单位面积内真皮乳头层的数量增加，各真皮乳头层间距和高度较一致，真皮乳头层内可见毛细血管迂曲、扩张和充血。

4. 真皮乳头层上延，RCM 动态扫描时，较之周围正常皮肤皮疹区域表现为表皮突的长度显著增加，其上颗粒层变薄或消失。

皮肤反射式共聚焦显微镜诊断要点

★ 表现为角化不全，其下方可见分叶核细胞聚集（Munro 微脓肿）。

★ 表皮突的长度显著增加。

★ 真皮乳头层的数量增加，真皮乳头层毛细血管迂曲、扩张和充血。

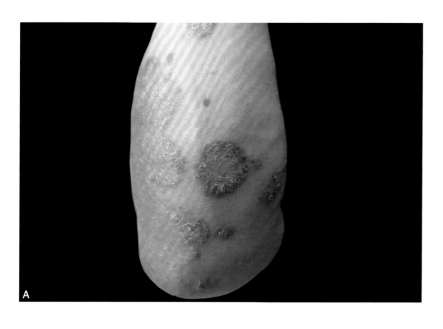

图 7-8A. 斑块状银屑病临床表现。

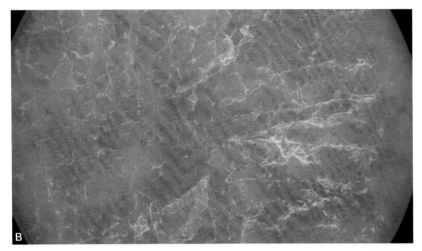

图 7-8B. 皮肤镜表现：亮红色背景，均匀分布的大小形状均一的点状血管和白色鳞屑，可见点状出血（×20）。

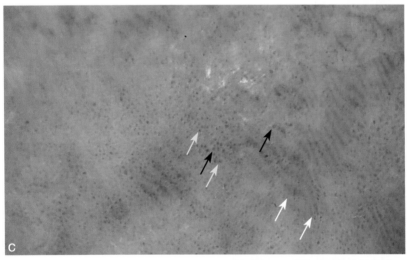

图 7-8C. 皮肤镜表现：在较高的放大倍数下，点状血管呈扩张、拉长和卷曲的形状，曾被称为球状血管（黑色箭头）、环状血管（黄色箭头）和发夹样血管（白色箭头），后两者对于诊断斑块状银屑病具有较高的特异性（×50）。

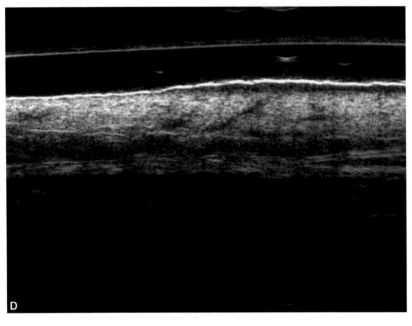

图 7-8D. 50MHz 高频超声表现：表皮增厚、回声增强，表皮和真皮层之间可见表皮下低回声带。

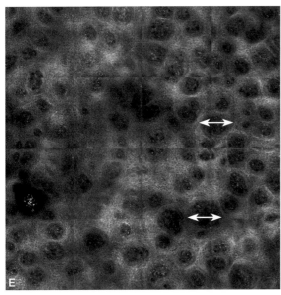

图 7-8E. RCM 表现：单位面积内真皮乳头层的数量增加，乳头间距扩张（白色双箭头）且较一致。

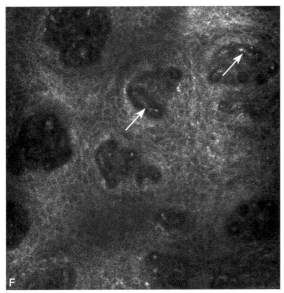

图 7-8F. RCM 示真皮乳头层毛细血管迂曲、扩张和充血（白色箭头）。

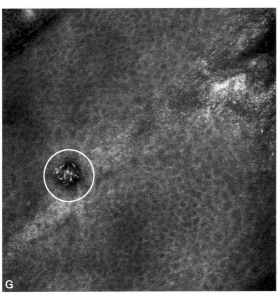

图 7-8G. RCM 表现：急性期皮疹可见角化不全，下方可见分叶核细胞聚集，对应 Munro 微脓肿（白色圆圈）。

图 7-8 斑块状银屑病典型表现

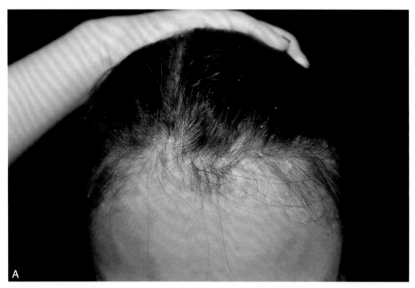

图 7-9A. 患者头皮额部淡红色斑片，表面可见白色鳞屑。

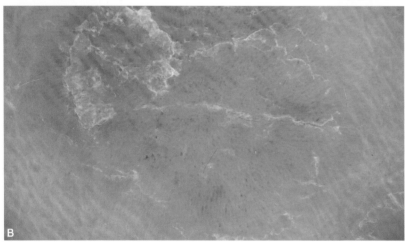

图 7-9B. 皮肤镜下（额部皮损）可见亮红色背景，均匀分布的球状血管和发夹样血管，白色鳞屑及点状出血（×50）。

图 7-9 头面部银屑病病例

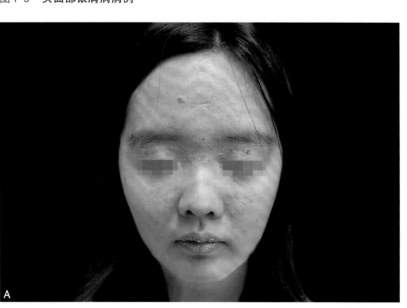

图 7-10A. 患者面部多发点滴状红色丘疹，部分表面可见白色鳞屑，Ausptiz 征阳性。

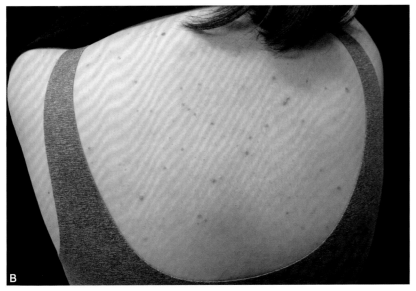

图 7-10B. 患者躯干多发点滴状红色丘疹，部分表面可见白色鳞屑，Ausptiz征阳性。

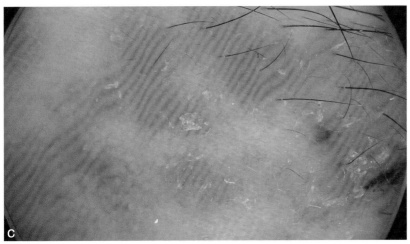

图 7-10C. 皮肤镜下（面部皮损）可见亮红色背景，均匀分布的点状血管，白色鳞屑及点状出血，边缘可见少量扩张的、粗大的毛细血管（×20）。

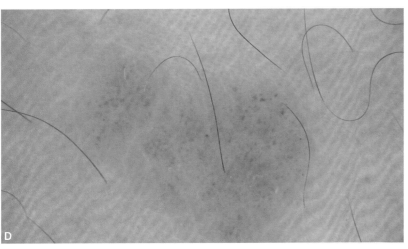

图 7-10D. 皮肤镜下（背部皮损），毛囊周围均匀分布的球状血管和发夹样血管，无明显鳞屑（×50）。

图 7-10 点滴状银屑病病例

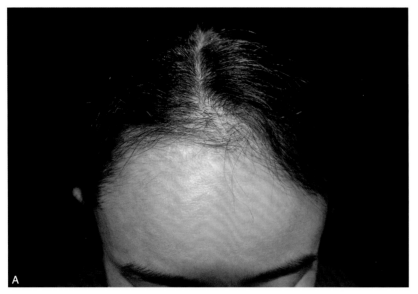

图 7-11A. 患者前发际及头皮可见淡红色斑片,表面可见少量白色鳞屑。

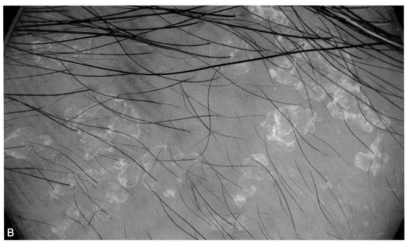

图 7-11B. 皮肤镜下(前发际)可见亮红色背景,均匀分布的、大小均一的点状血管和白色鳞屑(×20)。

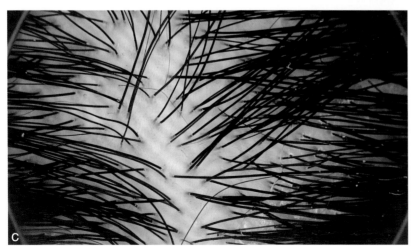

图 7-11C. 皮肤镜下(头皮)可见毛囊周围均匀分布的点状血管(×20)。

图 7-11 头皮银屑病病例

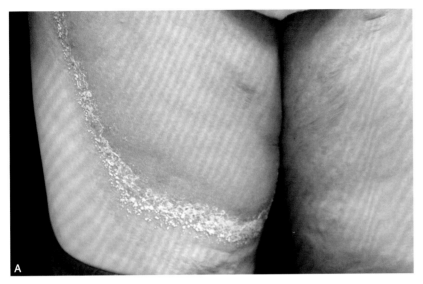

图 7-12A. 患者右侧大腿可见环状红斑，上有大量密集分布的小脓疱。

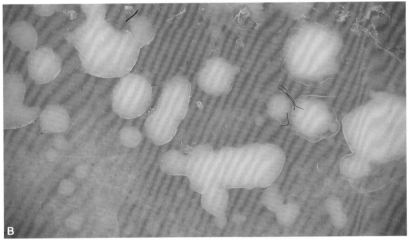

图 7-12B. 皮肤镜下可见红色背景，点球状血管结构，大量大小不一的黄白色小球，部分融合成脓湖（×40）。

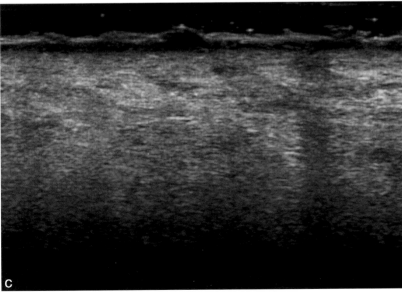

图 7-12C. 25MHz 高频超声显示为表皮增厚、回声增强，可见表皮内微隆起的卵圆形低回声结构及表皮下低回声带。

图 7-12　脓疱性银屑病病例

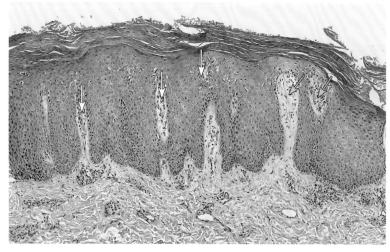

均匀分布的点状血管对应组织病理上的表皮银屑病样增生及真皮乳头层扩张的小血管。在较高的放大倍数下,当皮肤镜与扩张的真皮乳头层毛细血管垂直时,显示为球状血管(白色箭头);当皮肤镜与真皮乳头层毛细血管有一定角度的倾斜时,显示为环状或发夹样血管(黄色箭头)。白色鳞屑对应组织病理上的融合性角化不全(苏木精-伊红染色,×100)。

图 7-13　斑块状银屑病皮肤镜表现与组织病理的对应关系

【鉴别诊断】

皮肤镜可协助银屑病与其他临床不典型的炎症性皮肤病相鉴别。

1. **慢性湿疹**　慢性湿疹是最常见的炎症性皮肤病,皮损呈多形性,可见红斑、渗出、丘疹、斑块、苔藓化,患者自觉瘙痒,病情反复发作。慢性湿疹有时易与银屑病相混淆,前者皮肤镜下表现为不均匀分布的点状血管和黄色痂屑,虽然苔藓化明显时点状血管分布也较为均匀,但点状血管周围可见白晕。

2. **毛发红糠疹**　毛发红糠疹是一种较少见的病因不明的炎症性疾病,临床上表现为淡红色至橘红色鳞屑性红斑及正常皮岛,可见毛囊角化性丘疹及掌跖角化。皮肤镜下表现为中央圆形或椭圆形的黄色区域,外周围绕点状及线状血管,有时可见毛囊角栓。

3. **玫瑰糠疹、扁平苔藓、早期蕈样肉芽肿**　见本章湿疹及皮炎类皮肤病部分。

【皮肤多维度影像评估疗效】

皮肤镜可用于银屑病系统治疗或外用治疗后的随访,在较高的放大倍数下,血管直径的减小和扭曲程度的减轻提示病情缓解,而异常血管结构的持续存在或在临床治愈的皮损中发现异常的血管结构,则提示病情顽固或有复发趋势。

有研究发现,在应用生物制剂的过程中,在治疗后第 2 周和第 4 周,皮肤镜下出现点状出血,预示着疗效较好;而点状血管持续存在或再次出现,则提示病情迁延或复发;NB-UVB 治疗前若皮肤镜下可见球状血管,则预示着 NB-UVB 治疗可能反应不佳。

外用糖皮质激素治疗银屑病过程中如出现线状血管及网状血管,则提示出现外用糖皮质激素导致的早期皮肤萎缩。

总结

● 银屑病是由遗传、免疫、环境因素共同作用导致的慢性复发性炎症性皮肤病。
● 临床表现为头皮、背部、四肢伸面的红色丘疹、斑块,上覆白色鳞屑,可有"蜡滴现象""薄膜现象""点状出血现象"(Auspitz 征)。
● 皮肤镜表现为均匀分布的、大小形状均一的点状血管,可见弥漫分布的白色鳞屑。去除鳞屑可见微小的红色出血点,称为皮肤镜下的"Auspitz 征"。
● 高频超声表现为表皮增厚,回声增强,真皮层增厚且回声减低,表皮、真皮之间可见表皮下低回声带。
● RCM 表现为角化不全,下方可见棘层有分叶核细胞聚集,这些分叶核细胞在动态扫描时有流动感或闪烁感,对应 Munro 微脓肿,表皮突的长度显著增加,真皮乳头层的数量增加,真皮乳头层毛细血管迂曲、扩张和充血。
● 皮肤镜、高频超声及 RCM 可用于银屑病系统治疗或外用治疗后的随访。

三、扁平苔藓

扁平苔藓(lichen planus)是一种由 T 细胞免疫介导的特发性炎症性皮肤病,本病可累及皮肤、黏膜和毛囊。皮损表现以四肢屈侧瘙痒性紫红色丘疹为特征,表面有轻度光泽,可见白色网纹(Wickham 纹)。

【临床表现】

扁平苔藓的典型临床表现为扁平的多角形丘疹,开始为红色,逐渐变为特征性的紫红色,表面可附有黏着性鳞屑,不易刮除,可见 Wickham 纹(图 7-14),部分皮损可自行消退,遗留色素沉着斑(图 7-15A,图 7-16A,图 7-17A,图 7-18A)。本病瘙痒明显,皮损好发于腕部屈侧和手背,可累及甲、毛囊、口腔及外阴黏膜部位。口腔黏膜最常受累,表现为红斑、糜烂及溃疡,可见 Wickham 纹。本病临床分型很多,包括肥厚性扁平苔藓、萎缩性扁平苔藓、环状扁平苔藓、线状扁平苔藓、色素性扁平苔藓、光线性扁平苔藓、大疱性扁平苔藓、红斑狼疮-扁平苔藓重叠综合征等。

【皮肤多维度影像特征】

(一)皮肤镜表现

1. **Wickham 纹** Wickham 纹是扁平苔藓皮肤镜下的特征性改变,经典的 Wickham 纹表现为互相交错形成网状的白色线条,也可表现为其他形状,如线状、放射状、环状、圆形、叶脉样(从中心白色脉络分出的纤细纹络,有一端相连,呈类似雪花的晶状结构),和星空样(簇集的毛囊性白色小点)(见图 7-14)。此外,Wickham 纹还可表现为其他颜色,黄色在掌跖部位更常见,蓝白色在皮肤颜色较深的患者中更常见。

2. **血管结构** 血管结构包括点状血管、球状血管、线状血管,血管结构外周放射状分布,少见情况可围绕毛囊弥漫分布。

3. **其他特征** 可见白色或黄色点状结构、棕色/棕灰色色素结构,色素结构可呈点状/球状、网状及团块状分布。还可见蓝白结构和毛囊角栓。

4. **不同分期经典型扁平苔藓皮肤镜下特征** 经典型扁平苔藓早期丘疹可见细微的 Wickham 纹及红色背景;活动期/成熟期皮损可见典型 Wickham 纹及外周放射状分布的血管结构;消退期表现为弥漫分布的小球状色素结构(图 7-15B,图 7-16B,图 7-17B)。

5. **特殊类型扁平苔藓** 色素性扁平苔藓表现为蓝白结构、毛囊角栓及蓝灰色、黄棕色色素结构,而Wickham 纹及血管结构不常见(图 7-18B);肥厚性扁平苔藓,表现为毛囊角栓,周围伴或不伴白晕("玉米粒"结构),还可见粉刺样开口及蓝灰色/棕黑色点球状色素结构,而 Wickham 纹和血管结构常由于角化过度不易被观察到;环状扁平苔藓的 Wickham 纹位于皮损边缘,环状分布,皮损中央呈白色萎缩性中心或正常皮肤。

6. **特殊部位扁平苔藓** 黏膜部位扁平苔藓以口腔黏膜受累最为常见,改变与皮肤扁平苔藓类似,可见 Wickham 纹和外周线状血管结构放射状分布。唇部扁平苔藓还可见糜烂和点状出血,唇缘部位处还可见玫瑰花瓣征。甲和毛发扁平苔藓的皮肤镜改变见第九章第一节"五、常见瘢痕性脱发"及第二节"二、常见炎症性疾病甲受累"。

7. **皮肤镜表现与组织病理表现的对应关系** Wickham 纹对应组织病理中的颗粒层楔形增厚、棘层肥厚及其上方致密的角化过度。点状或线状血管对应组织病理中真皮乳头层及其下方扩张的血管结构。不同模式的色素结构对应基底层色素细胞增多、色素失禁及真皮浅层噬色素细胞。

皮肤镜诊断要点

◆ 扁平苔藓的皮肤镜下特征性表现为 Wickham 纹,经典的 Wickham 纹表现为互相交错形成网状的白色线条,也可表现为其他形状。

◆ 经典型扁平苔藓成熟期皮损的皮肤镜下表现为 Wickham 纹,以及外周放射状分布的点状、球状和线状血管结构。

◆ 经典型扁平苔藓消退期表现为棕色、棕灰色小球状色素结构。

◆ Wickham 纹对应组织病理中的颗粒层楔形增厚、棘层肥厚及其上方致密的角化过度。

（二）高频超声表现

高频超声显示表皮回声稍增强，真皮浅层呈带状分布的低回声，边界尚清晰，内部回声均匀（图7-15C）。

（三）皮肤反射式共聚焦显微镜表现

1. **颗粒层局灶性楔形增厚**　由于颗粒层细胞较棘层细胞更亮，部分病例可见颗粒层和棘层之间的清晰过渡（图7-16C）。

2. **表皮结构不清**　棘层细胞失去正常的蜂窝状模式。

3. **界面改变**　表现为真皮乳头环模糊或消失，真皮乳头层内及周围可见椭圆形或星形、边缘不整齐的大的高折光的噬黑素细胞及中低折光的炎症细胞，呈片状浸润（图7-16D、E）。

4. **真皮浅层血管周围炎症**　炎症细胞带状浸润，浸润带界限清晰而非弥漫性，浸润细胞包括大的、高折光的、椭圆形至星形噬黑素细胞，小的、中度折光的圆形炎症细胞（图7-16E）。

皮肤反射式共聚焦显微镜诊断要点

★ 基底细胞液化变性。

★ 真皮浅层可见致密带状浸润的噬黑素细胞和炎细胞。

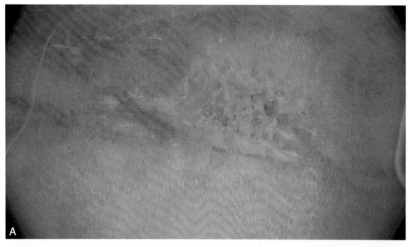

图 7-14A. 网状 Wickham 纹（×20）。

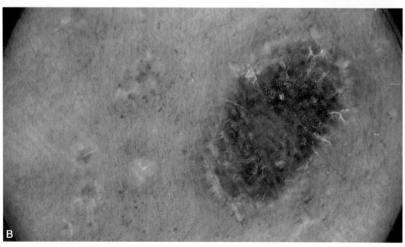

图 7-14B. 环状 Wickham 纹（×20）。

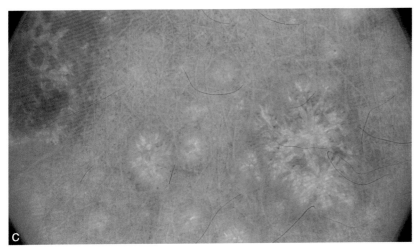

图 7-14C. 叶脉样 Wickham 纹（×20）。

图 7-14　各种类型的 Wickham 纹

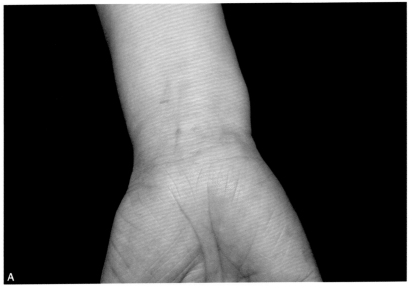

图 7-15A. 手腕部淡红色扁平丘疹，表面光泽，无明显鳞屑。

图 7-15B. 皮肤镜下可见淡红色背景，细微的放射状 Wickham 纹，外周分布的少量线状血管（×20）。

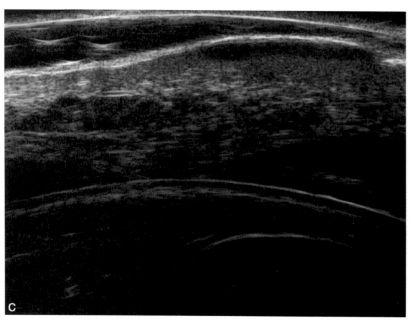

图 7-15C. 50MHz 高频超声显示表皮回声增强，真皮浅层呈带状分布的低回声，边界尚清晰，内部回声均匀。

图 7-15 经典型扁平苔藓早期病例

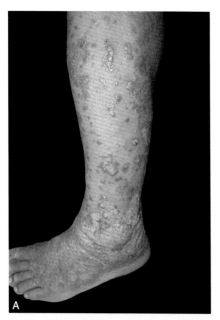

图 7-16A. 经典型扁平苔藓活动期临床表现。

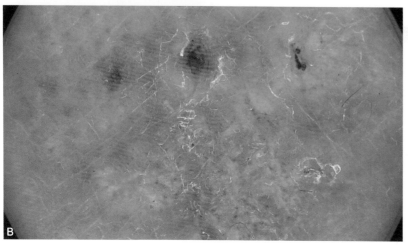

图 7-16B. 皮肤镜表现：淡紫色背景，网状 Wickham 纹，外周放射状分布的线状血管，还可见血痂(×20)。

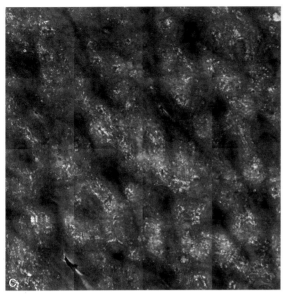

图 7-16C. RCM 表现：颗粒层局灶性楔形增厚。

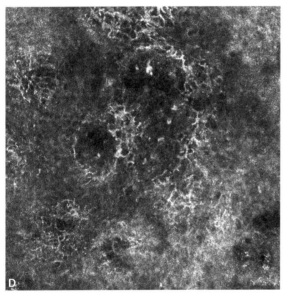

图 7-16D. RCM 表现：基底细胞液化变性。

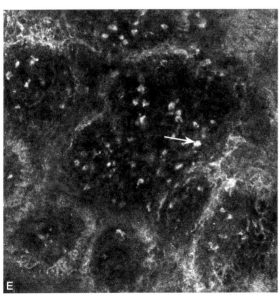

图 7-16E. RCM 表现：真皮浅层噬黑素细胞（白色箭头）和炎症细胞带状浸润。

图 7-16 经典型扁平苔藓活动期典型表现

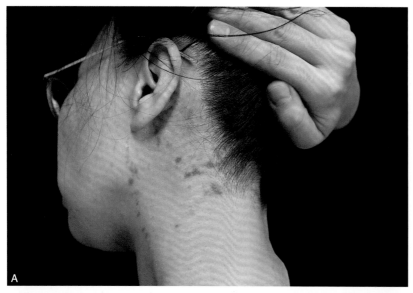

图 7-17A. 颈后部暗红色色素沉着斑。

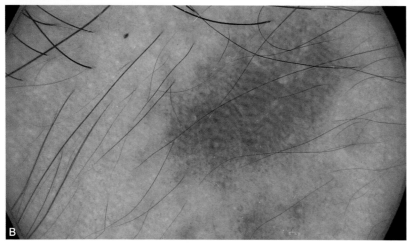

图 7-17B. 皮肤镜下可见环状至网状分布的棕色小点，毛囊角栓及白色条纹（×20）。

图 7-17　经典型扁平苔藓消退期病例

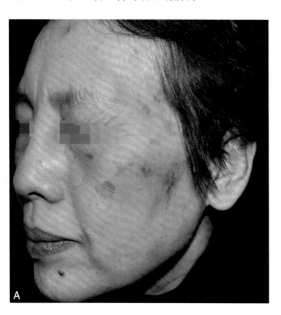

图 7-18A. 颊部蓝黑色斑片。

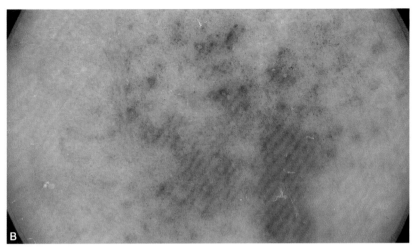

图 7-18B. 皮肤镜下可见黄棕色及蓝灰色小点、球、斑片,可见粉刺样开口及毛囊角栓(×20)。

图 7-18　色素型扁平苔藓病例

【鉴别诊断】

1. **盘状红斑狼疮**　盘状红斑狼疮是一种皮肤红斑狼疮,皮损常常较为局限,也可泛发,典型皮损表现为界限清楚的盘状红斑,表面覆有黏着性鳞屑,消退后遗留萎缩性瘢痕。盘状红斑狼疮的皮肤镜表现为毛囊角栓,毛囊周围白晕,晚期可见白色无结构区,线状及分支状血管。有时白色无结构区易被误认为是 Wickham 纹,但血管模式与扁平苔藓不同,血管扩张更为明显。

2. **苔藓样结节病**　结节病是一种特发性肉芽肿性疾病,可累及皮肤和内脏,尤其是肺组织,组织病理上表现为非干酪样坏死性肉芽肿结构,结节病的临床分型很多,苔藓样结节病有时可表现为有轻度光泽的苔藓样小丘疹,易误诊为扁平苔藓。苔藓样结节病皮肤镜下可见橘黄色团块,无 Wickham 纹,以兹鉴别。

3. **结节性痒疹**　结节性痒疹是一种与精神内分泌功能障碍相关的慢性、复发性、炎症性皮肤病,皮损表现为以下肢伸侧为主的孤立性结节,瘙痒剧烈。皮肤镜下可见白色星爆样模式(外周放射性白色线),边缘围绕红色或棕黄色结痂、糜烂和/或鳞屑。

4. **慢性湿疹、银屑病**　见第七章第一节。

【皮肤多维度影像评估疗效】

因为扁平苔藓早期、成熟期和消退期皮肤镜下的表现不同,皮肤镜可以用于准确判断扁平苔藓病程演变及治疗后疾病好转的情况,其中 Wickham 纹可作为观察标志物。同时皮肤镜还可用来预测扁平苔藓消退后遗留的炎症后色素沉着的持续时间,均匀、弥漫分布的棕色色素结构预示着色素沉着持续时间短,而蓝灰色小球状色素结构预示色素沉着的持续时间较长。

总结
- 扁平苔藓是一种由 T 细胞免疫介导的特发性炎症性皮肤病。
- 皮肤镜下的特征性表现为 Wickham 纹,表现为互相交错形成网状的白色线条,对应组织病理中的颗粒层楔形增厚、棘层肥厚及其上方致密的角化过度。
- 不同分期扁平苔藓皮肤镜下的表现不同,早期表现为细微的 Wickham 纹及红色背景;活动期/成熟期皮损可见典型 Wickham 纹及外周放射状分布的血管结构;消退期表现为小球状色素结构。
- 高频超声可表现为表皮回声稍增强,真皮浅层呈带状分布的低回声,边界尚清晰,内部回声均匀。
- 皮肤镜可协助判断扁平苔藓病程演变及治疗改善情况。

四、红斑狼疮

红斑狼疮（lupus erythematosus）是一种慢性的、反复迁延的自身免疫导致的疾病谱性疾病，病谱的一端为皮肤红斑狼疮（cutaneous lupus erythematosus，CLE），而病谱的另一端为系统性红斑狼疮（lupus erythematosus，SLE），后者病变可累及多脏器和多系统。而皮肤红斑狼疮根据临床表现和组织病理改变可分为急性、亚急性和慢性皮肤红斑狼疮，慢性皮肤红斑狼疮又包括盘状红斑狼疮（discoid lupus erythematosus，DLE）、疣状红斑狼疮、肿胀性红斑狼疮、深在性红斑狼疮、冻疮样红斑狼疮等。

【临床表现】

1. **慢性皮肤红斑狼疮**　50%~85%为盘状红斑狼疮，好发于女性，40~50岁多见，分为局限性和泛发性，表现为曝光部位，即头皮、面部、耳部及口唇部位界限清楚的盘状红色斑片或斑块，表面覆有黏着性鳞屑，剥离鳞屑可见毛囊角栓，也可见色素沉着、色素减退，愈后遗留萎缩性瘢痕，累及头皮者可导致瘢痕性脱发（图7-19A，图7-20A，图7-21A）。肿胀性红斑狼疮表现为水肿性风团样斑块，无毛囊角栓。冻疮样红斑狼疮多发生于寒冷而潮湿的环境，累及面颊部、鼻背、耳郭、手足和膝肘部，似冻疮样外观，但气温回暖仍不消退。

2. **亚急性皮肤红斑狼疮**　好发于上背、肩、手臂伸侧、前胸部位，有光敏感。可分为丘疹鳞屑型和环形红斑型，前者类似银屑病外观，后者表现为水肿性环形红斑，该型预后无明显瘢痕（图7-22A）。实验室检查抗Ro/SSA抗体及抗La/SSB抗体阳性，90%以上的患者ANA阳性。部分患者会进展为SLE。

3. **急性皮肤红斑狼疮**　皮损主要见于SLE患者，典型皮损表现为面部水肿性蝶形红斑，还可见躯干四肢对称分布的鲜红至暗红色斑疹。患者常伴有系统性症状，如发热、口腔溃疡、关节痛、浆膜炎及呼吸系统、血液系统、泌尿系统受累的症状。实验室检查可见抗核抗体阳性，抗Sm抗体、抗dsDNA、抗Ro/SSA和抗La/SSB抗体也可以阳性，以及贫血、白细胞减少、血小板减少、红细胞沉降率升高、血尿、蛋白尿等。

【皮肤多维度影像特征】

（一）皮肤镜表现

1. **盘状红斑狼疮**　皮肤镜表现因疾病阶段的不同而不同，早期皮损或皮损活动性区域的特征性表现为白色鳞屑和毛囊改变，毛囊改变包括毛囊红点征和毛囊周围白晕，即"反向草莓征"；或白色或黄色角栓（偏振光下表现为白色玫瑰花状结构），不同程度的红色背景。可见多形性的血管结构，包括点状、线状不规则血管和分支状血管，血管改变在皮损边缘更为明显。晚期皮损可出现白色无结构区域、色素沉着（蜂窝状色素网、毛囊周围色素沉着、放射状色素条纹或非特异性排列的色素沉着）、毛发缺失和血管结构（包括线状不规则毛细血管扩张、分支状血管，以及点状、小球状血管）（图7-19B，图7-20B、C，图7-21B）。在中间阶段皮损可同时出现上述两期的表现。不常见的皮肤镜下改变包括弥漫性角化过度（肥厚性盘状红斑狼疮）、毛囊扩张和黄色鳞屑。

2. **皮肤镜表现与组织病理表现的对应关系**　白色鳞屑对应组织病理中的表皮角化过度；毛囊红点征对应组织病理中的毛囊周围炎症细胞浸润、红细胞溢出及血管扩张；毛囊周围白晕对应组织病理中的毛囊周围水肿或纤维化；角栓对应组织病理中的毛囊口角化过度；血管结构对应组织病理中的真皮浅层毛细血管扩张；白色无结构区域对应组织病理中的真皮内纤维化，而色素结构对应组织病理中的基底层色素增加或色素失禁。

3. **特殊部位盘状红斑狼疮**　唇部盘状红斑狼疮表现为毛细血管扩张、棕色小点、白色鳞屑、白色无结构区、点状出血及糜烂。黏膜盘状红斑狼疮表现为毛细血管扩张、白色无结构区和溃疡。头皮盘状红斑狼疮皮肤镜表现见第九章第一节"五、常见瘢痕性脱发"。

4. **其他类型慢性皮肤红斑狼疮**　肿胀性红斑狼疮表现为粉红色背景上模糊的不规则线状或网状血管，以及多灶状白色区域（对应显著真皮内水肿或黏蛋白沉积）。冻疮样红斑狼疮表现为红色或紫色背景上的亮白色区域（对应显著真皮内水肿或黏蛋白沉积），伴或不伴点状血管或线状不规则血管及出血点。

5. **亚急性皮肤红斑狼疮**　表现为混合性血管结构（点状、线状弯曲、线状和分支状血管中至少出现两种），弥漫分布或外周分布的白色鳞屑，粉红色背景，偶见局灶性分布的橘黄色无结构区域（由于真皮内含铁血黄素沉积所致）。亚急性皮肤红斑狼疮在皮肤镜下基本见不到毛囊角栓，因此可用于区分面部以外区域的亚急性皮肤红斑狼疮和盘状红斑狼疮（图 7-22B、C）。

6. **系统性红斑狼疮**　颧部水肿性红斑皮肤镜表现为毛囊红点征和毛囊周围白晕，即"反向草莓征"。

皮肤镜诊断要点

◆ 盘状红斑狼疮早期表现为"反向草莓征"、毛囊角栓、多形性血管结构。晚期表现为白色无结构区域、色素沉着、毛发缺失和血管结构。
◆ 亚急性皮肤红斑狼疮表现为粉红色背景下混合性血管结构、弥漫分布或外周分布的白色鳞屑、橘黄色无结构区。
◆ 系统性红斑狼疮颧部水肿性红斑在皮肤镜下可见"反向草莓征"。
◆ 组织病理上"反向草莓征"对应毛囊周围炎症细胞浸润、红细胞溢出及血管扩张，伴有毛囊周围水肿或纤维化。

小贴士

√ "反向草莓征"：毛囊红点征和毛囊周围白晕，常见于盘状红斑狼疮。
√ "草莓征"：白色或黄色角栓，红色背景，常见于光线性角化病。

（二）高频超声表现（图 7-19C）

1. 活动期红斑狼疮高频超声下表现为真皮增厚，可见低回声结构，皮下组织回声增强。

2. 彩色多普勒超声表现为在疾病活动期，可见病灶血流信号增多；终末期（盘状狼疮）常见皮肤萎缩和血流信号减少。

（三）皮肤反射式共聚焦显微镜表现

盘状红斑狼疮是皮肤红斑狼疮中最常见的亚型，目前 RCM 多用于 DLE 的辅助诊断，盘状红斑狼疮的 RCM 特征性改变如下。

1. 角质层增厚。

2. **表皮萎缩**　表皮纵向扫描层次减少。

3. **界面改变**　真皮乳头层及真皮浅层毛细血管扩张、血流加速，不等量高折光的噬黑素细胞及中低折光的单一核细胞为主的炎症细胞浸润。

4. **毛囊漏斗部-真皮界面改变**　毛囊周围炎症细胞和噬黑素细胞浸润（图 7-19D）。

5. **毛囊角栓**　部分毛囊漏斗部扩张，毛囊内可见较多高折光角化物（图 7-19E）。

6. 胶原改变呈束状（图 7-19F）。

7. **亚急性皮肤红斑狼疮的 RCM 特征**　表皮萎缩较盘状红斑狼疮更严重；炎症细胞浸润更轻。

皮肤反射式共聚焦显微镜诊断要点

★ 界面改变呈局灶性或弥漫性。
★ 毛囊漏斗部-真皮界面改变。
★ 毛囊角栓。
★ 真皮浅、中层均可见噬黑素细胞和炎症细胞浸润，非带状浸润。

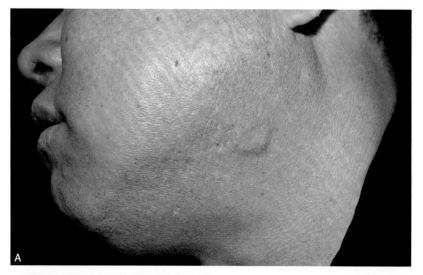

图 7-19A. 盘状红斑狼疮临床表现。

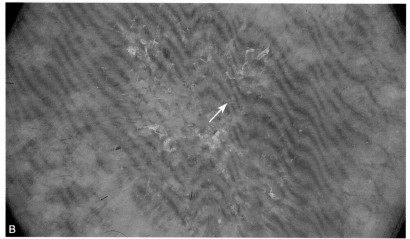

图 7-19B. 皮肤镜表现：红色背景，白色毛囊角栓，毛囊周围白晕及线状不规则血管，此外还可见玫瑰花瓣征（白色箭头）（×20）。

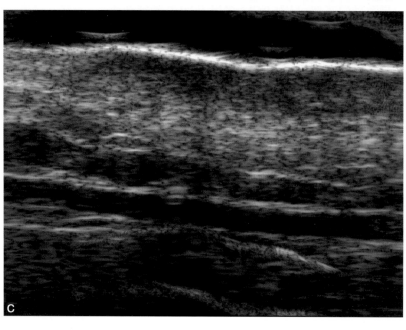

图 7-19C. 20MHz 高频超声表现：真皮层增厚，可见低回声，皮下组织回声增强。

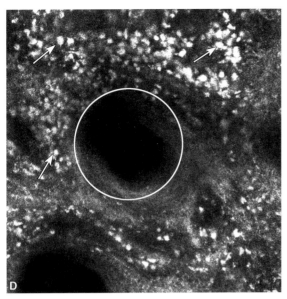

图 7-19D. RCM 表现：毛囊漏斗部 - 真皮界面改变，毛囊（白色圈内）周围噬黑素细胞和炎症细胞浸润（白色箭头）。

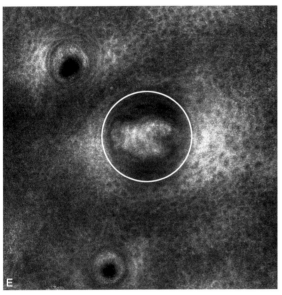

图 7-19E. RCM 表现：毛囊角栓（白色圆圈）。

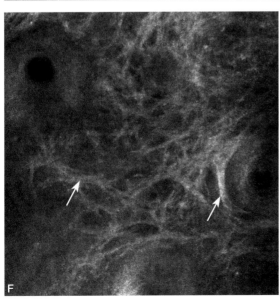

图 7-19F. RCM 表现：胶原改变呈束状（白色箭头）。

图 7-19 盘状红斑狼疮典型表现

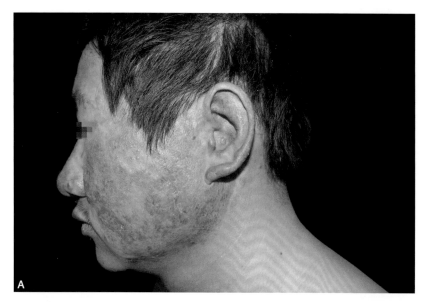

图 7-20A. 患者面部、耳郭多发暗红色丘疹、斑块，部分中央可见萎缩及色素沉着。

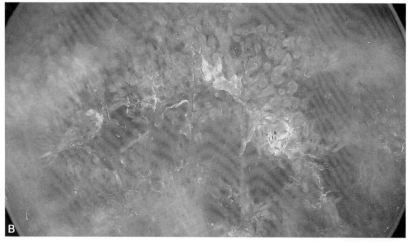

图 7-20B. 皮肤镜下可见红色背景，黄色毛囊角栓，毛囊周围白色晕，少量外周放射状分布的线状血管，还可见白色鳞屑、毛囊周围棕色色素沉着及白色无结构区（×20）。

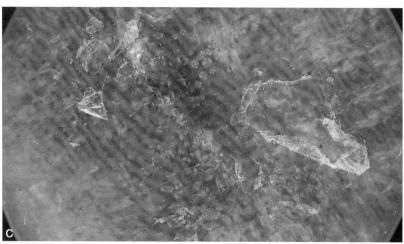

图 7-20C. 皮肤镜下还可见较多玫瑰花瓣征（×20）。

图 7-20 盘状红斑狼疮病例 2

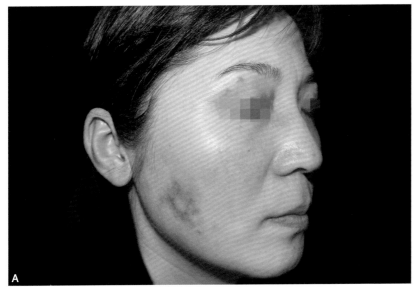

图 7-21A. 患者面颊部可见棕色色素沉着斑，表面轻微萎缩。

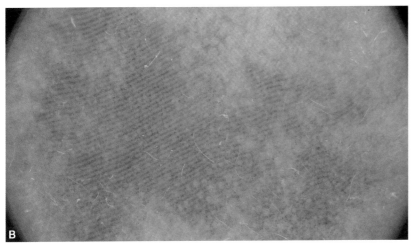

图 7-21B. 皮肤镜下可见红色背景，毛囊角栓，毛囊周围白晕及环状分布的棕色小点（×20）。

图 7-21　盘状红斑狼疮病例 3

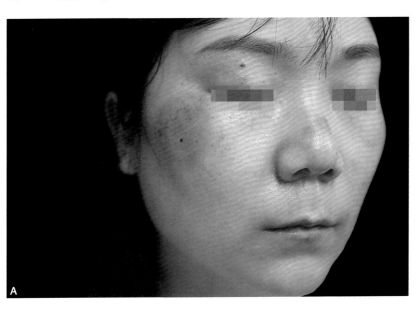

图 7-22A. 患者面颊部可见环状红斑。

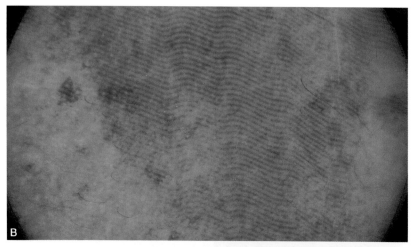

图 7-22B. 皮肤镜下可见粉红色背景,多形性血管结构(线状不规则血管及分支状血管),少量毛囊角栓(× 20)。

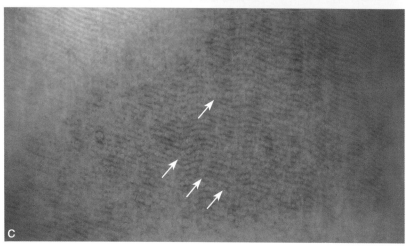

图 7-22C. 皮肤镜另一视野下可见粉红色背景,明显的玫瑰花瓣征(白色箭头)。

图 7-22 亚急性皮肤红斑狼疮病例

【鉴别诊断】

红斑狼疮需结合临床表现、组织病理及实验室检查综合诊断,皮肤镜有助于红斑狼疮皮损与其他炎症性或肿瘤性皮肤病的鉴别。

1. 红斑毛细血管扩张型玫瑰痤疮 红斑毛细血管扩张型玫瑰痤疮是一种好发于面中部的累及血管和毛囊皮脂腺的炎症性疾病,可表现为面部潮红、丘疹、脓疱、毛细血管扩张等。红斑毛细血管扩张型玫瑰痤疮,也可累及双颊部位,有时易误诊为系统性红斑狼疮的面部蝶形红斑,但其皮肤镜下特征性表现为紫红色或黄红色背景下红色或紫色线状血管排列成多角形血管网,无"反向草莓征"。

2. 日光性角化病 多发生于中老年男性曝光部位,一般单发,也可多发,表现为淡红色至褐色的角化性扁平丘疹,表面有不易剥离的黏着性鳞屑,如长期不治疗,部分患者可发展为鳞状细胞癌。皮肤镜下改变为"草莓征",即红色背景下白色或黄色毛囊角栓,点状及不规则线状血管。

总结

● 红斑狼疮是一种可累及皮肤和多系统的疾病谱性自身免疫性疾病。

● 盘状红斑狼疮早期表现为"反向草莓征"、毛囊角栓、多形性血管结构。晚期表现为白色无结构区域、色素沉着、毛发缺失和血管结构。亚急性皮肤红斑狼疮表现为粉红色背景下混合性血管结构、弥漫分布或外周分布的白色鳞屑、橘黄色无结构区。系统性红斑狼疮颧部水肿性红斑皮肤镜下可见"反向草莓征"。

- 皮肤镜下"反向草莓征"对应组织病理中的毛囊周围炎症细胞浸润、红细胞溢出及血管扩张,伴有毛囊周围水肿或纤维化。
- 高频超声显示真皮层增厚,回声减低,皮下组织回声增强。彩色多普勒超声可以提示病变的活动性。
- RCM表现为表皮萎缩,毛囊角栓,界面改变,真皮浅、中层均可见噬黑素细胞和炎症细胞浸润,非带状浸润。
- 皮肤镜可用于盘状红斑狼疮与日光性角化病、系统性红斑狼疮面部蝶形红斑与红斑毛细血管扩张型玫瑰痤疮的鉴别诊断。

五、皮肌炎

皮肌炎(dermatomyositis)是一种主要累及皮肤和横纹肌的自身免疫性疾病。典型皮疹表现为眼睑眶周水肿性紫红斑、指间关节背侧紫红色丘疹(Gottron丘疹)等,可伴或不伴肌肉症状,肌肉症状以对称性肢带肌、颈肌及咽肌无力为特征,本病可同时累及多种脏器,或伴发肿瘤和其他结缔组织病。

【临床表现】

皮肌炎在儿童和成人均可发病,分为儿童期和40~60岁两个发病高峰,临床可分为六型,包括多发性肌炎、成人皮肌炎、合并恶性肿瘤的皮肌炎、儿童皮肌炎、合并重叠综合征的皮肌炎和无肌病性皮肌炎。皮肌炎的特异性皮疹损害包括Heliotrope征(眼睑眶周水肿性紫红斑)(图7-23A)和Gottron丘疹(近端指间关节伸侧丘疹伴苔藓样变)(图7-24A),后者累及肘部和膝关节,称为Gottron征。光暴露部位的皮肤异色是皮肌炎的典型特征,包括颈前V字征(图7-25A)和披肩征。皮肌炎还可出现甲皱襞改变,包括甲小皮营养不良和甲皱襞毛细血管襻扩张伴毛细血管缺失。儿童皮肌炎常见皮肤钙沉着。其他皮肌炎的常见皮损包括头皮皮肤异色伴鳞屑、非瘢痕性脱发、技工手、雷诺现象等。部分患者自觉皮疹瘙痒明显。皮肌炎的肌肉症状包括四肢近端肌群、颈肩部肌群、咽喉部肌群肌无力和肌肉压痛,病情严重者还可累及心肌。实验室检查可见肌酶升高、肌炎相关自身免疫抗体异常。

【皮肤多维度影像特征】

(一)皮肤镜表现

目前皮肌炎的皮肤镜改变报道较少,其皮肤镜特征性表现如下。

1. Gottron丘疹 早期或活动期皮损表现出粉红色背景,点状或线状不规则血管(对应组织病理中的真皮内血管扩张)和中央鳞屑或结痂(对应组织病理中的角化过度或坏死),进展期皮损的特征性表现为中央白色区域(对应组织病理中的黏液沉积或纤维化),外周围绕粉红色晕(图7-24B)。

2. Gottron征和披肩征/V字征 表现为部分聚焦的网状或不规则线状血管(对应组织病理中的表皮萎缩,真皮乳头层下方扩张的毛细血管),有时可见白色鳞屑和黄色区域(对应组织病理中的表皮萎缩)(图7-25B)。

3. 技工手 表现为数片较大的浅表鳞屑(对应组织病理中的角质层棋盘状肥厚)。

4. 头皮皮肤异色伴鳞屑 表现为扩张的扭曲毛细血管、紫红色斑状区域和鳞屑(对应组织病理中的毛周管型和毛囊间鳞屑)。少见的皮肤镜下表现有密集的血管、毛囊间或毛周色素沉着和毛发缺失(图7-26)。

5. 皮肤钙化 表现为亮白色区域、粉红色背景,伴或不伴血管结构。

6. 甲皱襞毛细血管改变 血管扩张(包括巨大毛细血管)、出血点、血管排列紊乱、甲小皮增厚或角化过度及红色背景。由于真皮水肿或黏蛋白沉积或纤维化所致的白色区域也不少见(图7-27)。

7. Heliotrope征 似V字征或披肩征改变,可见红色背景、网状血管及线状不规则血管,可见棕色色素沉着(图7-23B)。

皮肤镜诊断要点

◆ Gottron 丘疹早期表现出粉红色背景，点状或线状不规则血管和中央鳞屑或结痂。
◆ Gottron 丘疹进展期表现为中央白色区域，外周围绕粉红色晕。
◆ Gottron 征和披肩征 /V 字征表现为部分聚焦的网状或不规则线状血管。
◆ 头皮皮肤异色伴鳞屑表现为扩张的扭曲毛细血管、紫红色斑状区域和鳞屑。
◆ 甲皱襞毛细血管改变包括甲小皮增厚或角化过度、血管扩张、血管排列紊乱及出血点。

（二）超声表现

1. 高频超声皮肤钙沉积表现为皮下软组织内钙质沉积强回声，形态不规则，边界不清晰，后方伴声影。病灶内部回声不均匀（图 7-24C）。

2. 彩色多普勒超声表现为皮损内部无血流信号。

3. 超声下亦可见水肿引起的肌肉回声增强。

（三）皮肤反射式共聚焦显微镜表现

皮肌炎 Heliotrope 征（眼睑眶周水肿性紫红斑）的 RCM 表现如下（图 7-23C）。

1. 基底细胞液化变性，表现为界面模糊，呈局灶性。

2. 毛囊漏斗部 - 真皮界面改变，毛囊周围可见炎症细胞和噬黑素细胞。

3. 真皮浅层可见散在高折光噬黑素细胞及色素颗粒。

皮肤反射式共聚焦显微镜诊断要点

★ 局灶性界面改变。
★ 真皮浅层可见噬黑素细胞和炎症细胞。

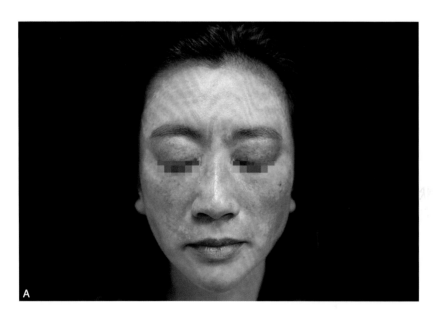

图 7-23A. 皮肌炎 Heliotrope 征临床表现。

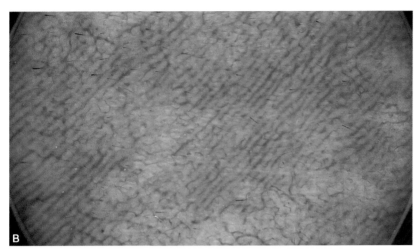

图 7-23B. 皮肤镜表现: 扩张的粗大的
网状血管(×20)。

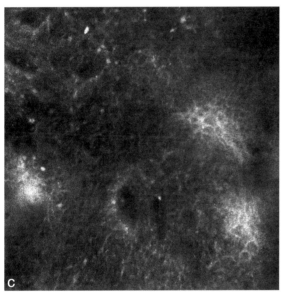

图 7-23C. RCM 表现: 正常真皮乳头环状结构消失, 界面模糊。

图 7-23 皮肌炎 Heliotrope 征典型表现

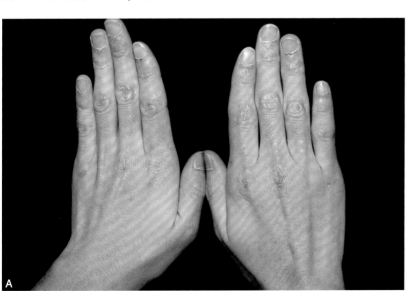

图 7-24A. 患者双手指间关节、掌指关
节背侧可见 Gottron 丘疹。

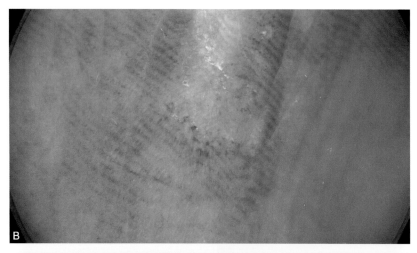

图 7-24B. 皮肤镜下 Gottron 丘疹表现为粉红色背景, 少量线状不规则血管, 中央可见白色区域(×20)。

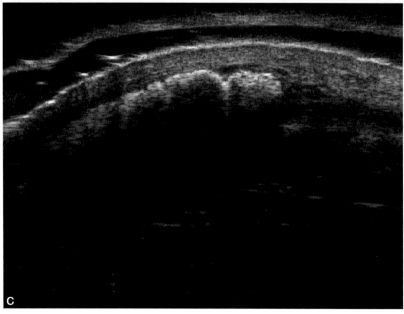

图 7-24C. 50MHz 高频超声下表现为皮下软组织内钙质沉积强回声, 后方伴声影。

图 7-24　皮肌炎病例

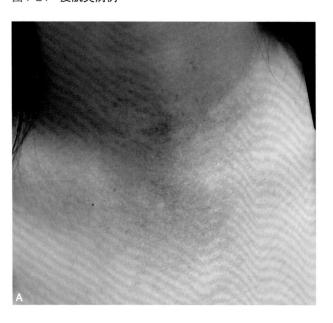

图 7-25A. 患者前胸曝光部位可见色素沉着斑及毛细血管扩张。

图 7-25B. 皮肤镜下可见扩张的不规则线状血管及棕黄色色素沉着(×20)。

图 7-25 皮肌炎 V 字征

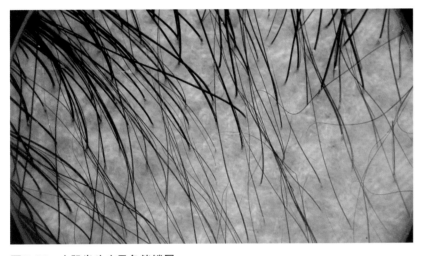

皮肤镜下可见紫红色斑片状区域,扩张的毛细血管和不规则线状血管,少量白色鳞屑(×20)。

图 7-26 皮肌炎头皮异色伴鳞屑

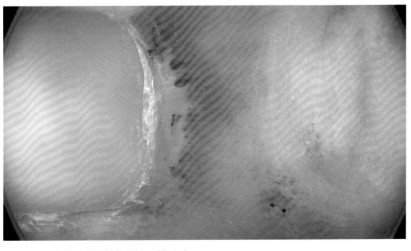

皮肤镜下可见粉红色背景,血管扩张,出血点及甲小皮角化过度(×20)。

图 7-27 皮肌炎甲皱襞毛细血管改变

【鉴别诊断】

皮肌炎的典型皮疹表现非常有特征,一般不易误诊。部分非特异性皮疹单独存在时可能会被误诊为其他疾病。

1. **手部角化性湿疹** 常常与局部化学刺激相关,临床表现为双手掌角化性红斑,可见结痂、脱屑和皲裂,有时皮肌炎的技工手可被误诊为角化性湿疹,后者皮肤镜下主要表现为黄色痂屑,棕色点或小球。

2. 斑块状银屑病 斑块状银屑病好发于肘部、膝关节,表现为丘疹、斑块,表面覆盖白色鳞屑。皮肌炎的Gottron征及皮肤异色也可累及上述发病部位,有时表面也可见白色鳞屑,因此可能被误诊为银屑病。银屑病的皮肤镜表现为均匀分布的点状血管,亮红色背景及弥漫分布的白色鳞屑。

3. 重症肌无力 仅有肌炎改变时皮肌炎有可能被误诊为重症肌无力,后者表现为全身弥漫性肌无力,肌肉活检无多发性肌炎改变。

总结
- 皮肌炎是一种主要累及皮肤和横纹肌的自身免疫性疾病。典型皮疹表现为Heliotrope征和Gottron丘疹。
- Gottron丘疹早期皮肤镜表现出粉红色背景,点状或线状不规则血管和中央鳞屑或结痂;进展期表现为中央白色区域,外周围绕粉红色晕。Gottron征和披肩征/V字征的皮肤镜表现为部分聚焦的网状或不规则线状血管。头皮皮肤异色伴鳞屑皮肤镜表现为扩张的扭曲毛细血管、紫红色斑状区域和鳞屑。甲皱襞毛细血管皮肤镜改变包括甲小皮增厚或角化过度、血管扩张、血管排列紊乱及出血点。
- 皮肤钙沉着在高频超声下可表现为皮下软组织内钙质沉积强回声,后方伴声影。
- Heliotrope征的RCM表现为局灶性界面改变,真皮浅层可见噬黑素细胞和炎细胞。
- 皮肤镜可协助皮肌炎不典型皮疹与炎症性皮肤病的鉴别诊断。

六、硬斑病

硬斑病(morphea)又称局限性硬皮病,好发于头面部和四肢,临床表现为非对称分布的局限性;皮肤硬化。本病病因不明,发病机制可能与血管改变、T细胞活化,以及成纤维细胞合成变性的结缔组织成分有关。

【临床表现】

本病好发于女性,临床表现为水肿性淡红色或紫红斑,可单发或多发,之后皮损逐渐硬化,中央呈白色,表面光滑发亮,毛发汗腺缺如,周围围绕淡紫色环,后期可见色素沉着。本病可分为斑状硬斑病、点滴状硬斑病、深部硬斑病、带状硬斑病、结节性硬斑病、大疱性硬斑病、泛发性硬斑病等(图7-28A,图7-29A,图7-30A,图7-31A)。本病一般不影响生命,但约11%的患者会致残。

【皮肤多维度影像特征】

(一)皮肤镜表现

1. 白色云状结构(曾称为白色纤维束) 表现为界限不清的苍白色区域,对应组织病理中的深部真皮纤维化。

2. 血管结构 常见线状不规则血管,也可见分支状血管和点状血管,血管结构聚焦良好。

3. 红色斑片 局灶性或弥漫性分布。

4. 其他特征 聚焦不清的大的紫色血管、黄色无结构区域、色素性结构(棕色无结构区域、网状棕色区域、棕色点)、白色晶体样结构。

5. 不同分期皮肤镜下表现 炎症期表现为红色斑片状区域,线状不规则血管;萎缩期表现为聚焦不清的大的紫色血管及黄色无结构区域。而白色云状结构在各个分期均存在(图7-28B,图7-29B,图7-30B、C)。

皮肤镜诊断要点
- 皮肤镜下表现为白色云状结构,聚焦良好的线状不规则血管、红色斑片,还可见聚焦不清的大的紫色血管、黄色无结构区域、色素性结构及白色晶体样结构。
- 炎症期表现为白色云状结构,红色斑片状区域,线状不规则血管。
- 萎缩期表现为白色云状结构,聚焦不清的大的紫色血管及黄色无结构区域。

（二）高频超声表现

1. 硬斑病的超声表现与其所处的病理进程有关。
2. 早期表现为真皮层弥漫性增厚，回声减低伴皮下组织回声增强。
3. 随着病变进展，病变区域厚度变薄，回声逐渐增强（图7-29C）。
4. 至晚期可出现真皮层、皮下组织，甚至肌肉组织萎缩。
5. 彩色多普勒超声可见活动期皮肤层血流信号增加，而在病变终末期血流信号减少。
6. 超声弹性成像可以提供真皮层硬度的定性及定量信息，有助于病变分期。

（三）皮肤反射式共聚焦显微镜表现

1. 表皮萎缩：硬斑病表皮萎缩程度轻于系统性硬皮病。
2. 真皮胶原束增生硬化。
3. 早期肿胀性皮损中真皮浅中层可见炎症细胞浸润，在晚期损害中真皮浅层可见噬黑素细胞（7-31B、C）。

皮肤反射式共聚焦显微镜诊断要点

★ 硬斑病RCM表现为表皮萎缩，真皮胶原束增生硬化。

★ 无界面改变，可与硬化性苔藓鉴别。

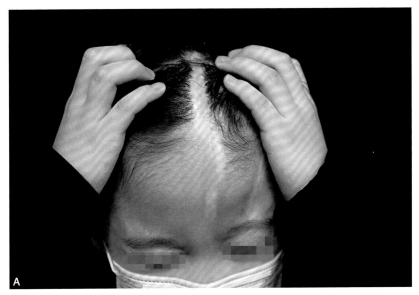

图 7-28A. 患者额部正中及头皮皮肤可见硬化萎缩，局部可见瘢痕性脱发。

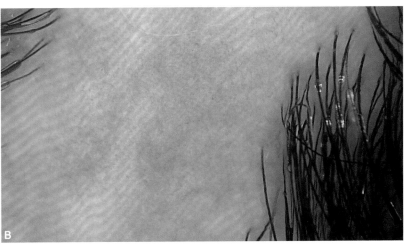

图 7-28B. 皮肤镜下可见白色云状结构，少量线状不规则血管及线状分支状血管，还可见棕色色素网（×50）。

图 7-28 **面部刀砍状硬皮病病例**

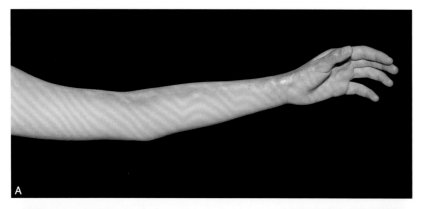

图 7-29A. 患者左上肢局部皮肤硬化
萎缩，可见色素减退及色素沉着斑。

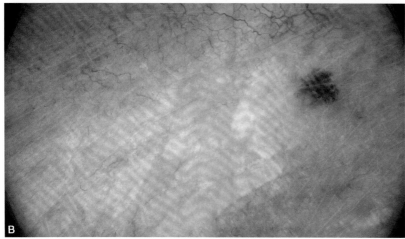

图 7-29B. 皮肤镜下可见粉红色背景，
白色云状结构，白色晶体样结构，线
状不规则血管及线状分支状血管，还
可见棕色色素无结构区（×20）。

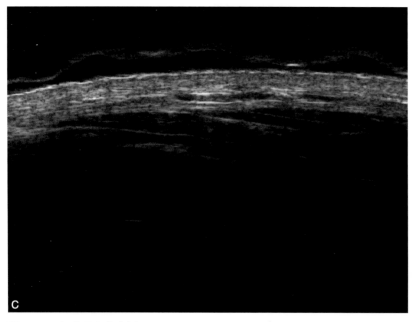

图 7-29C. 50MHz 高频超声显示上肢
真皮层及皮下组织变薄、回声增强。

图 7-29　上肢硬斑病病例

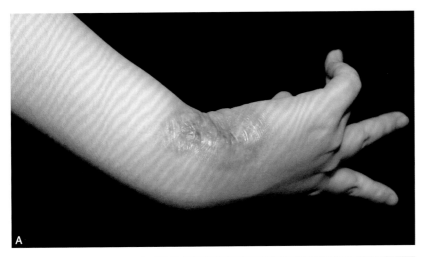

图 7-30A. 患者手背部片状皮肤硬化、紧张、发亮，局部可见毛细血管扩张及色素减退斑。

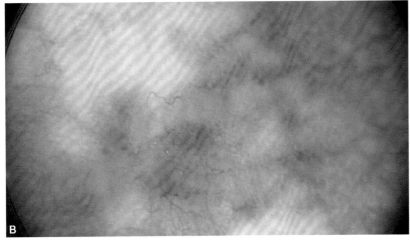

图 7-30B. 皮肤镜下可见白色云状结构，黄色无结构区及聚焦不清的大的紫色血管（×20）。

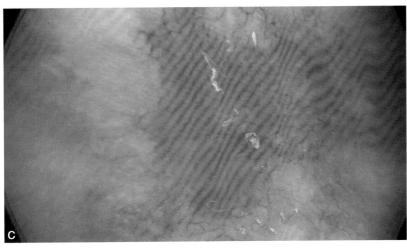

图 7-30C. 皮肤镜另一视野可见红色背景，白色云状结构及网状血管（×20）。

图 7-30 手部硬斑病病例

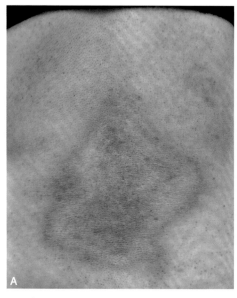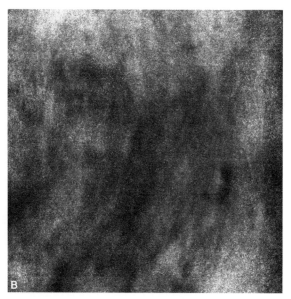

图 7-31A. 患者腰部硬斑病呈圆形或不规则形淡红色水肿性斑片,后逐渐扩大,呈淡黄或象牙色,表面干燥,具有蜡样光泽。

图 7-31B. RCM 可见皮损处真皮胶原束增生硬化。

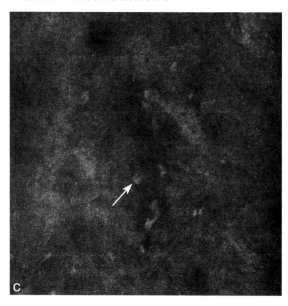

图 7-31C. 晚期损害真皮浅层可见噬黑素细胞(白色箭头)。

图 7-31　硬斑病的 RCM 表现

【鉴别诊断】

1. **硬化性苔藓**　硬化性苔藓是一种慢性炎症性皮肤病,常累及生殖器部位,也可累及皮肤,生殖器外硬化性苔藓表现为局限性萎缩性斑片,可见毛囊角栓及毛细血管扩张。皮肤镜下的特征性表现为界限清楚的亮白色斑片,毛囊角栓,还可见鳞屑和点状出血。少见的皮肤镜表现包括红色斑片、聚焦清晰的血管结构(包括线状不规则血管和点状血管)、聚焦不清的大的紫色血管、黄色无结构区域、色素性结构(棕色色素网和棕色小点)和晶体样结构。

2. **嗜酸性筋膜炎**　嗜酸性筋膜炎是一种特殊类型的硬皮病,临床早期受累肢体水肿、疼痛,后期皮肤迅速纤维化,出现凹陷,局部皮肤硬化、不易捏起。实验室检查嗜酸性粒细胞增多。嗜酸性筋膜炎皮肤镜下也可见白色云状结构,但其毛囊口扩张更为常见。

3. **放射性皮炎**　见第四章"八、放射性皮炎"部分。

【皮肤多维度影像评估疗效】

由于皮肤镜下红斑和血管结构对应组织病理中的真皮内炎症,界限不清的白色云状结构对应组织病理中的真皮内纤维化,因此皮肤镜可用于优化硬斑病的治疗过程,原因在于皮肤镜可以更加清晰地判断亚临床炎症的消退情况和真皮内纤维化的进展情况。同时,高频超声也可用于测量病灶全程或部分厚度,以监测疾病活动度。

总结

● 硬斑病是一种病因不明的自身免疫性皮肤病。临床表现为硬化性斑块,表面光滑发亮,毛发汗腺逐渐缺失,后期可见色素沉着。
● 硬斑病的皮肤镜下表现为白色云状结构,聚焦良好的线状不规则血管,红色斑片,还可见聚焦不清的大的紫色血管、黄色无结构区域、色素性结构及白色晶体样结构。
● 硬斑病炎症期皮肤镜表现为白色云状结构,红色斑片状区域及线状不规则血管;萎缩期表现为白色云状结构,聚焦不清的大的紫色血管。
● 硬斑病的高频超声表现与分期相关,早期表现为真皮层弥漫性增厚,回声减低,伴皮下组织回声增强。随着病变进展,病变区域厚度变薄,回声逐渐增强。
● 硬斑病的彩色多普勒超声可见活动期皮肤层血流信号增加,而在病变终末期血流信号则减少。
● 硬斑病的 RCM 表现为表皮萎缩,真皮胶原束增生硬化。
● 皮肤镜及高频超声可协助判断治疗后亚临床炎症和纤维化的好转情况。

七、面部播散性粟粒状狼疮

面部播散性粟粒状狼疮(lupus miliaris disseminatus faciei)是一种病因不明的慢性炎症性肉芽肿性疾病,临床表现为面中部黄红色的小丘疹,愈后遗留萎缩性瘢痕。皮肤镜可以协助本病的早期诊断,从而早期干预,减少瘢痕形成。

【临床表现】

本病过去被认为是一种结核疹,目前发现患者大多结核菌素试验阴性,认为本病与结核无关。好发于中青年,表现为单独或成批出现的面中部,以口周、眼睑为重的红色至黄红色的小丘疹,愈后遗留萎缩性瘢痕(图 7-32A,图 7-33A)。

【皮肤多维度影像特征】

(一)皮肤镜表现

1. **黄红色 - 橘黄色区域**　可围绕毛囊分布,组织病理对应肉芽肿结构。

2. **毛囊角栓**　黄色或白色,对应组织病理毛囊口角化过度。也有文献报道部分病例可见靶样毛囊角栓(targetoid follicule plugs)。

3. **其他特征**　线状及发夹样血管呈放射状排列、中央溃疡。

4. **不同分期皮肤镜改变**　早期可见橘黄色背景,少量散在毛囊角栓,还可见线状血管和白色鳞屑;成熟期皮损可见大量毛囊角栓及围绕毛囊分布的橘黄色区域;后期瘢痕形成,可见黄色小点及逗号状血管,毛囊角栓少见(图 7-32B)。

皮肤镜诊断要点

◆ 皮肤镜下表现为橘黄色区域、毛囊角栓、放射性分布的线状及发夹样血管和中央溃疡。
◆ 不同分期的面部播散性粟粒状狼疮皮肤镜改变不同,毛囊角栓和橘黄色区域为其特征性改变,晚期瘢痕形成,毛囊角栓结构少见。

(二)高频超声表现

面部播散性粟粒状狼疮的高频超声表现为表皮部分欠平整;真皮层可见弥漫性回声减低、不均,可见多发小的低回声区,形态欠规则,边界不清晰(图 7-33B)。

【鉴别诊断】

本病较为少见,但临床表现有一定的特征性,结合组织病理检查可确诊,不典型病例可能被误诊为其他颜面部肉芽肿性疾病,皮肤镜可协助鉴别。

　　1. 结节病　结节病是一种特发性肉芽肿性疾病,可累及多个系统,临床表现多样,累及面部者可表现为面部橘黄色丘疹,结节病的皮肤镜表现为橘黄色团块,聚焦良好的分支状血管,后期可见亮白色无结构区。

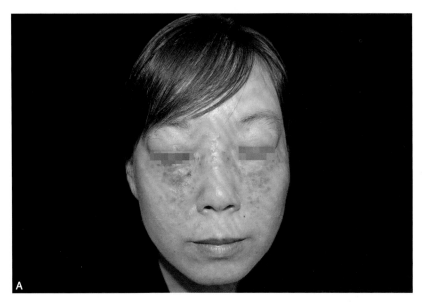

图 7-32A. 患者面颊部可见密集黄红色小丘疹。

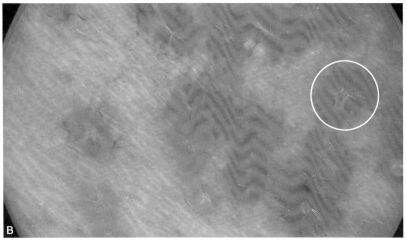

图 7-32 　面部播散性粟粒状狼疮病例 1

图 7-32B. 皮肤镜下可见围绕毛囊分布的橘黄色区域,黄色毛囊角栓,可见少量发夹样血管及线状不规则血管放射状排列(白色圆圈)(×20)。

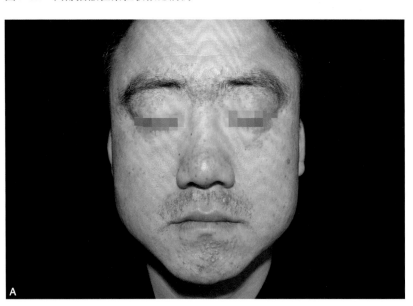

图 7-33A. 患者面中部可见较多针尖至小米大小孤立性黄红色小丘疹。

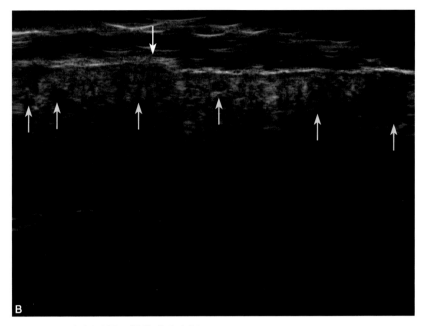

图 7-33B. 50MHz 高频超声显示表皮欠平整（白色箭头），真皮层弥漫性回声减低、不均，可见多发小的低回声区，形态欠规则，边界不清晰（黄色箭头）。

图 7-33 面部播散性粟粒状狼疮病例 2

2. 肉芽肿性玫瑰痤疮 为病因不明的面部毛囊皮脂腺相关疾病，可能与血管舒缩神经失调及毛囊虫反复感染有关，皮疹累及面中部，经典型临床表现可分为红斑与毛细血管扩张期、丘疹期、脓疱期和肥大增生期。肉芽肿性玫瑰痤疮是一种特殊类型，临床表现为面中部丘疹、小结节、毛细血管扩张，病理上也可见毛囊周围肉芽肿形成。本病皮肤镜表现为以毛囊为中心的橘黄色区域，粗大的红色至紫红色线状多角形血管网状排列。

3. 寻常性狼疮和皮肤利什曼病 二者均为感染性疾病，病理上均可见上皮样肉芽肿形成，皮肤镜可见弥漫的橘黄色区域和血管结构，溃疡常见，病原学检查可协助鉴别诊断。

> **总结**
> ● 面部播散性粟粒状狼疮是一种病因不明的慢性炎症性肉芽肿性疾病。
> ● 临床表现为面中部黄红色丘疹，愈后遗留萎缩性瘢痕。
> ● 皮肤镜表现为橘黄色区域、毛囊角栓、放射性分布的线状及发夹样血管和中央溃疡。皮肤镜可以协助本病的早期诊断，从而早期干预，减少瘢痕形成。
> ● 皮肤镜可协助面部播散性粟粒状狼疮和其他面部肉芽肿性疾病相鉴别。
> ● 高频超声表现为表皮部分欠平整，真皮层内弥漫性回声减低、不均，可见多发小的低回声区，形态欠规则，边界不清晰。

八、面部肉芽肿

面部肉芽肿（granuloma facei）是一种少见的面部慢性炎症性疾病，病因不明，临床表现为面部浸润性斑块，本质上却并非肉芽肿性疾病，而是一种白细胞碎裂性血管炎，预后较好。

【临床表现】

本病为慢性病程，好发于中年男性，几乎仅累及面部，皮疹表现为单发或多发的面部紫红色丘疹、结节和斑块（图 7-34A，图 7-35A）。

【皮肤多维度影像特征】

（一）皮肤镜表现（图 7-34B，图 7-35B）

1. 常见表现 扩张的毛囊开口为特征性表现，血管结构一般表现为线状分支状血管或聚焦良好的细长毛细血管扩张，还可见粉红色背景。部分早期病例因组织病理上存在明显血管炎，可见紫癜样点和模糊的黄色至黄棕色区域，前者对应组织病理中的红细胞外溢，后者对应组织病理中的含铁血黄素沉积。

2. **少见表现**　毛周白晕、亮白色条纹、毛囊角栓，淡黄色痂屑、色素结构和灰白色无结构区。

（二）高频超声表现

1. 高频超声可表现为真皮增厚，回声减低不均匀。真皮与皮下组织分界不清，还可以表现为真皮低回声病变，边缘不规则，内部回声不均匀（图 7-34C）。

2. 彩色多普勒超声血流成像可显示边缘较丰富的血流信号。

【鉴别诊断】

本病较为少见，需要通过临床表现结合组织病理帮助鉴别，皮肤镜作为一种无创的检查工具，可协助初步判断疾病的诊断方向。

1. **盘状红斑狼疮**　早期的盘状红斑狼疮可仅表现为淡红色浸润性斑片，轻度黏着性鳞屑，无明显萎缩，可能与本病混淆，盘状红斑狼疮的皮肤镜改变为"反向草莓征"、毛囊角栓和多形性血管结构。

2. **Jessner 淋巴细胞浸润症**　本病病因不明，临床表现为单发或多发的红丘疹和斑块，好发于面部，但本病组织病理上为大量淋巴细胞浸润，无血管炎改变，故皮肤镜下无紫癜样点及棕黄色区域。

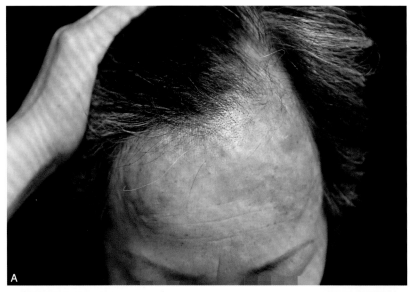

图 7-34A. 患者额部可见紫红色结节、斑块。

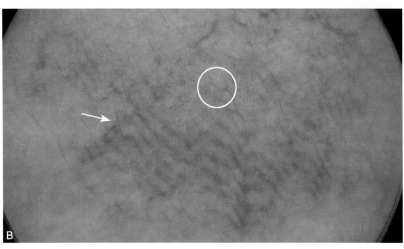

图 7-34B. 皮肤镜下可见红色背景及明显扩张的毛囊开口（白色圆圈），还可见线状分支状血管及聚焦良好的细长毛细血管扩张（白色箭头）（×20）。

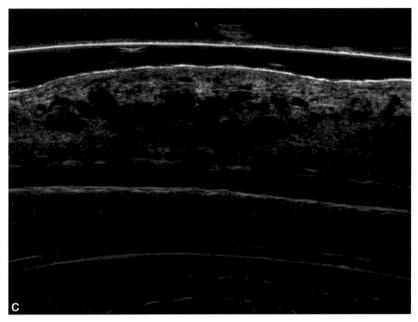

图 7-34C. 50MHz 高频超声显示真皮内回声不均匀的低回声病变,边缘不规则。

图 7-34　面部肉芽肿病例 1

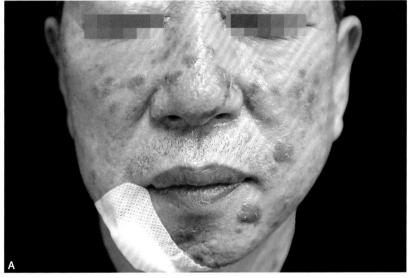

图 7-35A. 患者面部多发大小不等的紫红色斑块。

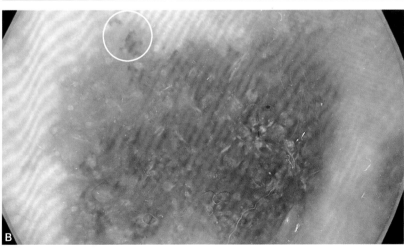

图 7-35B. 皮肤镜下可见红色背景,不规则血管,紫癜样点(白色圆圈),模糊的棕色区域,扩张的毛囊开口,毛囊角栓,亮白条纹(×20)。

图 7-35　面部肉芽肿病例 2

总结
- 面部肉芽肿是一种少见的面部慢性炎症性疾病。临床表现为面部紫红色斑块,早期组织病理可见白细胞碎裂性血管炎。
- 皮肤镜常见表现为粉白色背景下扩张的毛囊开口和线状分支状血管。早期病例皮肤镜下可见紫癜样点和模糊的黄色至黄棕色区域。少见皮肤镜表现包括毛周白晕、亮白色条纹、毛囊角栓,淡黄色痂屑、色素结构和灰白色无结构区。
- 高频超声可表现为真皮增厚,回声减低不均匀或真皮低回声病变。

九、木村病

木村病(Kimura disease)是一种病因不明的少见的慢性良性淋巴增生性炎症性皮肤病,最早在 1937 年由中国报道,命名为淋巴结嗜酸性肉芽肿(eosinophilic lymphogranuloma of lymph node),后于 1948 年由日本学者 Kimura 命名。临床表现为头颈部皮下局限性肿物,同时伴有局部淋巴结肿大或唾液腺受累。

【临床表现】

本病好发于亚洲人,发病年龄 20～30 岁,本病的特征性表现为头颈部无痛性皮下肿物,局部可有色素沉着,多伴有区域淋巴结肿大或唾液腺受累(图 7-36A),患者自觉瘙痒,实验室检查可见血嗜酸性粒细胞增多。部分患者可伴有多系统受累。

【皮肤多维度影像特征】

(一)皮肤镜表现

目前尚无本病的皮肤镜表现报道,部分木村病病例皮肤镜下可见:红色背景、扩张的网状血管,还可见亮白条纹、毛囊角栓及棕色色素结构(图 7-36B)。

(二)高频超声表现

多表现为头颈部皮下低回声实性肿物,多伴有局部淋巴结肿大,可累及唾液腺;超声表现不特异,表现可以类似结核、肿瘤及血管畸形等(图 7-36C)。

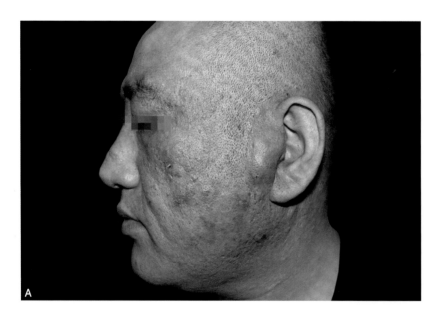

图 7-36A. 患者面部可见多发皮下结节,双耳前淋巴结肿大。

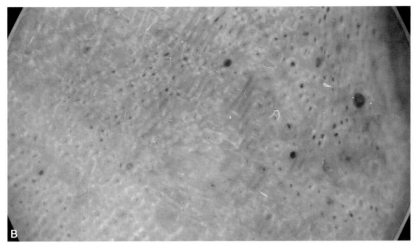

图 7-36B. 皮肤镜下可见红色背景,扩张粗大的紫红色网状血管,还可见毛囊角栓及亮白条纹(×20)。

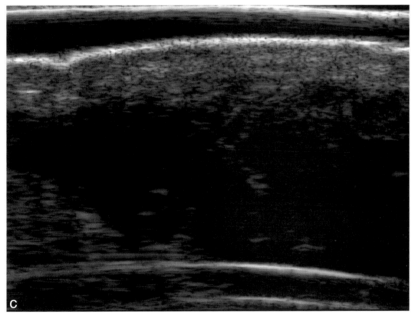

图 7-36C. 20MHz 高频超声显示面部皮下软组织内低回声肿物,边界欠清,内回声欠均。

图 7-36 木村病病例

【鉴别诊断】

本病在临床及病理上主要与嗜酸性粒细胞性血管淋巴样增生鉴别。后者又称为上皮样血管瘤,是一种血管增生性疾病,皮损多位于头部及耳部周围,不典型病例可于其他部位发病,表现为单个或多个淡红至暗红色结节,一般不伴有区域淋巴结肿大,组织病理可见小血管增生,无明显淋巴滤泡形成,皮肤镜表现为淡红色至亮粉色背景上均匀分布的点状血管及线状不规则血管。

总结

● 木村病是一种少见的慢性良性淋巴增生性炎症性皮肤病。临床表现为头颈部无痛性皮下肿物伴淋巴结肿大。
● 临床病理上主要与嗜酸性粒细胞增多性血管淋巴样增生鉴别。
● 皮肤镜下可见红色背景、扩张的网状血管,还可见亮白条纹、毛囊角栓及棕色色素结构。
● 超声多表现为头颈部皮下低回声实性肿物,多伴有局部淋巴结肿大,可累及唾液腺。

十、皮肤假性淋巴瘤

皮肤假性淋巴瘤（cutaneous pseudolymphoma）是一类由于各种刺激引起的淋巴细胞增生性浸润性疾病，其在临床或组织病理上常模拟皮肤淋巴瘤表现，但一般呈良性经过。刺激因素包括节肢动物叮咬、病毒感染、文身、金属置入物、接触变应原、药物、疫苗等。本病非单一疾病，而是一大类疾病，常见T细胞假性淋巴瘤、B细胞假性淋巴瘤等。

【临床表现】

本病常表现为头面部、上肢的单发或多发坚实结节，呈红色至紫红色，T细胞假性淋巴瘤也可表现为斑片、斑块或皮下脂膜炎样。患者一般无明显自觉症状。

【皮肤多维度影像特征】

（一）皮肤镜表现

本病的皮肤镜表现报道较少，皮肤假性淋巴瘤的皮肤镜表现如下。

1. 表现类似皮肤淋巴瘤，可见线状分支状血管或线状不规则血管、毛囊角栓和橘黄色区域。
2. 少见的皮肤镜表现包括粉红色背景、白色网状线、玫瑰花瓣征。
3. 假性淋巴瘤毛囊炎表现为线状分支状血管、毛囊周围和毛囊小黄点、毛囊红点。
4. 肢端假性淋巴瘤样血管角皮瘤表现为线状不规则血管，粉红色和白色区域，周围彩虹结构。

皮肤镜诊断要点

◆ 皮肤镜下常见表现类似皮肤淋巴瘤，可见线状分支状血管或线状不规则血管、毛囊角栓和橘黄色区域。
◆ 少见的皮肤镜表现包括粉红色背景、白色网状线、玫瑰花瓣征。

（二）高频超声表现

1. 高频超声显示真皮内不均质中低回声或中等回声，可单发或多发，有时可累及皮下组织。
2. 形态欠规则，边界欠清晰，内回声欠均匀。
3. 以上表现随病程发展可恢复至正常。

【鉴别诊断】

皮肤假性淋巴瘤主要需要与皮肤淋巴瘤鉴别，但二者临床表现、组织病理、皮肤镜表现均类似，结合基因重排等有时可协助鉴别，但大部分病例需长期随访才可明确诊断。

总结

● 本病是一种由各种刺激引起的，临床经过良性，而临床表现或组织病理类似皮肤淋巴瘤表现的淋巴细胞浸润性疾病。
● 临床常表现为单发或多发的坚实结节。
● 皮肤镜表现报道较少，类似皮肤淋巴瘤表现，其他皮肤镜表现包括粉红色背景、白色网状线、玫瑰花瓣征等。
● 高频超声表现为真皮内不均质中低回声或中等回声，可单发或多发，形态欠规则，边界欠清晰，内回声欠均匀。

■ 参考文献

［1］中华医学会皮肤性病学分会免疫学组，特应性皮炎协作研究中心．中国特应性皮炎诊疗指南（2020版）［J］．中华皮肤科杂志，2020，53（2）：81-88.
［2］ERRICHETTI E. Dermoscopy of inflammatory dermatoses（inflammoscopy）：an up-to-date overview［J］. Dermatol Pract Concept, 2019, 9（3）:169-180.

［3］SLAWINSKA M, SOKOLOWSKA-WOJDYLO M, SOBJANEK M, et al. The significance of dermoscopy and trichoscopy in differentiation of erythroderma due to various dermatological disorders[J]. J Eur Acad Dermatol Venereol, 2021, 35(1): 230-240.

［4］CORAZZA M, TONI G, MUSMECI D, et al. Dermoscopy of patch test reactions: study of applicability in differential diagnosis between allergic and irritant reactions[J]. Br J Dermatol, 2019, 180(2):429-430.

［5］CORAZZA M, TONI G, SCUDERI V, et al. Patch test reactions through the lens of dermoscopy: Further insights, particularly on weak allergic reactions[J]. Contact Dermatitis, 2019, 81(6):417-425.

［6］LALLAS A, KYRGIDIS A, TZELLOS T G, et al. Accuracy of dermoscopic criteria for the diagnosis of psoriasis, dermatitis, lichen planus and pityriasis rosea[J]. Br J Dermatol, 2012, 166(6):1198-1205.

［7］徐晨琛,刘洁,陈典,等. 皮肤镜在寻常性银屑病与慢性湿疹鉴别诊断中的意义[J]. 中华医学杂志, 2014, 94(36):2833-2837.

［8］XU C, LIU J, WANG T, et al. Dermoscopic patterns of early-stage mycosis fungoides in a Chinese population[J]. Clin Exp Dermatol, 2019, 44(2):169-175.

［9］ERRICHETTI E. Dermoscopy in monitoring and predicting therapeutic response in general dermatology(non-tumoral dermatoses): an up-to-date overview[J]. Dermatol Ther(Heidelb), 2020, 10(6):1199-1214.

［10］NATSIS N E, GORDON S C, KAUSHIK A, et al. A practical review of dermoscopy for pediatric dermatology part Ⅱ: Vascular tumors, infections, and inflammatory dermatoses[J]. Pediatr Dermatol, 2020, 37(5):798-803.

［11］中华医学会皮肤性病学分会银屑病专业委员会. 中国银屑病诊疗指南(2018 完整版)[J]. 中华皮肤科杂志, 2019, 52(10):667-710.

［12］NEEMA S, SANDHU S, KASHIF A W, et al. Dermoscopy of lip lichen planus-a descriptive study[J]. Dermatol Pract Concept, 2020, 10(4):e2020076.

［13］罗毅鑫,池诚,刘洁,等. 经典和色素性扁平苔藓常见皮肤镜下特征的比较[J]. 中国麻风皮肤病杂志, 2016, 32(9):533-536.

［14］VAZQUEZ-LOPEZ F, PALACIOS-GARCIA L, GOMEZ-DIEZ S, et al. Dermoscopy for discriminating between lichenoid sarcoidosis and lichen planus[J]. Arch Dermatol, 2011, 147(9):1130.

［15］中华医学会皮肤性病学分会红斑狼疮研究中心. 皮肤红斑狼疮诊疗指南(2019 版)[J]. 中华皮肤科杂志, 2019, 52(3):149-155.

［16］ŻYCHOWSKA M, ŻYCHOWSKA M. Dermoscopy of discoid lupus erythematosus - a systematic review of the literature[J]. Int J Dermatol, 2020, 60(7):818-828.

［17］SALAH E. Clinical and dermoscopic spectrum of discoid lupus erythematosus: novel observations from lips and oral mucosa[J]. Int J Dermatol, 2018, 57(7):830-836.

［18］ERRICHETTI E, LALLAS A, DE MARCHI G, et al. Dermoscopy in the differential diagnosis between malar rash of systemic lupus erythematosus and erythematotelangiectatic rosacea: an observational study[J]. Lupus, 2019, 28(13):1583-1588.

［19］LALLAS A, APALLA Z, ARGENZIANO G, et al. Clues for differentiating discoid lupus erythematosus from actinic keratosis[J]. J Am Acad Dermatol, 2013, 69(1):e5-e6.

［20］NAMIKI T, HASHIMOTO T, HANAFUSA T, et al. Case of dermatomyositis with Gottron papules and mechanic's hand: dermoscopic features[J]. J Dermatol, 2018, 45(1):e19-e20.

［21］罗毅鑫,刘洁,池诚,等. 外阴硬化性苔藓的皮肤镜下特征分析[J]. 中华皮肤科杂志, 2018, 51(11):809-811.

［22］AYHAN E, ALABALIK U, AYCI Y. Dermoscopic evaluation of two patients with lupus miliaris disseminatus faciei[J]. Clin Exp Dermatol, 2014, 39(4): 500-502.

［23］LALLAS A, ARGENZIANO G, APALLA Z, et al. Dermoscopic patterns of common facial inflammatory skin diseases[J]. J Eur Acad Dermatol Venereol, 2014, 28(5):609-614.

［24］LITAIEM N, CHAMLI A, BACHA T, et al. Dermoscopic features of lupus miliaris disseminatus faciei: distinct aspects depending on disease stage[J]. Clin Case Rep, 2020, 8(9):1793-1796.

［25］CHAUHAN P, JINDAL R, SHIRAZI N. Dermoscopy of lupus miliaris disseminatus faciei: a step closer to diagnosis[J]. Dermatol Pract Concept, 2020, 10(3):e2020055.

［26］陈典,徐晨琛,李佳凝,等. 皮肤镜在面部脂溢性皮炎和酒渣鼻诊断和鉴别诊断中的应用[J]. 临床皮肤科杂志, 2015, 44(10):603-606.

［27］JARDIM M, UCHIYAMA J, KAKIZAKI P, et al. Dermoscopy of granuloma faciale: a description of a new finding[J]. An Bras Dermatol, 2018, 93(4):587-589.

［28］ESPINOZA I, NAVARRETE J, BENEDETTO J, et al. Orofacial granulomatosis and diet therapy[J]. An Bras Dermatol, 2018, 93(1):80-85.

［29］ZHANG X, JIAO Y. The clinicopathological characteristics of Kimura disease in Chinese patients［J］. Clin Rheumatol, 2019, 38(12):3661-3667.

［30］RODRIGUEZ-LOMBA E, AVILES-IZQUIERDO J A, MOLINA-LOPEZ I, et al. Dermoscopic features in 2 cases of angi-olymphoid hyperplasia with eosinophilia［J］. J Am Acad Dermatol, 2016, 75(1):e19-e21.

［31］NAVARRETE-DECHENT C, DEL P C, ABARZUA-ARAYA A, et al. Dermoscopy of primary cutaneous B- and T-cell lym-phomas and pseudolymphomas presenting as solitary nodules and tumors: a case-control study with histopathologic correla-tion［J］. Int J Dermatol, 2019, 58(11):1270-1276.

［32］ROQUE Q B, PENATE Y, MONTENEGRO D T. Pseudolymphomatous folliculitis［J］. Dermatol Online J, 2020, 26(5).

［33］ALVES R G, OGAWA P M, ENOKIHARA M, et al. Rosettes in T-cell pseudolymphoma: a new dermoscopic finding［J］. An Bras Dermatol, 2021, 96(1):68-71.

［34］WORTSMAN X, JEMEC GBE. Dermatologic ultrasound with clinical and histologic correlations［M］. New York: Springer, 2013: 373-399.

［35］ALFAGEME F, WORTSMAN X, CATALANO O, et al. European Federation of Societies for Ultrasound in Medicine and Biology(EFSUMB)Position Statement on Dermatologic Ultrasound［J］. Ultraschall Med, 2021, 42(1):39-47.

［36］GUTIERREZ M, WORTSMAN X, FILIPPUCCI E, et al. High-frequency sonography in the evaluation of psoriasis: nail and skin involvement［J］. J Ultrasound Med, 2009, 28(11):1569-1574.

［37］WORTSMAN X, WORTSMAN J, SAZUNIC I, et al. Activity assessment in morphea using color Doppler ultrasound［J］. J Am Acad Dermatol, 2011, 65(5):942-948.

［38］WANG Y, SHAN JL, CHEN HY, et al. Comparison of 2-D shear wave elastography with clinical score in localized sclero-derma: A new method to increase the diagnostic accuracy［J］. J Dermatol, 2019, 46(2):131-138.

［39］IACCARINO L, GHIRARDELLO A, BETTIO S, et al. The clinical features, diagnosis and classification of dermatomyosi-tis［J］. J Autoimmun, 2014, 48-49:122-127.

［40］CARSTENS PO, SCHMIDT J. Diagnosis, pathogenesis and treatment of myositis: recent advances［J］. Clin Exp Immunol, 2014, 175(3):349-358.

［41］LINDHAUS C, ELSNER P. Granuloma faciale treatment: a systematic review［J］. Acta Derm Venereol, 2018, 98(1):14-18.

［42］DOKANIA V, PATIL D, AGARWAL K, et al. Kimura's disease without peripheral eosinophilia: an unusual and challenging case simulating venous malformation on imaging studies-case report and review of literature［J］. J Clin Diagn Res, 2017, 11(6):ME01-ME04.

［43］TIAN Z, SHIYU Z, TAO W, et al. Lymphoma or pseudolymphoma: A report of six cases and review of the literature［J］. Dermatol Ther, 2019, 32(4):e12807.

［44］刘华绪. 反射式共聚焦显微镜皮肤病图谱［M］. 北京：人民卫生出版社, 2013:5-12.

［45］陈柳青, 吕梦琦. 炎症性皮肤病的共聚焦显微镜智能诊断［J］. 皮肤科学通报, 2018, 35(2): 165-170.

［46］CSUKA E, WARD S, EKELEM C, et al. Reflectance confocal microscopy, optical coherence tomography, and multiphoton microscopy in inflammatory skin disease diagnosis［J］. Lasers Surg Med, 2021, 53(6):776-797.

［47］PENG H, WANG Y, SHEN L, et al. Reflectance confocal microscopy characteristics of oral lichen planus: an analysis of 47 cases in a Chinese cohort［J］. Exp Ther Med, 2020, 20(5): 6.

［48］MAZZILLI S, VOLLONO L, DILUVIO L, et al. The combined role of clinical, reflectance confocal microscopy and der-moscopy applied to chronic discoid cutaneous lupus and subacutus lupus erythematosus: a case series and literature review ［J］. Lupus, 2021, 30(1): 125-133.

第八章 感染性疾病

一、病毒疣

病毒疣是人乳头瘤病毒（human papilloma virus，HPV）感染黏膜或上皮后引起的慢性感染性疾病，可发生于任何年龄。本病可通过直接、间接接触传染，肛周及生殖器疣主要通过性接触传播。根据临床表现可分为寻常疣、跖疣、扁平疣、肛周生殖器疣。

【临床表现】

1. 寻常疣 寻常疣（verruca vulgaris）可出现于身体任何部位，好发于面部、颈部、手指、手背等易受外伤的部位。皮损初期表现为针尖大丘疹，逐渐扩大至绿豆大小，质硬，表面角化过度或呈乳头瘤样增生，皮损可为单发、多发或融合成斑块（图8-1A，图8-2A，图8-3A）。通常无自觉症状，偶有压痛，部分皮损可自行消退。位于面颈部的寻常疣可表现为细软的丝状突起，被称为"丝状疣"。

2. 扁平疣 扁平疣（verruca plana）好发于颜面部位，临床表现为肤色、粉色或淡褐色的扁平丘疹，米粒至黄豆大小，略高出皮面，表面光滑，多呈圆形、椭圆形或多角形，一般无自觉症状。通常数目较多，可沿抓痕呈线状排列，即"同形反应"（图8-4A，图8-5A，图8-6A）。

【皮肤多维度影像特征】

（一）皮肤镜表现

1. 寻常疣 可见密集的乳头瘤样结构，中心可见红色或黑色点状、线状或发夹样血管，周围白晕，呈蛙卵样（图8-1B，图8-2B，图8-3B）。

2. 扁平疣 浅褐色至黄色背景，均匀分布的点状血管（图8-4B，图8-5B，图8-6B）。

皮肤镜诊断要点

◆ 寻常疣外表为乳头瘤样结构，中央可见点状、线状、发夹样血管。

◆ 扁平疣表现为浅褐色至黄色背景下均匀分布的点状血管。

（二）高频超声表现

病毒疣病变部位皮肤增厚，部分病灶高频超声可见突起于皮肤表面，病变多位于皮肤浅层，部分病灶底缘可达真皮层，内部回声均匀，边界尚清（图8-1C，图8-6C）。

彩色多普勒超声下多数血流信号不明显。

（三）皮肤反射式共聚焦显微镜表现

1. 表皮大致呈乳头瘤样增生，寻常疣较扁平疣乳头瘤样增生更明显，部分棘细胞上层细胞隐约呈同心圆样排列（图8-6D）。

2. 基底层色素增加。

3. 真皮乳头层及浅层血管扩张充血，表皮突下延。

皮肤反射式共聚焦显微镜诊断要点

★ 表皮大致呈乳头瘤样增生,棘细胞上层细胞同心圆样排列。

★ 病毒疣在RCM下无脑回样结构,可作为与脂溢性角化病鉴别的要点。

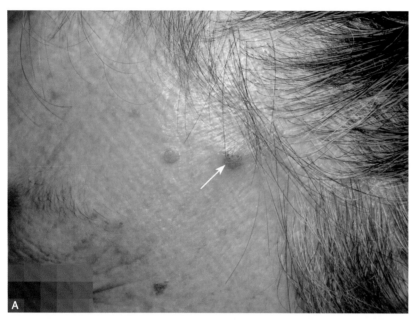

图8-1A. 患者左侧颞部可见红色丘疹（白色箭头）。

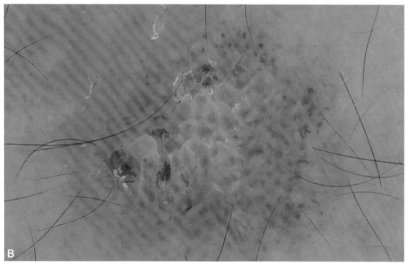

图8-1B. 皮肤镜下可见乳头瘤样增生及点状、发夹样血管,周围白晕,部分区域呈蛙卵样(×20)。

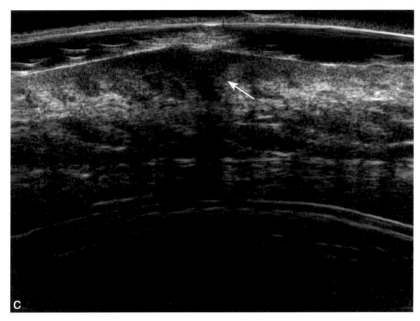

图 8-1C. 50MHz 高频超声示病变部位皮肤增厚,呈不规则形低回声(白色箭头),突出于皮肤表面,底缘达真皮层,内部回声均匀,边界尚清。

图 8-1 寻常疣病例 1

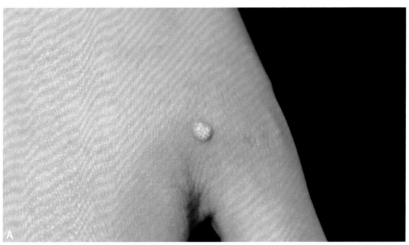

图 8-2A. 患者右手虎口可见白色丘疹,表面干燥粗糙。

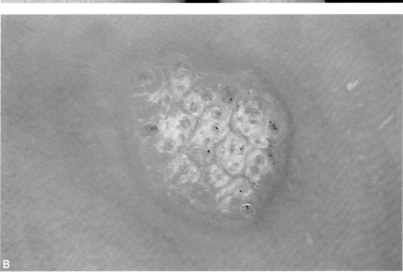

图 8-2B. 皮肤镜下见灰白色乳头瘤样增生,中央可见点状出血(×20)。

图 8-2 寻常疣病例 2

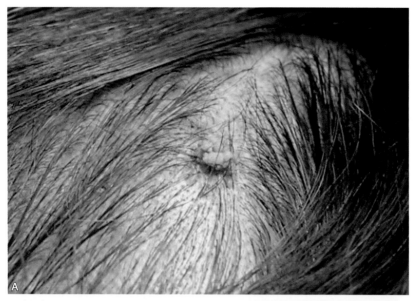

图 8-3A. 患者头皮可见乳头瘤状增生性皮损。

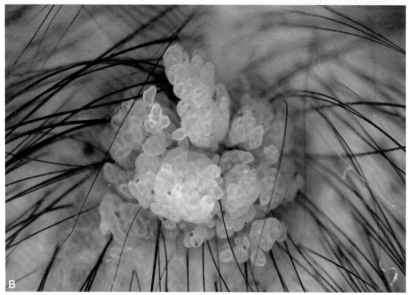

图 8-3B. 皮肤镜下见指状突起，中心可见红色点状血管（×20）。

图 8-3　寻常疣病例 3

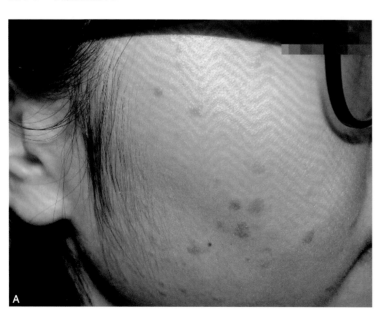

图 8-4A. 患者颊部多发圆形、多角形，淡褐色扁平丘疹。

图 8-4B. 皮肤镜下可见浅褐色背景,均匀分布的点状血管(× 20)。

图 8-4　扁平疣病例 1

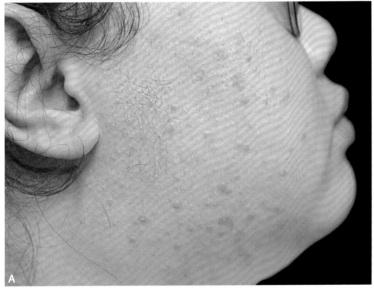

图 8-5A. 患者面部多发粉褐色扁平丘疹。

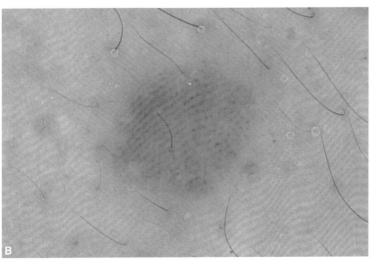

图 8-5B. 皮肤镜下可见粉色背景,均匀分布的点状血管(× 20)。

图 8-5　扁平疣病例 2

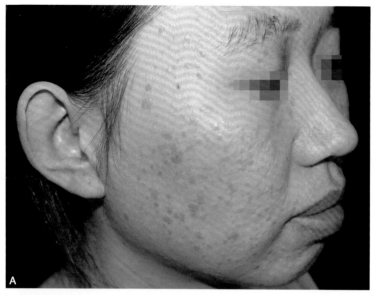

图 8-6A. 扁平疣临床表现。

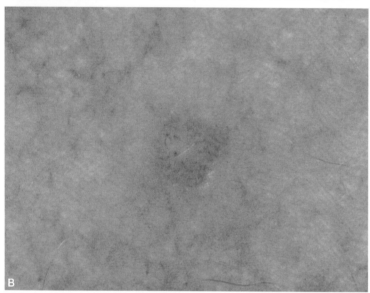

图 8-6B. 皮肤镜表现：浅褐色背景，均匀分布的点状血管（×20）。

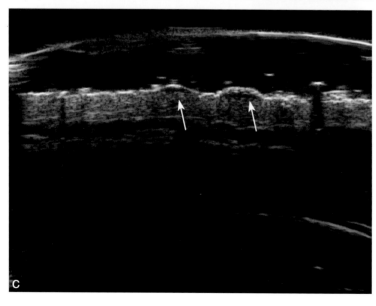

图 8-6C. 50MHz 高频超声表现：突出于皮肤表面的低回声（白色箭头），内部回声均匀，边界清。

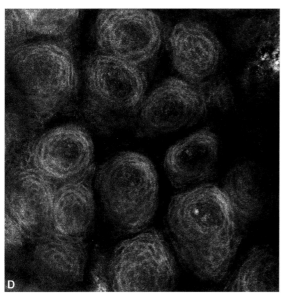

图 8-6D. RCM 表现：表皮大致呈乳头瘤样增生，部分棘细胞上层细胞隐约呈同心圆样排列。

图 8-6 扁平疣典型表现

【鉴别诊断】

1. **日光性黑子** 日光性黑子又称老年斑，临床表现为浅褐色至深褐色斑片，有时难以与扁平疣进行鉴别。日光性黑子在皮肤镜下可见皮损边界清晰、虫蚀状边缘，可见模糊色素网、均质模式、指纹模式等典型特征，面部皮损可表现为假性色素网。

2. **脂溢性角化病** 好发于中老年人，临床表现多样，可表现为扁平、境界清楚的斑片、隆起的褐色斑块或疣状增生性肿物。疣状脂溢性角化病需与寻常疣进行鉴别。脂溢性角化病皮肤镜下表现为界限清楚的褐色斑片，可见虫蚀状边缘、脑回状模式、粟粒样囊肿、粉刺样开口、发夹样血管等特征。

3. **汗管瘤** 好发于眼睑，临床表现为多发的粟粒大小扁平丘疹。皮肤镜下表现为均质的黄白色圆形结构，无明显血管结构。

小贴士

√ 与脂溢性角化病相比，病毒疣的血管特征更为突出，且分布均匀。

总结

- 病毒疣是一种常见的由 HPV 感染引起的慢性感染性疾病。
- 寻常疣表现为绿豆大小的质硬丘疹，表面呈乳头瘤样增生；扁平疣为肤色至淡褐色的扁平丘疹。
- 寻常疣皮肤镜下表现为乳头瘤样结构，中央点状或线状血管结构；扁平疣皮肤镜下表现为浅褐色至黄色背景上均匀分布的点状血管。
- 高频超声可见病变处梭形低回声，突出于皮肤表面，主要累及皮肤浅层，边界清，内回声均匀。
- RCM 下表现为表皮大致呈乳头瘤样增生，棘细胞上层细胞同心圆样排列。

二、单纯疱疹

单纯疱疹（herpes simplex）由单纯疱疹病毒（herpes simplex virus, HSV）感染所致。根据其抗原性质不同，HSV 分为两型，即单纯疱疹病毒Ⅰ型（herpes simplex virus-Ⅰ, HSV-Ⅰ）和单纯疱疹病毒Ⅱ型（herpes simplex virus-Ⅱ, HSV-Ⅱ）。HSV-Ⅰ主要引起口唇、面颊、口腔等部位皮肤黏膜感染，HSV-Ⅱ主要引起生殖器疱疹。原发性 HSV-Ⅰ感染，主要发生于 5 岁以内的幼儿，多通过直接接触被污染的体液而传播，大多为亚临床感染；原发性 HSV-Ⅱ 感染主要通过性接触传播，大多有临床症状。原发感染消退后，病毒会潜伏于局部感觉神经节神经元的胞体内，并且可在发热、情绪激动、应激、免疫功能受损等情况下被再次激活。

【临床表现】

HSV 感染的临床表现多样，在出现黏膜皮肤损害前往往伴随一系列前驱症状，如淋巴结触痛、乏力、局部疼痛、灼热。典型症状为在红斑表面出现簇集或散在分布的多发水疱，水疱表面可破溃、渗液，而后逐渐干燥、结痂，愈后可暂时留有色素沉着。好发于皮肤黏膜交界处，如口角、唇缘、眼睑等部位。复发性单纯疱疹可出现类似的前驱表现，但严重程度较前减轻（图 8-7A）。

此外，HSV 感染还可引起疱疹性齿龈口腔炎、疱疹性角膜结膜炎等黏膜部位的感染。

【皮肤多维度影像特征】

（一）皮肤镜表现

皮肤镜表现为红色背景上散在水疱，可见黄白色疱壁及疱液渗出（图 8-7B）。

（二）皮肤反射式共聚焦显微镜表现

表皮内单房水疱形成，内含不等量大而圆形的棘层松解细胞，表现为边缘折光稍高，中央折光稍低（图 8-7C）。

【鉴别诊断】

根据反复发作的成群水疱，好发于皮肤黏膜交界处，自觉灼热、瘙痒等症状即可诊断。必要时可结合疱液涂片、病毒培养、免疫荧光检查等实验室检查辅助诊断。单纯疱疹有时需与以下疾病鉴别。

1. **带状疱疹**　带状疱疹表现为成簇水疱，沿神经呈带状分布，只累及单侧，具有明显的神经痛。

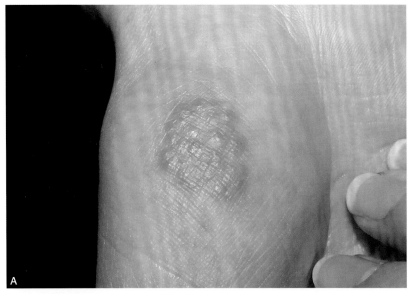

图 8-7A. 单纯疱疹临床表现。

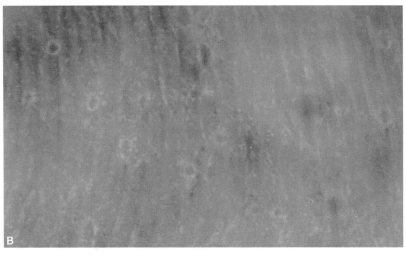

图 8-7B. 皮肤镜表现：红色背景下散在水疱，可见黄白色疱壁（×20）。

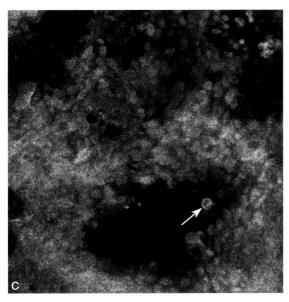

图 8-7C. RCM 表现：水疱在 RCM 下可见内含低折光液体及大而圆形的细胞（白色箭头）。

图 8-7　单纯疱疹典型表现

2. 脓疱疮　脓疱疮是一种浅表皮肤感染，好发于儿童，可分为大疱性和非大疱性两种。非大疱性脓疱疮多见，好发于口鼻周围及肢端，临床表现为在红斑基础上出现的水疱、脓疱，后期可出现糜烂，渗液干燥形成黄痂，病程具有自限性，愈后不留瘢痕，根据临床表现易于鉴别，必要时可行疱液、脓痂细菌培养以明确诊断。

总结
- 单纯疱疹由单纯疱疹病毒感染所致。
- 临床表现为红斑表面出现簇集水疱伴疼痛，表面可破溃、渗液。
- 皮肤镜下表现为红色背景下散在分布的水疱，可见黄白色疱壁及渗液。
- RCM 下表现为表皮内单房水疱，水疱内可见大而圆形的细胞。

三、带状疱疹

带状疱疹（herpes zoster）是由水痘-带状疱疹病毒（varicella-zoster virus，VZV）感染引起，在初次感染该病毒后，病毒将潜伏于脊髓后根神经节的神经元中。在免疫抑制、感染、外伤等各种诱因下，潜伏的病毒可被再次激活，沿神经纤维到达皮肤，引起节段性水疱疹并产生神经痛。由于带状疱疹源于潜伏病毒的再次激活，因此带状疱疹并不能直接由患者传染给他人。

【临床表现】

起病前通常有发热、乏力、食欲缺乏、局部皮肤灼热感等前驱症状，继而在某一神经分布区域出现不规则的红斑，随后出现簇集的丘疱疹，并迅速演变为水疱，疱壁紧张，疱液清亮，水疱可出现破裂、表面糜烂和结痂。病程通常 2~4 周，愈后可遗留暂时性色素沉着，不留瘢痕。皮疹多沿某一神经分布，好发于肋间神经区、颈神经区、三叉神经区，偶可累及多个神经节分布区，形成带状皮损，疱疹位于身体一侧，不超过中线（图 8-8A），并伴有神经痛，疼痛程度不一，部分患者在皮损消退后仍遗留神经痛。

耳带状疱疹侵犯面神经和听神经，表现为外耳道及鼓膜疱疹，可伴有耳鸣、面瘫、味觉丧失等症状。

膝状神经节受累时，产生面瘫、耳痛、外耳道疱疹三联征，被称为 Ramsay-Hunt 综合征。

三叉神经带状疱疹为发生于面部的特殊类型带状疱疹，可累及三叉神经眼支、上颌支和下颌支。眼支受累者可出现溃疡性角膜炎，疼痛剧烈。上颌支或下颌支受累常表现为口腔黏膜、扁桃体、口底部水疱。

【皮肤多维度影像特征】

（一）皮肤镜表现

红色背景，散在黄白色水疱，水疱中央可见点状结痂（图 8-8B）。

（二）皮肤反射式共聚焦显微镜表现

水疱的 RCM 表现同单纯疱疹，表皮内单房水疱形成，内含不等量大而圆形的棘层松解细胞，表现为边缘折光稍高，中央折光稍低。

（三）组织病理表现

带状疱疹早期组织病理检查可见棘细胞内水肿、气球状变性，进一步发展可出现网状变性、形成表皮内水疱，疱内可见气球状变性的棘细胞和多核巨细胞，真皮内可见炎症细胞浸润（图 8-8C）。

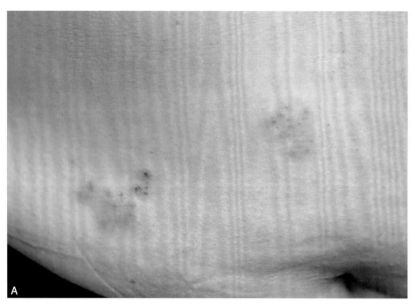

图 8-8A. 患者腰部中线右侧可见不规则红斑，其上散在丘疱疹。

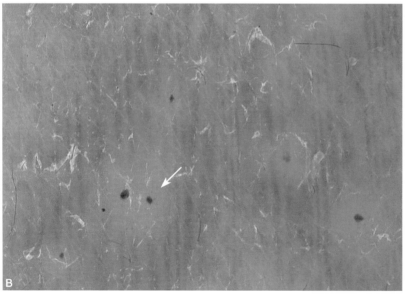

图 8-8B. 皮肤镜下见散在黄白色水疱（白色箭头），中央结痂（×20）。

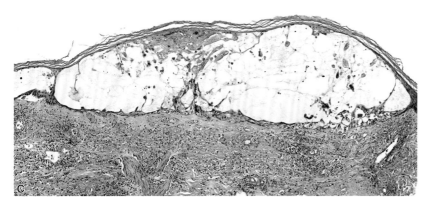

图 8-8C. 组织病理检查示表皮内水疱,可见网状变性(苏木精 - 伊红染色,×40)。

图 8-8　带状疱疹病例

【鉴别诊断】

根据患者既往有水痘感染史、沿某一周围神经呈带状分布的丘疱疹、只累及单侧及伴有明显的神经痛等临床特征可作出诊断。必要时可结合疱液涂片、病毒培养、免疫荧光检查等实验室检查辅助诊断。

有时需与单纯疱疹、局限性接触性皮炎相鉴别。单纯疱疹具有在同一部位反复发作的特征;局限性接触性皮炎起病前有明确的接触史,且疱液涂片无法找到多核细胞。

> **总结**
> - 带状疱疹由水痘 - 带状疱疹病毒感染所致。
> - 临床表现为沿某一周围神经呈带状分布的丘疱疹,水疱可破裂、糜烂,通常只累及单侧,伴有明显的神经痛。
> - 皮肤镜下表现为红色背景下散在分布的水疱,水疱中央可见点状结痂。
> - RCM 下表现为表皮内单房水疱,水疱内可见大而圆形的细胞。

四、传染性软疣

传染性软疣(molluscum contagiosum)是一种由传染性软疣病毒感染引起的感染性疾病。传染性软疣病毒是痘病毒的一种特殊亚型,在天花被消灭后,成为唯一可感染人类并致病的痘病毒亚型。传染性软疣病毒可通过直接接触、自体接种或性接触传播,在免疫抑制者及湿疹、特应性皮炎等皮肤病的患者中,传染性软疣的发生率更高。

【临床表现】

儿童与年轻人多见,表现为白色光亮的质硬、半球形丘疹,直径5~10mm,中心凹陷,类似脐凹,表面有蜡样光泽。皮损数目不定,但通常互不融合。挑破表皮后可挤出白色乳酪样物质,被称为"软疣小体"。传染性软疣可发生于身体任何部位,通过性接触感染者,皮损好发于肛周及生殖器区(图 8-9A,图 8-10A,图 8-11A)。

【皮肤多维度影像特征】

(一)皮肤镜表现

中央圆形、四叶草形或多叶形黄白色无定形结构,周围可见冠状、放射状、分支状血管(图 8-9B,图8-10B,图 8-11B)。

(二)高频超声表现

传染性软疣高频超声可见突起于皮肤表面的低回声结节,多为椭圆形,主要位于表皮层和真皮浅层,内部回声均匀,形态规则,边界清(图8-11C)。

（三）皮肤反射式共聚焦显微镜表现

传染性软疣RCM表现:表皮内完整的囊腔样结构形成,增生的囊腔样结构压迫周围皮肤形成囊壁;腔内可见较高折光的较大的圆形细胞样结构,对应组织病理中的软疣小体,腔内偶可有分叶核炎症细胞移入(图8-11D~F)。

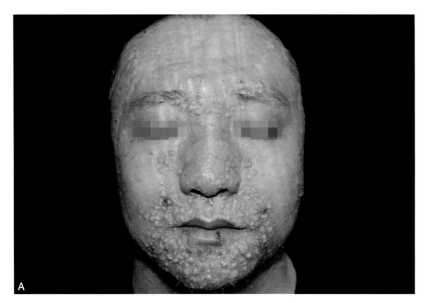

图8-9A. 患者面部可见多发肤色丘疹,部分中央可见脐凹。

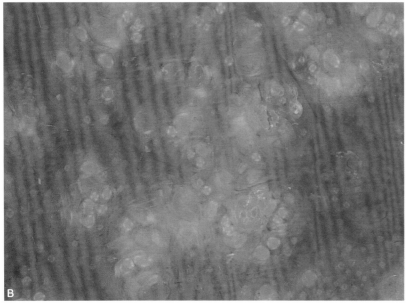

图8-9B. 皮肤镜下可见中央圆形、多叶形黄白色无结构区,周围分支状血管(×20)。

图8-9　传染性软疣病例1

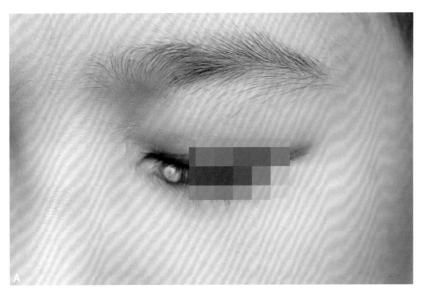

图 8-10A. 患者左侧下眼睑可见半球形丘疹。

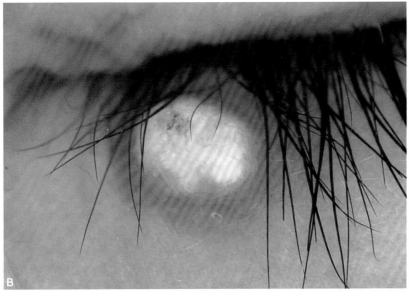

图 8-10B. 皮肤镜下见中央分叶状黄白色无定形结构，可见散在线状血管（×20）。

图 8-10　传染性软疣病例 2

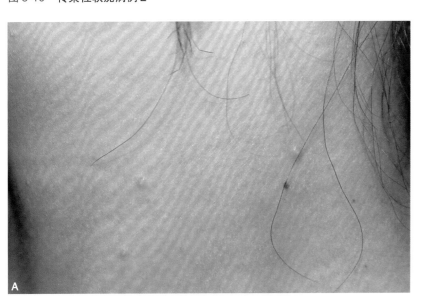

图 8-11A. 传染性软疣临床表现。

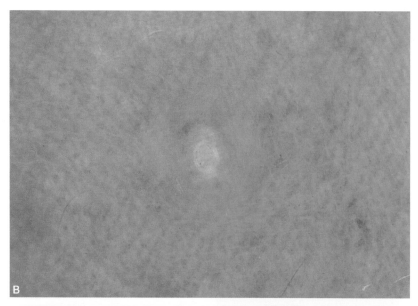

图 8-11B. 皮肤镜表现：中央白色无定形结构，外周绕以冠状血管（×20）。

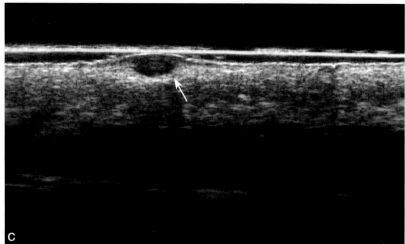

图 8-11C. 50MHz 高频超声表现：突出于皮肤表面的低回声结构（白色箭头），形态规则，回声均匀，边界清。

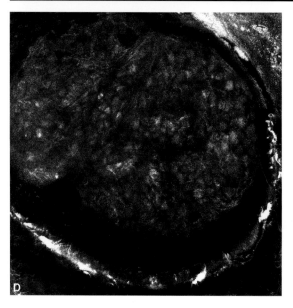

图 8-11D. RCM 表现：腔内较高折光的较大的圆形细胞样结构。

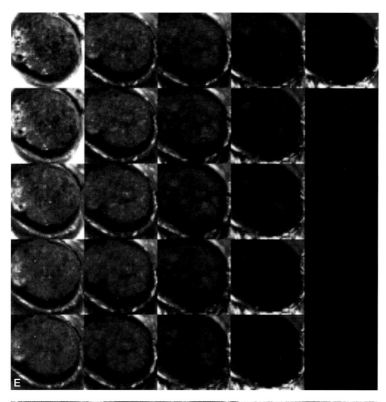

图 8-11E. RCM 表现：Vivastack（Z 序列）显示囊腔结构。

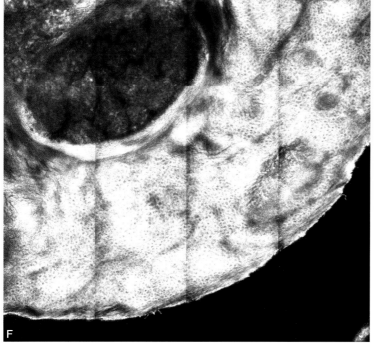

图 8-11F. RCM 表现：Vivablock（XY 序列）显示表皮内完整的囊腔样结构。

图 8-11 传染性软疣典型表现

【鉴别诊断】

1. **痤疮** 痤疮是一种常见的炎症性皮肤病，皮损可表现为粉刺、丘疹、脓疱、囊肿及结节，好发于面部、前胸、后背等皮脂分泌旺盛的区域。粉刺型痤疮在皮肤镜下表现为中央棕黄色质硬角栓，周围散在炎性红斑；炎症性痤疮皮肤镜下表现为中央界限清楚的黄白色圆形结构，边缘可见棕色细线，外周围绕红斑。

2. **基底细胞癌** 基底细胞癌好发于头皮、面部等曝光部位，病变早期临床表现多为表面光亮、具有珍珠样隆起边缘的圆形斑片，也可表现为淡红色丘疹、结节或斑块。皮肤镜下可见树枝状血管、叶状结构、轮辐状结构、蓝灰色卵圆巢、蓝灰色小球等特征性结构。

3. 化脓性肉芽肿   多发生于外伤后,早期表现为红色至红棕色丘疹,可迅速增大,表面光滑或呈疣状,易出血。皮肤镜下表现为均一红色区域,可见"衣领征"和"白色轨道征",部分皮损可见不规则线状血管结构。

总结

- 传染性软疣是由传染性软疣病毒感染引起一种感染性疾病。
- 临床表现为白色光亮的质硬、半球形丘疹,中心凹陷,类似脐凹,表面有蜡样光泽。
- 皮肤镜下表现为黄白色无定形区,周边围绕冠状、放射状或分支状血管。
- 高频超声表现为椭圆形低回声,突出于皮肤表面;主要位于表皮层和真皮浅层,边界清,内回声均匀。
- RCM 下表现为表皮内完整的囊腔样结构,腔内可见较高折光的较大的圆形细胞样结构。

五、寻常狼疮

寻常狼疮(lupus vulgaris)是皮肤结核中较为常见的一种类型,发生于先前感染过结核分枝杆菌且已对结核分枝杆菌产生免疫的个体。结核分枝杆菌可由其他结核病灶播散至皮肤或经破损皮肤直接侵入皮肤而造成感染。

【临床表现】

寻常狼疮好发于面部,也可累及黏膜。临床表现为丘疹、结节组成的红棕色斑块,表面高低不平,触之柔软,玻片压诊呈"苹果酱"色,部分皮损可破溃形成溃疡,随斑块扩大,中央可自愈形成瘢痕,已愈合的瘢痕组织可再生狼疮结节并破溃,导致病情迁延(图 8-12A)。

【皮肤多维度影像特征】

(一)皮肤镜表现

橘色或黄色背景,点状、线状及分支状血管,亮白色条纹,玫瑰花瓣征,红色小球(图 8-12B)。

(二)组织病理表现

真皮浅中层可见结核样结节,由上皮样细胞和多核巨细胞组成,周围有较为致密的淋巴细胞浸润,部分病例在结节中央可见干酪样坏死(图 8-12C)。

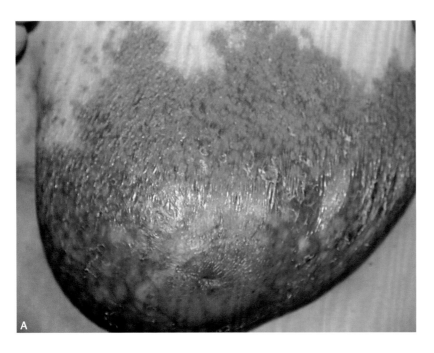

图 8-12A. 患者左侧乳房可见红棕色浸润性斑块。

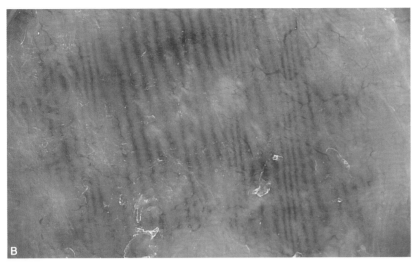

图 8-12B. 皮肤镜下可见橘色背景，分枝状血管及亮白色条纹（×20）。

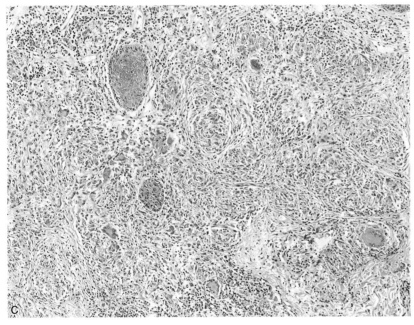

图 8-12C. 组织病理检查示真皮浅中层大小不等的结核样结节，由多核巨细胞、上皮样细胞组成，周边有淋巴细胞浸润（苏木精 - 伊红染色，×100）。

图 8-12　寻常狼疮病例

【鉴别诊断】

1. **结节病**　该病是一种系统性肉芽肿性疾病，可累及皮肤、肺、肝等多个器官，皮肤表现多样，以丘疹、结节为主要皮损类型的结节病需与寻常狼疮鉴别。结节病的皮肤结节更为坚实，表面破溃少见。皮肤镜下可见橘黄色小叶状无结构区，线状或分支状血管及白色瘢痕样中心。

2. **盘状红斑狼疮**　好发于头面部、颈部、胸背部等部位，早期表现为淡红色丘疹，此后逐渐扩大，形成边缘略高起、中心凹陷的皮损，表面附着黏着性灰白色鳞屑，剥离后可见角栓。皮肤镜下表现为毛囊角栓、毛囊周围白晕、红点征，可见毛细血管扩张及色素沉着。

总结
- 寻常狼疮是皮肤结核的一种常见类型，发生于已对结核分枝杆菌致敏的个体。
- 寻常狼疮临床表现为丘疹、结节组成的红棕色斑块，玻片压诊呈"苹果酱"色。
- 寻常狼疮在皮肤镜下表现为橘色或黄色背景，点状、线状及分支状血管，部分皮损可见亮白色条纹、玫瑰花瓣征、红色小球。

六、麻风病

麻风病(leprosy)是由麻风分枝杆菌引起的一种慢性感染性疾病,主要侵犯人的皮肤和周围神经。麻风分枝杆菌适宜生长的温度为35℃左右,因此主要侵犯机体的表浅部位。未经治疗的麻风患者是主要的传染源,麻风分枝杆菌可通过破损的皮肤、呼吸道黏膜进入人体,或由于接触麻风患者的物品而造成间接传播。

【临床表现】

由于患者对麻风分枝杆菌的免疫反应不同,麻风的临床表现呈谱系变化,根据"五级分类法"可分为如下类型。

1. **结核样型麻风(tuberculoid leprosy,TT)** 皮损局限,分布不对称,表现为边界清楚的红斑、丘疹或斑块。

2. **界线类偏结核样型麻风(borderline tuberculoid leprosy,BT)** 皮损数目较 TT 多,部分皮损边界清楚,分布不对称,较大皮损周围可见卫星病灶。

3. **中间界线类麻风(midborderline leprosy,BB)** 皮损形态及大小不一,分布广泛且不对称。

4. **界线类偏瘤型麻风(borderline lepromatous leprosy,BL)** 皮损多、分布广泛,不完全对称,表现为浸润性斑疹、斑块、结节等,边缘不清。

5. **瘤型麻风(lepromatous leprosy,LL)** 皮损数目多且呈对称分布,表现为弥漫浸润的斑疹、斑块、结节,与正常皮肤分界不清(图 8-13)。

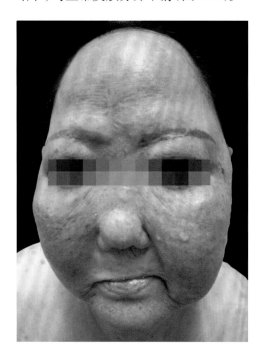

图 8-13　麻风病例
患者面部可见浸润性红斑,边界不清。(本病例由北京协和医院毛笑非医师提供)

6. **未定类麻风(indeterminate leprosy,IL)** 通常表现为一个或数个色素减退斑或淡红斑,可演变为其他类型麻风。

【皮肤多维度影像特征】

皮肤镜表现

1. 橘黄色无结构区。

2. 线状、分支状血管。

3. 皮肤附属器结构减少,如毛囊、汗管开口(多见于 TT)。

4. 色素网结构破坏或消失,可见"茧样"结构。

【鉴别诊断】

1. **结节病** 该病是一种系统性肉芽肿性疾病,可累及皮肤、肺、肝等多个器官,皮肤表现多样,可表现为红斑、丘疹、皮下结节、溃疡等,皮肤镜下可见橘黄色小叶状无结构区,线状或分支状血管及白色瘢痕样中心。

2. 蕈样肉芽肿　蕈样肉芽肿为原发性皮肤 T 细胞淋巴瘤,早期可表现为鳞屑性斑片或斑块,需与麻风进行鉴别,蕈样肉芽肿在皮肤镜下可见橘黄色斑片、线状血管及特征性的精子样血管。

3. 环状肉芽肿　临床表现为簇集性丘疹,呈环形或弓形排列,皮损中央消退。皮肤镜检查可见橘黄色无结构区,点状、线状和分支状血管,部分皮损可见色素改变。

总结

● 麻风是由麻风分枝杆菌引起的一种慢性感染性疾病。

● 临床表现呈谱系变化,可分为结核样型麻风、界线类偏结核样型麻风、中间界线类麻风、界线类偏瘤型麻风、瘤型麻风及未定类麻风。

● 皮肤镜下表现为橘黄色无结构区,线状、分支状血管,部分皮损可见皮肤附属器结构减少及色素网结构破坏或消失。

七、面癣

面癣(tinea faciei)是指发生于面部的皮肤癣菌感染,几乎所有皮肤癣菌都可能导致面癣,常见的病原体有红色毛癣菌、须毛癣菌、犬小孢子菌等。可通过职业暴露、接触污染的衣物或物品等途径造成传染。

【临床表现】

典型的皮损在初期通常表现为鳞屑性丘疹,并从侵入部位呈离心性播散,形成大小不等的环状损害,中央消退,表面可见白色鳞屑,边缘有脓疱(图 8-14A)。局部外用糖皮质激素可导致皮损表现不典型,表现为边界不清的红斑,鳞屑减少或消失,被称为难辨认癣。感染严重者可累及毛囊,形成深在性脓肿。

【皮肤多维度影像特征】

皮肤镜表现　红色背景,点状血管,皮损边缘可见白色薄层卷曲状鳞屑(图 8-14B)。

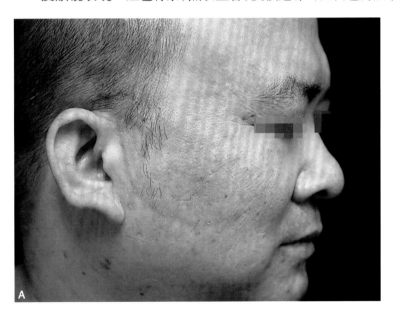

图 8-14A. 患者右侧面颊可见环状红斑,边缘隆起,中央散在红色斑丘疹。

图 8-14B. 皮肤镜下可见红色背景,点状血管及散在白色鳞屑(×20)。

图 8-14　面癣病例

【鉴别诊断】

1. **脂溢性皮炎**　脂溢性皮炎是发生于皮脂溢出部位的慢性丘疹鳞屑性皮肤病,皮损初期表现为毛囊性丘疹,并逐渐融合形成黄红色斑片,上覆油腻性鳞屑或结痂。皮肤镜下表现为红色或淡红色背景下毛囊周围"油滴样"淡黄色晕,可见不典型血管及黄色鳞屑。

2. **玫瑰痤疮**　玫瑰痤疮是一种发生于鼻及鼻周的慢性炎症性皮肤病,早期表现为面中部红斑伴局部毛细血管扩张,可在红斑的基础上出现毛囊性丘疹、脓疱。皮肤镜检查可见紫红色背景下的多角形血管网。

3. **银屑病**　银屑病是一种常见的慢性炎症性皮肤病,表现为覆有银白色鳞屑且边界清楚的红斑。在儿童患者中,环形脓疱性银屑病较为常见,表现为环形或几何形状的红斑,上覆鳞屑,周围可见脓疱。皮肤镜下表现为亮红色背景、白色鳞屑及均匀分布的点球状血管。

总结

- 面癣是面部皮肤真菌感染,可由多种皮肤癣菌引起。
- 临床表现为环形红斑,上覆白色鳞屑,周围可见脓疱。
- 皮肤镜下可见红色背景、点状血管、白色薄层卷曲状鳞屑。

■ 参考文献

[1] 中国中西医结合学会皮肤性病学专业委员会皮肤影像学组,国家远程医疗与互联网医学中心皮肤科专委会,国家皮肤与免疫疾病临床医学研究中心,等.面部常见皮肤病皮肤镜诊断专家共识[J/CD].中国医学前沿杂志(电子版),2019,11(8):12-22.

[2] 林景荣,邹先彪.感染性和寄生虫性皮肤病的皮肤镜诊断专家共识[J].中国麻风皮肤病杂志,2017,33(1):1-7.

[3] LI X, YU J, THOMAS S, et al. Clinical and dermoscopic features of common warts[J]. J Eur Acad Dermatol Venereol, 2017, 31(7): e308-e310.

[4] KU S H, CHO E B, PARK E J, et al. Dermoscopic features of molluscum contagiosum based on white structures and their correlation with histopathological findings[J]. Clin Exp Dermatol, 2015, 40(2): 208-210.

[5] ANKAD B S, ADYA K A, GAIKWAD S S, et al. Lupus Vulgaris in Darker Skin: Dermoscopic and Histopathologic Incongruity[J]. Indian Dermatol Online J, 2020, 11(6):948-952.

[6] JAKHAR D, GUPTA R K, SARIN N. Dermoscopy of Tuberculosis verrucosa cutis[J]. Indian Dermatol Online J, 2020, 12(1):206-207.

[7] VINAY K, KAMAT D, CHATTERJEE D, et al. Dermatoscopy in leprosy and its correlation with clinical spectrum and histo-

pathology: a prospective observational study[J]. J Eur Acad Dermatol Venereol, 2019, 33(10):1947-1951.

[8] ERRICHETTI E, STINCO G. Dermatoscopy of granulomatous disorders[J]. Dermatol Clin, 2018, 36(4):369-375.

[9] XU C, LIU J, WANG T, et al. Dermoscopy patterns of early stage mycosis fungoides in Chinese population[J]. Clin Exp Dermatol, 2019, 44(2):169-175.

[10] 冉玉平, 唐教清, 杨琴, 等. 皮肤镜在真菌病诊断中的应用[J]. 皮肤科学通报. 2017, 34(05):503-511.

[11] 刘华绪. 反射式共聚焦显微镜皮肤病图谱[M]. 北京: 人民卫生出版社, 2013:5-12.

[12] DAI H, JIANG HY, XU AE. In vivo reflectance confocal microscopy for evaluating seborrheic keratosis, verruca plana, syringoma and lichen nitidus[J]. Skin Res Technol, 2021;27(2):272-276.

[13] CINOTTI E, PERROT JL, LABEILLE B, et al. Reflectance confocal microscopy for cutaneous infections and infestations[J]. J Eur Acad Dermatol Venereol, 2016, 30(5):754-763.

第九章   其他疾病

第一节 毛 发 疾 病

毛发疾病是一类临床表现不同、病因各异的累及毛发的皮肤疾病。脱发为其主要临床表现之一，可进一步分为非瘢痕性脱发及瘢痕性脱发。皮肤影像技术在毛发疾病中主要用于观察皮损的毛囊皮脂腺单位及其周围皮肤、血管的改变。本节将主要论述以下几类常见毛发疾病：斑秃、休止期脱发、雄激素性脱发、拔毛症和常见瘢痕性脱发。

一、斑秃

斑秃（alopecia areata）是一种常见的非瘢痕性脱发，表现为突然发生的局限性斑片状脱发，可发生于身体任何部位。病因尚不完全清楚，目前认为可能与遗传、情绪应激、内分泌失调、自身免疫等因素有关，可能属于多基因疾病范畴。遗传易感性是斑秃发病的重要因素之一。

【临床表现】

斑秃可发生于任何年龄，以青壮年多见，典型表现为突然发生的斑片状脱发，可单发或多发，脱发区大小不等，呈圆形或椭圆形（图9-1A），经过徐缓，可自行缓解，也可复发。病变处头皮外观正常，无炎症，也无自觉症状。按病期可分为进展期、静止期及恢复期。

1. **进展期**   脱发区继续扩大或数量增加，脱发区边缘头发松动，很容易拔出（拉发试验阳性）。拔出的头发在显微镜下可见毛干近端萎缩，呈上粗下细的感叹号发（图9-2A）。

2. **静止期**   脱发区边缘的头发不再松动，多数患者在脱发静止3～4个月后进入恢复期。

3. **恢复期**   脱发区出现新生纤细淡色毳毛，逐渐变粗变黑。

整个头皮头发全部脱落称为全秃。有的甚至眉毛、腋毛、阴毛和全身毳毛等全部脱落，称为普秃。全秃和普秃病程可迁延，且发病年龄越小，恢复的可能性也越小。

【皮肤多维度影像特征】

（一）皮肤镜表现

斑秃的常见皮肤镜特征包括：黄点征、黑点征、断发、短毳毛（长度<10mm）、感叹号发（图9-1B，图9-2B）。

> **小贴士**
> √ 黄点征和短毳毛是敏感性指标，黑点征、感叹号发和断发是特异性指标。
> √ 感叹号发具有诊断意义，多发生于斑秃的急性脱发过程，与近期毛囊营养不良有关。
> √ 黑点征、感叹号发和短毳毛与疾病活动性相关。

（二）高频超声表现

高频超声可以检测头发生长周期，显示毛囊的数量和形态，在脱发治疗监测、疗效评估中有潜在的应用价值。

1. **正常头皮及毛发的高频超声表现**

（1）头皮高频超声表现：从浅层到深层依次是表皮（高回声线）、真皮（中高回声）、皮下组织（低回声，其中脂肪小叶之间有高回声筋膜分隔),颅外肌及其腱膜(薄的低回声带),颅骨边缘(高回声线)(图9-3)。

(2)毛囊高频超声表现:表现为真皮内长短不一的斜行低回声结构,由近端毛干和远端毛球组成。毛球的相对位置取决于毛发生长周期:在休止期,毛球位于真皮中部;在生长期,毛球可深达皮下组织;在退行期,它位于上述二者之间的位置。

(3)毛干高频超声表现:正常头发毛干呈现出3层高回声角蛋白结构(图9-4)。

2. 斑秃的高频超声表现

(1)毛囊数量异常:表现为毛囊完全缺失或毛囊数量明显减少;位置变浅,多位于真皮内,表示毛囊处于休止期或退行期(图9-2C)。

(2)毛囊形态异常:有炎症时,毛囊增大、呈明显的低回声,使用彩色多普勒超声还能观察到局部血流增加。

> **高频超声诊断要点**
> ■ 毛囊数量减少,位置变浅。

(三)皮肤反射式共聚焦显微镜表现

真皮乳头环完整,真皮乳头层及浅层稀疏炎症细胞浸润,单位视野内(2mm×2mm)未见毛囊(图9-2D)。

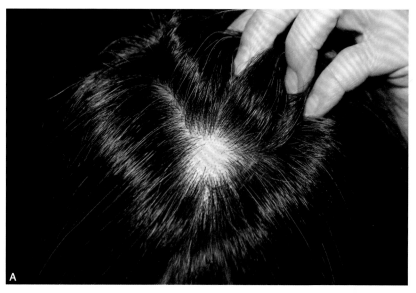

图9-1A. 患者头顶部约硬币大小脱发区,脱发区散在稀疏细软毛发。

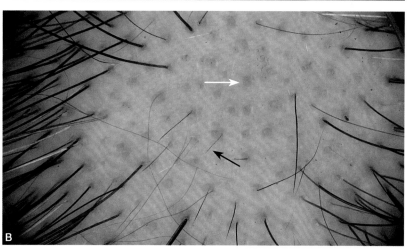

图9-1B. 皮肤镜可见黄点征(白色箭头),短毳毛(黑色箭头)(×20)。

图9-1　斑秃病例

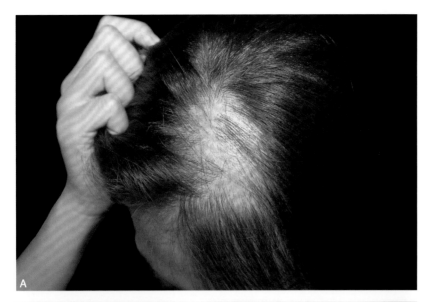

图 9-2A. 斑秃（进展期）临床表现。

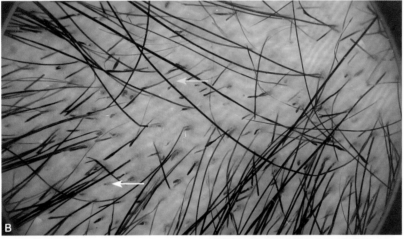

图 9-2B. 皮肤镜表现：可见黑点征（白色箭头），感叹号发（黄色箭头）（×20）。

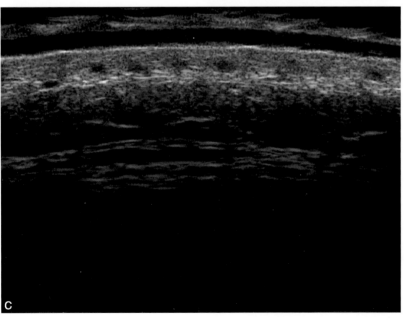

图 9-2C. 50MHz 高频超声表现：毛囊分布稀疏，位置变浅。

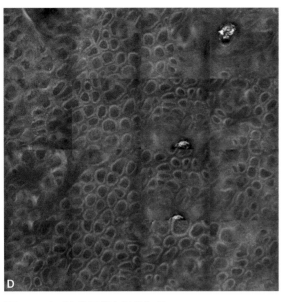

图 9-2D. RCM 表现：单位视野内（2mm × 2mm）未见毛囊。

图 9-2 斑秃（进展期）典型表现

【鉴别诊断】

临床上斑块型斑秃十分常见，结合病史及典型临床表现可诊断，但仍需与一些疾病进行鉴别，皮肤镜可为部分疾病的鉴别诊断提供线索。

1. **休止期脱发** 具体内容见本章第二节。

2. **头癣** 头癣是指真菌感染头皮和毛发所致的疾病，根据临床表现的不同，可分为黄癣、白癣、黑癣及脓癣。皮肤镜下可见逗号样发、断发和螺丝样发。

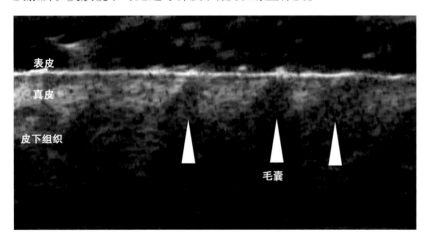

图 9-3 正常头皮高频超声表现
高频超声显示头皮的表皮、真皮及皮下组织，白色三角指示毛囊。

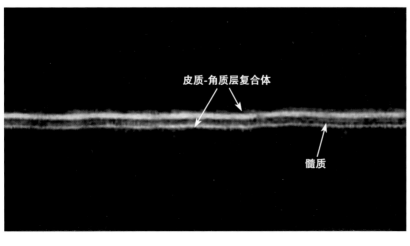

图 9-4 正常头发毛干的纵切高频超声表现
高频超声显示出 3 层高回声的角蛋白结构。

> **总结**
> ● 斑秃是一种临床上常见的非瘢痕性脱发疾病。
> ● 主要表现为突然发生的、局限性、大小不等的圆形或椭圆形斑片状脱发,单发或多发,部分可自愈。
> ● 斑秃有相对典型的皮肤镜表现,黄点征和短毳毛是敏感性指标,黑点征、感叹号发和断发是特异性指标。
> ● 高频超声可以检测头发生长周期,显示毛囊的数量和形态,在脱发治疗监测、疗效评估中有潜在的应用价值。

二、休止期脱发

休止期脱发(telogen effluvium)以较多休止期头发同步性脱落为特征。通常由于某些原因,如产后、停用避孕药后、高热、营养不良、贪食、失血、休克、外科手术和严重精神因素等,促使较多毛囊提前进入休止期,从而引起较多头发发生同步性脱落。

【临床表现】

休止期脱发的潜伏期常为2~4个月,主要表现为弥漫性头发脱落(图 9-5A),轻拉头发很容易将头发拉出,即拉发实验阳性,光学显微镜下可见脱落的头发根部呈棒状,即处于休止期。临床上可分为急性休止期脱发和慢性休止期脱发。产后脱发和肝素及同类药物引起的脱发属于急性休止期脱发,脱离诱因后可恢复。慢性休止期脱发在 40~60 岁女性多见,病程可长达数年,呈渐进性,时好时坏。需要与生长期脱发、雄激素性脱发、斑秃鉴别。

【皮肤多维度影像特征】

皮肤镜表现

1. 急性休止期脱发皮肤镜下可见无毛干的毛囊开口,同时有大量短的新生毛发(图 9-5B)。

2. 慢性休止期脱发无特殊皮肤镜征象。

【鉴别诊断】

休止期脱发主要靠临床表现和典型病史诊断,需要与如下疾病鉴别。

1. 弥漫性斑秃　具体见本章"一、斑秃"相关内容。

2. 雄激素性脱发　雄激素性脱发与休止期脱发的皮肤镜鉴别要点是雄激素性脱发中直径变细的毛干比例超过 20%。

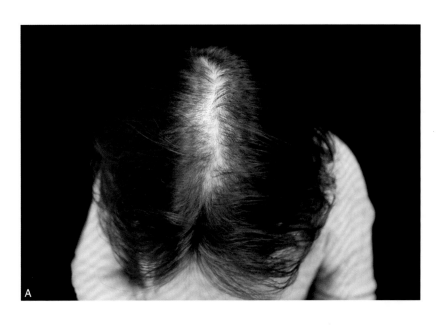

A

图 9-5A. 患者毛发弥漫性稀疏,以头顶部为主。

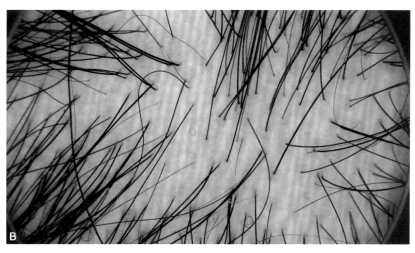

图 9-5B. 皮肤镜下可见无毛干的毛囊开口,同时可见短的新生毛发,变细毛发比例小于 20%(×20)。

图 9-5 急性休止期脱发病例

总结

● 休止期脱发是一种临床上多见的非瘢痕性脱发,表现为较多休止期毛发同步脱落,通常有明确诱因。

● 诊断主要依靠病史,皮肤镜可为诊断急性休止期脱发提供一定依据,但慢性休止期脱发无特殊皮肤镜征象。

三、雄激素性脱发

雄激素性脱发(androgenetic alopecia, AGA)是临床上最为常见的脱发性疾病,表现为头发密度进行性减少,为一种雄激素依赖的疾病,由于毛囊对雄激素的敏感性增加,导致毛囊微小化。本病通常分为男性雄激素性脱发及女性雄激素性脱发。

【临床表现】

本病可有家族史。男性雄激素性脱发又称男性型脱发(male pattern alopecia),通常在青春期后出现,表现为头皮额部、顶部及颞部等特征性部位不同程度的毛囊微小化及终毛密度减少(图 9-6A),脱发呈渐进性发展,由额部发际线后移,至顶部头发变细变少。部分患者有头皮瘙痒症状。目前通常使用 Hamilton-Norwood 量表对雄激素性脱发进行分型。

女性雄激素性脱发也称女性型脱发(female pattern hair loss),一般较轻,可发生于从青春期开始的任何时期,但最常发生于绝经期后。多表现为头顶部毛发逐渐稀疏,偶有双侧颞部毛发稀疏。头皮中线处头发稀疏,发缝变宽,如“圣诞树样”(图 9-6B)。脱发进程一般缓慢,程度因人而异,50% 的女性患者到 50 岁时,头顶部毛发可明显稀疏,但极少发生顶部全秃。Ludwig 将女性的雄激素性脱发分为三级。

【皮肤多维度影像特征】

(一)皮肤镜表现

1. 早期雄激素性脱发的皮肤镜表现 毛发直径粗细不一,毛干直径差异>20%;毳毛比例增加;褐色毛周征,即毛囊周围可见直径约 1mm 的褐色环;毛囊单位中单一毛发比例增加;黄点征(图 9-6C、D)。

女性 AGA 患者与男性患者相似,但毛干直径差异不如男性患者大,皮肤镜表现以毛囊单位中毛发数目减少、毛发密度减少为主。女性 AGA 患者如出现黄点征则提示病程进展。

2. 雄激素性脱发皮肤镜诊断标准

(1)主要标准

1)额部黄点征:额部放大率超过 70 倍的皮肤镜图片中可以见到大于 4 个黄点。

2）额部毛发平均直径低于枕部毛发。

3）额部毛发变细（＜0.03mm）的比例超过 10%。

（2）次要标准

1）毛囊皮脂腺单位中单根毛发的额/枕比增加。

2）毳毛。

3）额部毛周征。

诊断 AGA 需满足 2 条主要标准或 1 条主要标准 +2 条次要标准。

> **小贴士**
> √ 早期 AGA 病变毛囊口周围可有略凹陷的褐色晕即褐色毛周征，进展期可有黄点征。

（二）高频超声表现

雄激素性脱发的超声主要表现为毛囊及毛干的变化：

1. 毛囊的高频超声表现 与正常人相比，雄激素性脱发患者额部和枕部的毛囊位置较浅，体积更小，毛囊有萎缩的表现（图 9-6E）。患者额部的毛囊数目明显减少，枕部毛囊数目可无明显减少，但是毛囊位置变浅；雄激素性脱发患者的真皮厚度和毛囊横径均与正常人无显著差异。

2. 毛干的高频超声表现 正常人的头发毛干多呈三层高回声结构，而雄激素性脱发的患者毛干多表现为三层 - 双层混合型或者双层高回声型。

（1）额部头发毛干高频超声表现：正常人始终呈三层高回声，而在雄激素性脱发患者中，三层高回声型仅占 45%，混合型占 45%，单纯双层高回声型占 10%。

（2）枕部头发毛干高频超声表现：80% 的正常人呈三层高回声型，20% 呈双层高回声型；雄激素性脱发患者中，70% 呈三层高回声型，24% 为混合型，6% 为双层高回声型。

> **高频超声诊断要点**
> ■ 额部、枕部毛囊位置浅、体积小，有毛囊萎缩表现，额部毛囊数量明显减少。
> ■ 毛干中呈三层 - 双层混合型或仅有双层高回声型的比例较高。

（三）皮肤反射式共聚焦显微镜表现

真皮乳头环完整，真皮乳头层及浅层稀疏炎症细胞浸润，单位视野内（2mm × 2mm）未见毛囊或毛囊稀少（图 9-6F、G）。

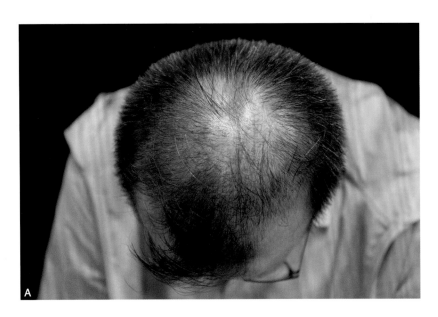

图 9-6A. 临床表现：（男性雄激素性脱发）头顶部毛发明显稀疏细软，前额双侧发际线后移，呈 M 形。

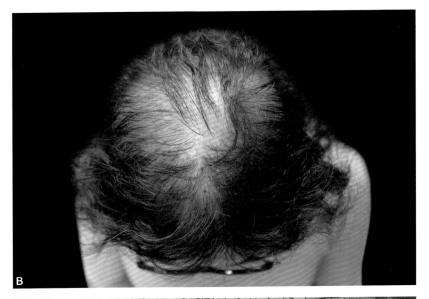

图 9-6B. 临床表现：（女性雄激素性脱发）头顶部毛发明显稀疏细软，前额发际线及颞部毛发变化不明显。

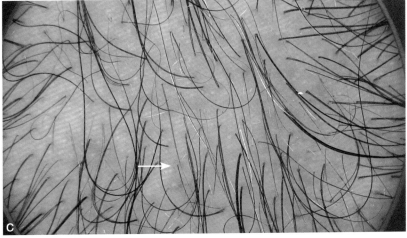

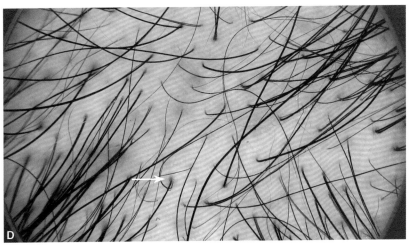

图 9-6C、D. 皮肤镜表现：毛发密度下降，变细毛发比例升高，大于 20%，单个毛囊单位出现单根毛发的比例增多。白色箭头所示为褐色毛周征（×20）。

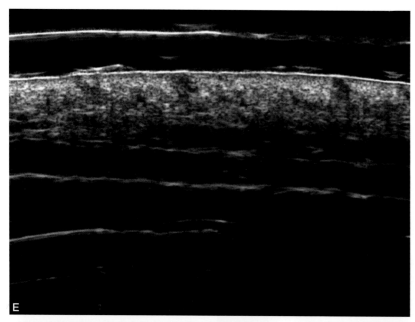

图 9-6E. 50MHz 高频超声表现：毛囊密度下降，毛囊体积相对较小，分布于真皮浅层。

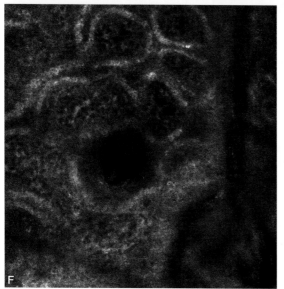

图 9-6F. RCM 表现：单个毛囊体积变小。

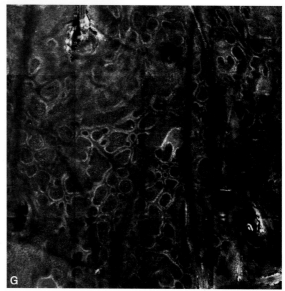

图 9-6G. RCM 表现：单位视野内（2mm×2mm）仅见 4 处毛囊，密度减小。

图 9-6 雄激素性脱发典型表现

【鉴别诊断】

典型的男性雄激素性脱发具有相对特异的临床表现，但多种毛发和头皮疾病可能出现类似于不典型雄激素性脱发的临床特征。而且，由于雄激素性脱发相对常见，当患者存在与雄激素性脱发不完全符合的特征时，还需要考虑合并其他疾病。

1. 休止期脱发　最难鉴别，临床病史通常对诊断有重要意义，休止期脱发通常有明确诱发因素，休止期脱发在整个头皮区域都可以出现，皮肤镜下变细毛发比例对于鉴别两者有一定意义。

2. 弥漫性斑秃　弥漫性斑秃也可出现头发密度弥漫性减少，由于脱发优先累及色素深的头发，成人患者可能主诉头发迅速花白。皮肤镜下弥漫性斑秃主要表现为毛发数量和密度明显下降，可能出现斑秃皮肤镜下特征，变细毛发比例不高可作为与雄激素性脱发的鉴别点。

总结

- 雄激素性脱发是临床上最为常见的非瘢痕性脱发疾病。
- 男性雄激素性脱发主要表现为特定区域终毛脱落，激素、遗传及其他因素可促进脱发的发生，二氢睾酮在发病中起到重要作用。一般通过临床表现即可诊断，其皮肤镜下的特征性改变也可辅助诊断。
- 女性雄激素性脱发病因尚不完全明确，多发生于成年女性，表现为额部和顶部终毛缓慢变短、变细。枕部头皮和前额发际线常常不受累。女性雄激素性脱发的皮肤镜特征不明显，但如有黄点征出现则提示病情进展。
- 高频超声可以显示毛囊的数量和形态，在疗效评估中有潜在的应用价值。

四、拔毛症

拔毛症（trichotillomania）又称拔毛癖，是一种人为导致的外伤性脱发，患者因自行拔掉头发，导致头皮出现斑片状脱发或全秃。拔毛症的发病与心境、情感、环境、精神以及神经生物学等多种因素相关。

【临床表现】

本病主要分为聚焦性和非聚焦性（或无意识性）两型，聚焦性拔毛症是为控制不良情绪而发生的有意识行为，非聚焦性拔毛症通常是习惯性拔毛。发病年龄不定，但是有两个高峰，为学龄前儿童和青春期早期。

通常累及头发、眉毛、睫毛和面部毛发，阴毛和胸毛也可受累，脱发区可为一处或多处，边缘常不整齐，形状不规则（图9-7A），中间常遗留残存毛发，拉发实验阴性。

【皮肤多维度影像特征】

皮肤镜表现

1.不同长度的断发。

2.黑点征。

3.毛发末端纵裂。

4.各种类型的断发，包括卷曲发、火焰样发、V形征、郁金香样发等。

5.有出血点和血痂（图9-7B）。

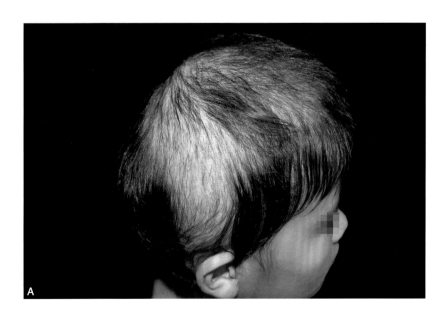

图9-7A. 可见患者头顶、颞部多个毛发稀疏区，脱发区域形态不规则。

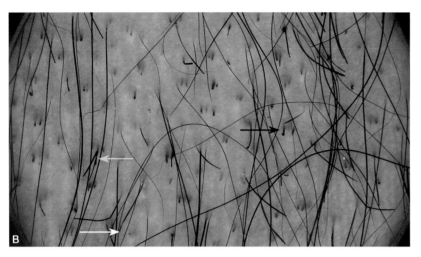

图 9-7B. 皮肤镜下见不同长度及类型的断发,可见黑点征(白色箭头),毛发末端纵裂(黄色箭头),火焰样发(黑色箭头)(×20)。

图 9-7 拔毛症病例

【鉴别诊断】

拔毛症主要需要与斑秃相鉴别。在两者的鉴别中,病史和皮肤镜表现起到了重要的作用:皮肤镜下不同长度的断发、毛发纵裂、V 形征、火焰样发多见于拔毛症;感叹号样发、毛发尖端变细、黄点征则提示为斑秃。

总结

- 拔毛症常见于学龄前儿童和青春期早期,与心理因素有一定关系。
- 主要表现为不规则的片状脱发,全身毛发均可受累。
- 拔毛症有相对特征性的皮肤镜表现,对于与斑秃的鉴别有重要作用。

五、常见瘢痕性脱发

瘢痕性脱发(cicatricial alopecia)是由于多种原因引起的头皮瘢痕形成,导致毛囊永久性消失,毛发不再生长,最终形成瘢痕性脱发。常见引起瘢痕性脱发的原因包括物理性损伤、化学性损伤、感染、皮肤肿瘤,以及一些累及头皮的皮肤病,如毛发扁平苔藓、盘状红斑狼疮、硬斑病及中央远心性瘢痕性脱发等。

【临床表现】

瘢痕性脱发通常表现为局限性脱发区域,脱发区域头皮通常较为光滑,可有局部红斑、萎缩或变硬,不同疾病可能有不同的临床表现,具体如下。

1. **毛发扁平苔藓**(lichen planopilaris,LPP) LPP 最常累及顶部头皮,早期临床表现为毛囊周围红斑及毛囊角化过度,最终可形成肤色或红色瘢痕性脱发斑,宽度为几毫米至几厘米,单发或多发,可融合成网状(图 9-8A),常伴有瘙痒、烧灼感或头皮压痛。毛发扁平苔藓患者可合并皮肤和指甲的改变。

2. **盘状红斑狼疮**(discoid lupus erythematosus,DLE) DLE 也可引起瘢痕性脱发,皮损特点为圆形或盘状、边界清楚的红斑、斑块或丘疹,表面有毛细血管扩张、鳞屑附着、毛囊口扩张和毛囊角栓形成,后期皮损中央萎缩、色素减退伴脱发,周围色素沉着(图 9-9A)。

3. **头皮硬斑病**(morphea) 硬斑病累及头皮时可形成硬化性完全性斑状脱发,界限明显,表面干燥光滑,周围有轻度淡红斑,早期毛囊口可存在,但晚期消失,伴有表皮萎缩、变硬(图 9-10A)。

4. **中央远心性瘢痕性脱发**(central centrifugal cicatricial alopecia,CCCA) 最初表现为头皮冠状部位或头顶处的小片区域头发变稀疏,随时间推移,脱发逐渐加重,并呈离心性扩大,受累区域毛囊开口消失，严重者可出现点状色素沉着及色素减退。部分患者可有疼痛、压痛、瘙痒及其他感觉异常。

【皮肤多维度影像特征】

（一）皮肤镜表现

1. **毛发扁平苔藓** Wickham 纹毛囊角栓；毛囊周围鳞屑、毛发管型；蓝紫色斑片，由色素失禁所致；白点征，见于晚期；毛囊开口减少或消失（图 9-8B、C）。

2. **盘状红斑狼疮** 红点征；毛囊周围白晕；毛囊角栓；分支状血管（图 9-9B、C）。

3. **头皮硬斑病** 皮肤萎缩，毛囊开口消失；白色区域；黑点；断发、扭曲状发；不规则血管（图 9-10B）。

（二）高频超声表现

这一类疾病的超声表现相对复杂，炎症和瘢痕为常见的组成部分。高频超声可显示真皮和皮下有炎症表现（真皮内低回声，皮下组织高回声），常伴有受累部位血流量增加（图 9-10C）。

高频超声诊断要点

■ 瘢痕性脱发的超声表现复杂，脱发多与皮肤炎症及瘢痕同时出现，表皮的高回声不均匀性增厚。

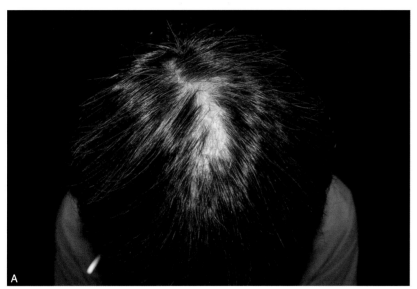

图 9-8A. 患者头顶红色斑片状脱发区，周围毛发稀疏。

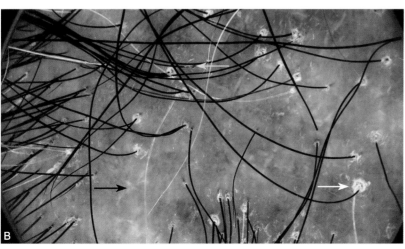

图 9-8B. 皮肤镜下可见毛囊周围鳞屑（白色箭头），毛发管型（黄色箭头），Wickham 纹（黑色箭头），蓝紫色斑片（×20）。

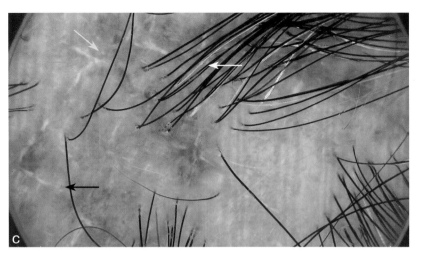

图 9-8C. 皮肤镜下还可见紫红色背景，Wickham 纹（绿色箭头），白点征（黄色箭头），毛囊角栓（黑色箭头），毛发管型（白色箭头），毛囊开口减少（×20）。

图 9-8　毛发扁平苔藓病例

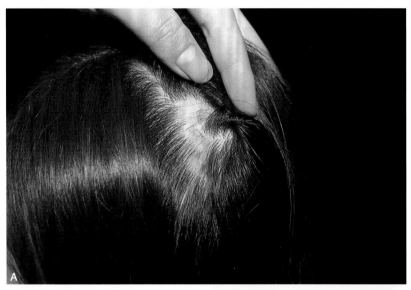

图 9-9A. 患者头顶部小片状脱发区，中央萎缩性红斑伴色素减退，少许鳞屑。

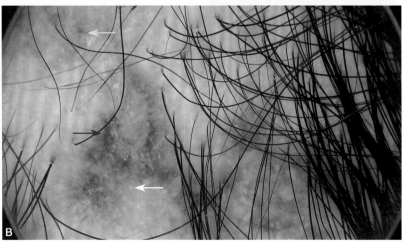

图 9-9B. 皮肤镜下可见毛发密度下降，褐色色素颗粒（红色箭头），分支状血管（黄色箭头），玫瑰花瓣征（白色箭头）（×20）。

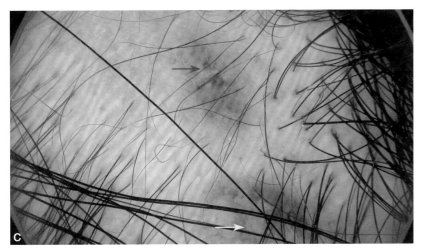

图 9-9C. 皮肤镜下还可见局部红褐色背景，毛囊角栓（红色箭头），分支状血管（黄色箭头），毛发密度下降，较多变细毛发（×20）。

图 9-9 盘状红斑狼疮病例

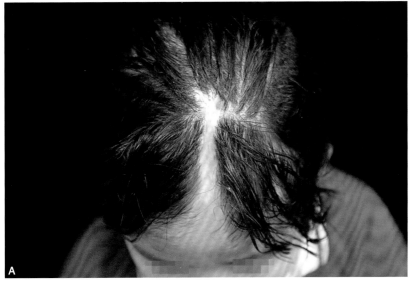

图 9-10A. 患者头顶部可见硬化性斑状脱发，边界清楚，表皮轻度萎缩、变硬。

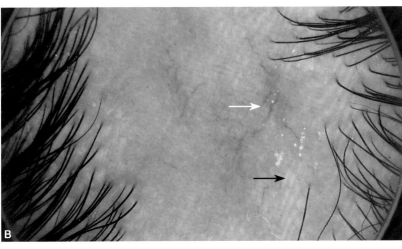

图 9-10B. 皮肤镜下可见脱发区域毛囊开口消失，中央不规则血管（白色箭头），白色区域（黑色箭头）（×20）。

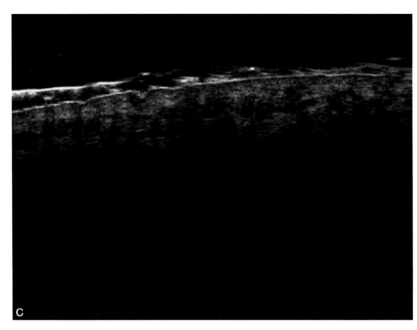

图 9-10C. 50MHz 高频超声显示表皮毛糙不平,毛囊显示欠清,皮下回声不均。

图 9-10　**头皮硬斑病病例**

【鉴别诊断】

各种瘢痕性脱发之间需要彼此鉴别,皮肤镜在鉴别诊断中均有重要意义,最终诊断需要依靠组织病理检查明确。

总结

● 瘢痕性脱发可由多种原因引起,可引起毛囊萎缩、消失。

● 皮肤镜对于鉴别不同类型的瘢痕性脱发具有重要意义,若鉴别不清时可行皮肤组织病理活检。

第二节　甲　病

皮肤影像技术是甲病高效的辅助观察手段,除常规应用的皮肤镜外,近年来,高频超声也在甲病的应用研究中取得了长足进展,有望在疾病监测、疗效评估方面发挥重要作用。本节主要论述几类常见的甲病,包括甲真菌病、常见炎症性疾病甲受累、甲下血管球瘤及甲下出血。

一、甲真菌病

甲真菌病(onychomycosis)是指皮肤癣菌、酵母菌及非皮肤癣菌等真菌引起的甲感染,多伴发其他皮肤真菌病。甲癣特指皮肤癣菌侵犯甲板或甲下所引起的疾病,主要致病菌为红色毛癣菌、须毛癣菌、絮状表皮癣菌等。

【临床表现】

甲真菌病的甲板可以出现多种表现,包括混浊、增厚、分离、变色、萎缩、脱落、翘起、表面凹凸不平、钩甲及甲沟炎等(图 9-11A),患者通常自觉症状轻微。根据真菌侵犯甲的部位,常见的甲真菌病可分为以下五种类型:

1. 白色浅表型　真菌侵犯甲板浅层,甲板出现白色不透明、边缘清楚的斑或横沟,质地松脆易碎,逐步扩大或融合,日久可变成黄白色。

2. 远端 - 侧位甲下型　此型最常见,通过甲周远端和侧缘侵入,后延至甲床。开始时甲板形态正常,后因炎症范围扩大可出现甲板和甲床分离。

3. **近端甲下型** 通常见于免疫抑制的患者，真菌由近端甲小皮侵入，表现为白斑，开始仅局限于甲半月部，随甲板生长逐渐外移，表现为甲半月和甲根部粗糙增厚、凹凸不平甚至出现破损，常伴发甲沟炎。

4. **甲板内型** 仅局限于甲板而不侵犯甲床，甲板呈白色或灰白色，无明显增厚或萎缩，无明显炎症。

5. **全甲毁损型** 在上述各型的基础上继续加重累及全甲，表现为全甲板受到侵蚀、破坏，导致甲床异常增厚。

【皮肤多维度影像特征】

（一）皮肤镜表现

甲真菌病的皮肤镜表现包括：锯齿状边缘，见于正常甲与病变部位交界处，锯齿尖峰朝向甲近端；甲板黄白色纵行条纹；远端不规则终止纹（图 9-11B、C）。

（二）高频超声表现

1. **正常甲的高频超声表现（图 9-12）**

（1）甲板：两条平行的高回声带，其间的低回声带为甲板间隙。

（2）甲母质：甲床近端的稍高回声区。

（3）甲床：位于甲板深部，表现为低回声结构。彩色多普勒超声可显示甲床内的血管。甲床深部可见远端指骨的骨缘高回声线。涂抹指甲油并不会影响超声检查，而且超声检查可清晰显示人造指甲与正常甲板的界面，从而区别二者。

2. **甲真菌病超声表现** Wortsman 教授记录了如下 4 种甲板形态特征：远端腹侧板局灶性高回声沉积（Ⅰ型）；近端腹侧板松动和正常背侧板（Ⅱ型）；腹侧和背侧部分出现波浪状甲板（Ⅲ型）（图 9-11D）；腹侧和背侧甲板部分丧失三层结构（Ⅳ型）。但这 4 种类型在甲真菌病与银屑病甲中的分布差异无统计学意义。

高频超声诊断要点

■ 甲真菌病的甲板形态主要有 4 种类型，但均与银屑病甲的甲板形态差异小，难以鉴别。

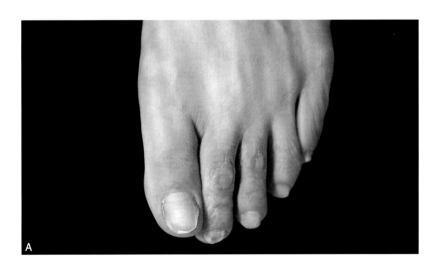

图 9-11A. 患者左足多个甲板边缘变色、增厚、有脱屑，第一趾甲远端-侧缘呈黄白色，变厚，轻度甲分离，考虑远端-侧缘甲下型甲真菌病，第二趾远端甲板变黄、增厚，可见锯齿状边缘。

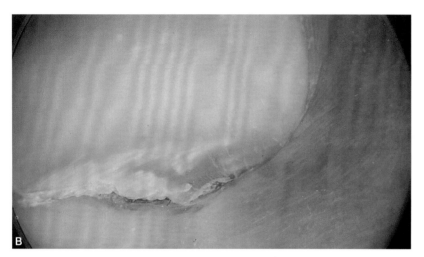

图 9-11B. 皮肤镜下可见甲板远端 - 侧缘毁损, 有黄白色增厚、脱屑及锯齿状边缘(×20)。

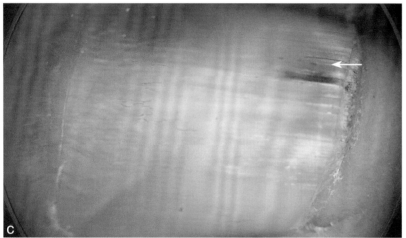

图 9-11C. 皮肤镜下可见正常甲与病变部位交界处可见尖峰朝向近端甲的锯齿状边缘(白色箭头)(×20)。

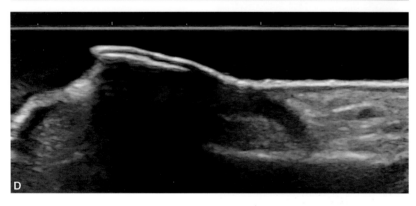

图 9-11D. 20MHz 高频超声可见腹、背侧甲板出现波浪状甲板。

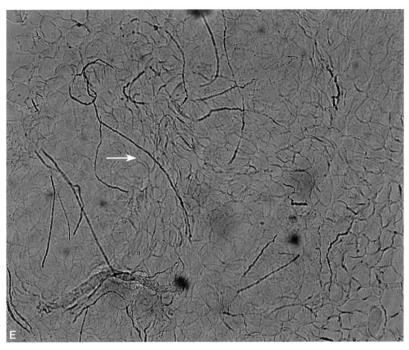

图 9-11E. 取患者图 C 皮损处真菌镜检,可见大量菌丝(白色箭头)。

图 9-11 甲真菌病病例

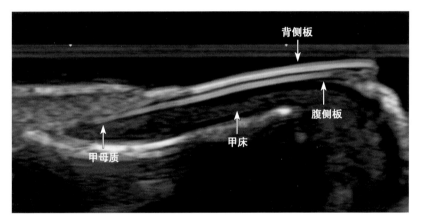

图 9-12 正常甲高频超声表现

【鉴别诊断】

甲真菌病需要与如下疾病进行鉴别。除了常用的真菌涂片和培养(图 9-11E),还可利用皮肤影像进行鉴别。

1. **银屑病甲改变** 银屑病可累及指/趾甲,主要表现为甲板上出现不规则点状凹陷,即顶针状改变,皮肤镜下可见锯齿状边缘是甲真菌病和甲银屑病的鉴别要点。

2. **湿疹甲改变** 手足部湿疹若累及甲也可出现甲改变,常导致甲板灰暗,表面凹凸不平。湿疹甲常合并甲周皮炎伴瘙痒等症状,可作为鉴别要点。

3. **斑秃甲损伤** 斑秃也可合并指/趾甲改变,表现为甲板粗糙、混浊、无光泽,甲水滴状下凹,甲纵嵴不规则增厚,甲变脆易碎,甲板与甲床分离等。斑秃甲改变同时伴有脱发表现为其鉴别点。

总结
- 甲真菌病是皮肤癣菌等真菌侵犯甲板／甲床导致的甲改变，甲板通常呈现混浊、增厚或变脆、变色、脱落等。
- 皮肤镜对于甲真菌病的鉴别诊断，尤其是与银屑病甲的鉴别具有重要意义。
- 高频超声下甲真菌病的甲板形态主要有4种分型，但与银屑病甲的甲板形态差异小，难以鉴别。
- 诊断主要靠真菌涂片及培养。

二、常见炎症性疾病甲受累

部分炎症性疾病如扁平苔藓、银屑病、连续性肢端皮炎等可造成指／趾甲受累，出现特异性改变。

【临床表现】

1. 扁平苔藓　扁平苔藓是一种不明原因引起的累及皮肤、毛囊、甲、黏膜的慢性炎症性疾病，多发于中年人，典型表现为紫红色多角形扁平丘疹和斑块。部分患者可发生甲扁平苔藓（nail lichen planus），表现为甲板增厚、粗糙、凹凸不平，也可出现萎缩，特征性表现为甲翼状胬肉——甲板消失，甲小皮向前覆盖甲床。

2. 银屑病　多达50%的银屑病患者可出现甲改变，且甲改变可以是银屑病的唯一表现。银屑病甲（nail psoriasis）的典型临床表现包括不规则点状凹陷，甲床油滴现象及甲剥离伴随红斑样边界。此外，还有一些非特异性甲异常，包括甲床角化过度、甲板增厚、碎屑剥脱和甲沟炎。

3. 连续性肢端皮炎　连续性肢端皮炎甲改变（acrodermatitis of the nail）是该病的典型临床特征之一，常表现为甲周和甲板下反复发作的无菌性脓疱。其他症状包括甲剥离、脱甲、甲床和甲周鳞屑等。

【皮肤多维度影像特征】

（一）皮肤镜表现

1. 甲扁平苔藓的皮肤镜表现（图9-13）

（1）甲母质病变的皮肤镜表现为纵行条纹、点状凹陷、甲沟炎、翼状胬肉、甲半月红色斑片、粗糙甲。

（2）甲床病变的皮肤镜表现为甲碎裂、甲异色、甲松解、甲下角化过度及碎片状出血。

（3）随病情发展，甲母质、甲床、甲周可同时受累，表现为向甲床中心聚集的纵嵴隆起及甲板萎缩，严重病例甚至出现无甲。

2. 银屑病甲改变的皮肤镜表现　碎片状出血、甲点状凹陷、远端甲剥离、甲下毛细血管扩张（图9-14A、B）。

小贴士
√ 银屑病甲的皮肤镜表现中，甲下毛细血管扩张、甲横纹、甲沟炎、甲点状凹陷等与疾病的严重程度呈正相关。

3. 连续性肢端皮炎甲改变的皮肤镜表现　黄白色角化过度／鳞屑、脓疱（图9-15）。

小贴士
√ 连续性肢端皮炎甲改变的皮肤镜表现中，甲床小脓疱具有特征性。

（二）高频超声表现（图9-14C、D）

1. 疾病早期，超声应重点观察腹侧甲板，可见甲板上高回声沉积，可能与甲下角化过度相关，此时的改变易被临床忽略。

2. 疾病晚期,腹侧和背侧甲板均可受累,患者的甲床增厚。

3. 银屑病甲的形态变化从轻微到严重分别为:腹侧甲板局灶性高回声而不累及背侧板,腹侧板边缘松脱,出现波浪状板,腹侧与背侧甲板失去明显界限。

4. 相较于甲真菌病,银屑病甲的甲板(腹、背两甲盖间的距离)和甲床(腹侧甲板与骨皮质间的距离)都更厚。

5. 有文献指出,银屑病甲甲床处的多普勒超声信号比甲真菌病高 2 个百分点,银屑病甲的结构性甲床病变较甲真菌病重。

高频超声诊断要点

■ 疾病早期,腹侧甲板首先受累,可见高回声沉积;疾病晚期,两侧甲板均受累,甲床增厚;严重时,腹侧板边缘松脱,出现波浪状板,板间隙消失。

■ 银屑病甲的甲板及甲床较甲真菌病厚。

■ 多普勒信号强度及甲结构的损伤有助于鉴别甲真菌病与银屑病甲。

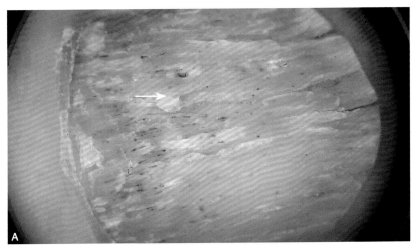

图 9-13A. 甲板碎裂(白色箭头)、纵行条纹、碎片状出血(×20)。

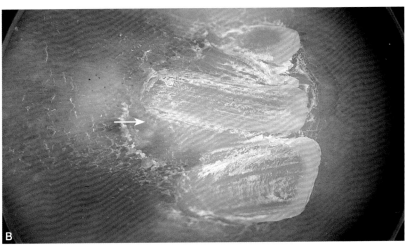

图 9-13B. 甲分裂、甲板萎缩、翼状胬肉(白色箭头)(×20)。

图 9-13　甲扁平苔藓皮肤镜表现

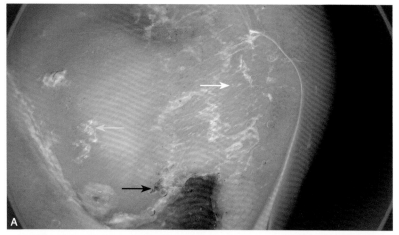

图 9-14A. 皮肤镜下可见甲下碎片状出血（黑色箭头）、甲点状凹陷（黄色箭头）、甲远端缺损（白色箭头）（×20）。

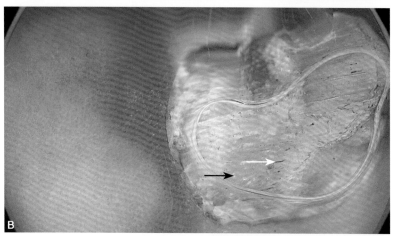

图 9-14B. 皮肤镜下可见甲弥漫性破坏，甲板远端缺损，甲板增厚，多发甲凹点（黑色箭头）、纵行甲下出血（白色箭头）（×20）。

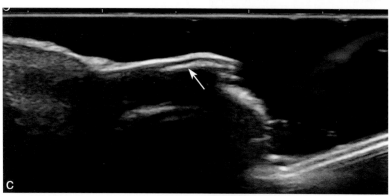

图 9-14C. 银屑病甲的局灶性病变高频超声表现（20MHz）：仅部分影响腹侧甲板（白色箭头）。

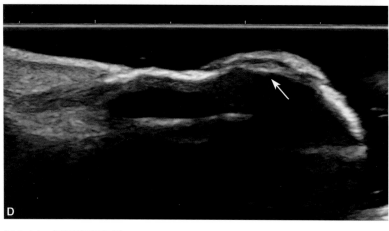

图 9-14D. 银屑病甲的广泛性病变高频超声表现（20MHz）：累及双层甲板，可见甲下水肿（白色箭头）。

图 9-14 银屑病甲病例

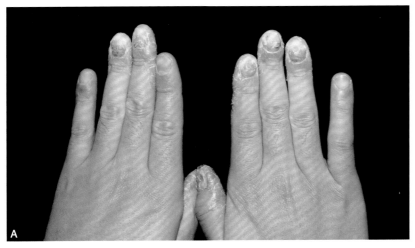

图 9-15A. 患者双手多个甲不规则增厚,甲板形态改变,有不规则脱屑,可见甲下脓疱,甲周皮肤可见红斑、肿胀、脱屑。

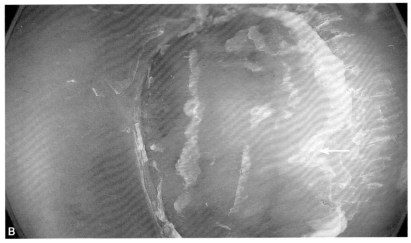

图 9-15B. 皮肤镜下可见甲板部分缺失,远端黄白色鳞屑(白色箭头)(×20)。

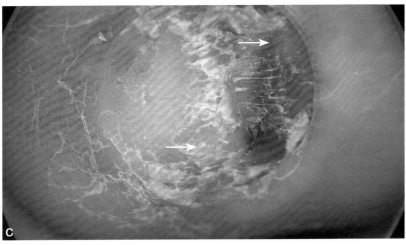

图 9-15C. 皮肤镜下可见甲板缺失,甲床可见黄色脓疱(白色箭头)、鳞屑(×20)。

图 9-15　连续性肢端皮炎病例

【鉴别诊断】

　　各种炎症性疾病甲改变之间需要彼此鉴别,同时需要与甲真菌病鉴别,通常需要结合病史、其他皮疹、皮肤镜表现及病原学检查以确诊。此外,通过高频超声测量甲板及甲床的厚度,或观察多普勒超声信号强度,也有利于鉴别银屑病甲与甲真菌病。

总结

● 多种炎症性疾病都可以累及指/趾甲,出现相应的改变。
● 一般诊断需要结合病史、其他皮损形态、真菌等检查综合判断,皮肤镜有一定的提示意义。
● 超声可清晰显示银屑病甲甲板、甲床的改变,有望在疾病监测、疗效评估方面发挥重要作用。
● 银屑病甲与甲真菌病的甲板形态差异小,有时难以鉴别,而高功率多普勒信号及甲结构的损伤对鉴别有一定的帮助。

三、甲下血管球瘤

血管球瘤(glomus tumor)又名球状血管瘤,是一种血管性错构瘤,起源于正常血管球或其他动静脉吻合处,其中甲下血管球瘤较为多见,患者多为女性。

【临床表现】

甲下血管球瘤通常表现为甲根部蓝色斑状变色区(图 9-16A),有时仅有严重压痛,而看不到其他变化,甲板上也可出现纵嵴,X 线检查在指骨末端可见弧形凹陷。本病通常疼痛明显,在外伤及温度变化时,尤其是暴露于冷环境中更为明显,疼痛部位局限,严重者可向近端放射。

【皮肤多维度影像特征】

（一）皮肤镜表现（图 9-16B ）

1. 近端甲板下界限不清的无结构蓝紫色区域。

2. 线性不规则血管。

（二）高频超声表现

1. **甲床实性低回声区**　远端指骨的高回声边缘常可见局部缺损或侵蚀。彩色多普勒和血管能量成像可显示肿瘤内存在局限性、扩张的血管,通常代表低阻新生动脉(图 9-16C、D)。

2. **鉴别诊断**　一些正常解剖变异中也可以看到远端指骨骨缘的假性侵蚀,通过左右对比可以鉴别。

超声诊断要点

■ 可见甲床实性低回声区,常对远端指骨边缘产生局部侵蚀,彩色多普勒超声见局限性、扩张血管,为低阻新生动脉。

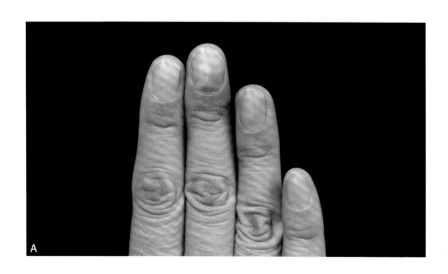

图 9-16A. 患者右手中指近端甲板可见蓝紫色斑片,其上方甲板轻度隆起,无明显纵嵴。

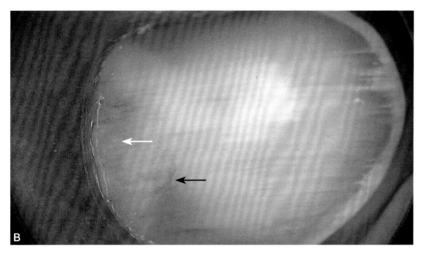

图 9-16B. 皮肤镜下表现为近端甲板下可见界限不清的蓝紫色区域（白色箭头），周围可见线性不规则血管（黑色箭头）（×20）。

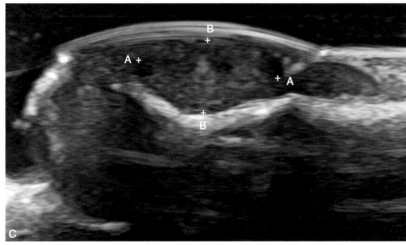

图 9-16C. 20MHz 高频超声表现为甲床内实性低回声结节，侵蚀远端指骨的骨缘。

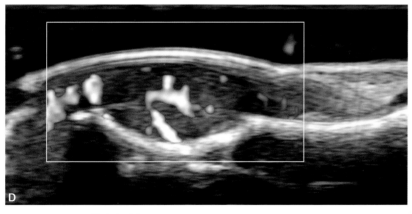

图 9-16D. 彩色多普勒超声可见实性结节内血流信号（白色框内）。

图 9-16　甲下血管球瘤病例

【鉴别诊断】

甲下血管球瘤需要与如下疾病进行鉴别。

1. **甲扁平苔藓**　甲扁平苔藓也可出现甲板改变、甲纵嵴等表现，但甲扁平苔藓皮肤镜下通常没有近端甲板下蓝紫色无结构区，这一点可以作为鉴别点。

2. **其他甲下肿瘤**　其他甲下肿瘤如鳞状细胞癌、无色素性黑色素瘤也可出现类似改变，但皮损通常为浅红色，病理为诊断的金标准。

总结

● 甲下血管瘤为一种血管性错构瘤。

● 皮肤镜下可见近端甲板下界限不清的无结构蓝紫色区域。

● 超声下可见甲床实性低回声区,而彩色多普勒可见局限性、扩张血管。

● 若疼痛明显、甲板受累明显或进展快速则建议切除活检进一步明确诊断。

四、甲下出血

甲下出血(subungual hemorrhage)也称为甲下血肿,指血液在甲母质(或甲床)与甲板间聚集。多由甲部急性创伤或反复慢性损伤引起,急性创伤所致甲下出血结合病史较容易诊断,但反复损伤所致的慢性出血需与恶性黑色素瘤等色素性疾病进行鉴别。

【临床表现】

甲下出血表现为棕色至黑色的圆点或斑片。随着甲板生长,出血斑逐渐向甲板远端移动。根据出血发生时间的不同,皮肤镜下皮损可呈红色、紫色、棕色、黑色等不同颜色(图9-17A)。

【皮肤多维度影像特征】

皮肤镜表现 均质模式、球状模式、条纹模式、外周色素减退及甲周出血(图9-17B)。

小贴士

√ 甲下出血多表现为均质或球状模式,一般无纵行甲板全长的条纹,后者提示为甲黑素细胞增生性疾病。

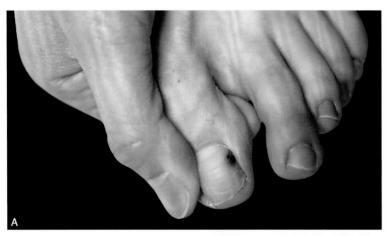

图9-17A. 患者左脚踇指甲板上可见暗红色斑片,边界清楚。

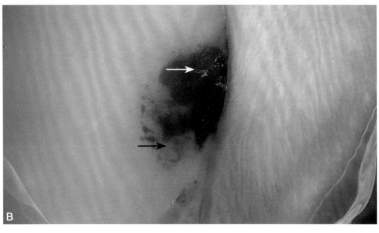

图9-17B. 皮肤镜下表现为甲板近端边界清楚的棕色污斑,表现为均质模式(白色箭头)、外周可见球状模式、条纹模式及外周色素减退(黑色箭头)(×20)。

图9-17 甲下出血病例

【鉴别诊断】

甲下出血主要需要与甲母质痣或恶性黑色素瘤鉴别。甲下出血通常有外伤史,也有部分患者外伤史不明确;甲母质痣及恶性黑色素瘤通常为褐黑色线性条带,不随甲生长向远端移动。

总结

- 甲下出血多由外伤所致,病程中可表现为紫红、暗红、褐、黑等多种颜色,可随甲生长向远端移动。
- 皮肤镜下可见均质或球状模式,一般无纵行于甲板全长的条纹,这一点可与甲母质痣及恶性黑色素瘤鉴别。

第三节　角化性疾病

角化性疾病是一组角化异常的皮肤病,皮肤影像可辅助其诊断及鉴别诊断,部分疾病的皮肤镜表现具有一定特征性,如汗孔角化病的"双轨征"。本节包括几种有特征表现的角化性疾病,如毛囊角化病、毛发苔藓及汗孔角化病。

一、毛囊角化病

毛囊角化病(keratosis follicularis)是一种少见的、以表皮细胞角化不良为基本病理变化的慢性角化性皮肤病。本病呈常染色体显性遗传,完全外显但表现度不同。本病通常始于青春期前后,呈慢性病程伴频繁加重,日晒、遇热、摩擦或感染可诱发或加重病情。

【临床表现】

本病多于6~20岁发病,青少年期为发病高峰,皮损表现为肤色、红棕色或黄色的角化性丘疹,表面结痂,呈油腻的疣状质地,通常累及脂溢部位(前额、头皮、鼻唇沟、颈、胸前和肩胛间区域),可能融合形成较大的乳头瘤样损害。间擦部位、手掌、手足背也可能出现类似情况。大部分患者有指甲改变,为重要的诊断线索,常见甲改变包括白色和红色的纵行条纹、甲纵嵴、甲碎裂、甲游离缘V形切迹。部分患者还可出现黏膜病变及相关精神异常。

毛囊角化病的临床亚型包括肥厚型、疣状型、水疱大疱型(出汗不良型)、糜烂型以及间擦部位为主型,另有节段型、肢端出血型及疣状肢端角化病等其他独特的亚型。

细菌和真菌感染为其常见并发症,可致皮损恶臭。

【皮肤多维度影像特征】

皮肤镜表现

毛囊角化病皮肤镜表现为多边形、星形、圆形或椭圆形的黄色/褐色区域,大小不一,周围白晕。

【鉴别诊断】

1. **脂溢性皮炎**　表现为伴淡黄色油腻鳞屑的红斑样斑块,累及头皮、眉毛、鼻唇沟,或偶尔累及间擦部位(如腋窝和腹股沟)。脂溢性皮炎不累及手、足和指/趾甲,也无家族史。组织病理检查没有棘层松解性角化不良。

2. **慢性家族性良性天疱疮**　主要累及间擦部位,通常不存在指/趾甲营养不良。皮肤镜表现为白色和粉色区域,被沟纹分隔呈"轮胎胎面样"外观,伴多形性血管结构。组织病理检查显示基底层上方棘层松解,呈"倒塌的砖墙"样外观。

总结

- 毛囊角化病多发生于青少年,脂溢部位明显。需要与脂溢性皮炎、家族性良性天疱疮鉴别。
- 目前关于毛囊角化病的皮肤镜表现尚待进一步总结。

二、毛发苔藓

毛发苔藓（lichen pilaris）又称毛周角化病（perifollicular keratosis）或毛发角化病（keratosis pilaris），是一种慢性毛囊角化性疾病，常于儿童期或青春期发病，表现为毛囊口的角化性丘疹，伴不同程度的毛囊周围红斑，好发于上臂及大腿伸侧。可伴发于特应性皮炎和寻常型鱼鳞病。

【临床表现】

好发于上臂和大腿伸侧，面部、躯干、臀部和四肢远端也可受累，单个皮损为针头大小、顶部尖锐的毛囊性丘疹，呈暗红色、褐色或正常皮色。丘疹顶端有一个灰褐色或灰白色的圆锥状角栓，其中可见一根毳毛穿出或蜷曲其中（图9-18A）。部分患者角栓不明显，皮损发生于每个毛囊口处，不相融合，簇集成群，类似"鸡皮"外观。本病常冬重夏轻，一般无自觉症状，有时微痒，常随年龄增长而改善，但也可能持续至成人期。

【皮肤多维度影像特征】

（一）皮肤镜表现

目前关于毛发苔藓的皮肤镜表现经验有限，有文献报道可出现如下皮肤镜表现（图9-18B）：存在卷曲的、半圆形或环状的绒毛，毛发通常2～3根一起出现；毛囊周围红斑和毛囊周围管型；血管扩张；毛囊周围色素沉着；愈合/晚期病变中可见色素结构。

（二）皮肤反射式共聚焦显微镜表现

毛囊漏斗部扩张，内含高折光角化物质，毛囊周围及真皮浅层血管周围隐约见稀疏的炎症细胞浸润（图9-18C）。

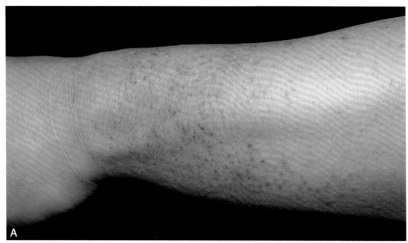

图 9-18A. 毛发苔藓临床表现。

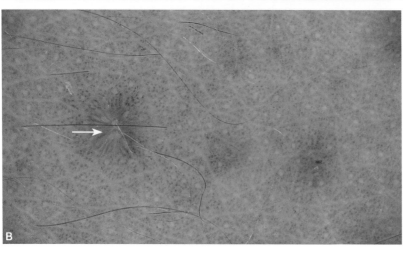

图 9-18B. 皮肤镜表现：毛囊周围红斑和毛囊周围色素沉着，可见1个毛囊内2根毛发一起出现（白色箭头）（×40）。

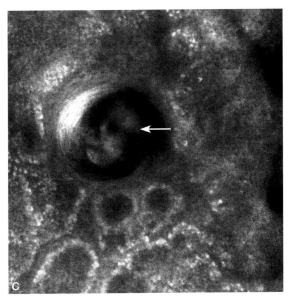

图 9-18C. RCM 表现：毛囊漏斗部扩张，内含中高折光角化物质（白色箭头）。

图 9-18　毛发苔藓典型表现

【鉴别诊断】

1. **小棘苔藓**　小棘苔藓一般仅见于儿童，表现为细小的毛囊性丘疹伴角化性棘突，常密集成片，对称性分布于躯干和四肢，常可自然消退。

2. **蟾皮病**　蟾皮病表现为毛囊角化过度伴丘疹，丘疹始见于四肢伸侧、肩部和臀部。该病是维生素 A 缺乏或一般性营养不良所致。

总结
- 毛发苔藓是一种常见的毛囊角化性疾病，病因尚不明确。
- 主要表现为毛囊口的角化性丘疹，好发于上臂和大腿伸侧。
- 皮肤镜可辅助诊断及监测治疗效果。
- RCM 可见毛囊漏斗部扩张，内含高折光物质。

三、汗孔角化病

汗孔角化病（porokeratosis）是一组较为少见的遗传性角化不全性皮肤病，以边缘堤状隆起、中央轻度萎缩、组织病理存在角化不全柱为特点，属常染色体显性遗传。本病具有多种临床亚型，包括：Mibelli 经典型、播散性浅表性光线性、浅表播散型、线状、点状、掌跖泛发型、疣状斑块型等，其中以播散性浅表性光线性汗孔角化病最为常见。

【临床表现】

以 Mibelli 经典型汗孔角化病为例，本病皮损开始为小的角化性丘疹，缓慢向周围扩展成环形、地图形、匐形性或不规则形的边界清楚的斑片，边缘呈堤状、有沟槽的角质性隆起，灰色或棕色，中心部分皮肤干燥光滑而有轻度萎缩，缺乏毳毛，皮损形态不一，数量也因人而异（图 9-19A）。皮损好发于四肢（尤其在手、足部）、面部、颈部、肩部及外阴，也可累及头皮及口腔黏膜。本病男性较多见，皮损往往持续存在，趋向缓慢和不规则进展。

【皮肤多维度影像特征】

（一）皮肤镜表现（图 9-19B）

1. 双游离缘的外周角化性结构，又称为"白色轨道征"，对应组织病理上的角化不全柱。

2. 中央为均质区，有时可见褐色球或褐色斑、红点或红线。

3. 臀部疣状汗孔角化的中央区为不均质区。

（二）皮肤反射式共聚焦显微镜表现

汗孔角化病的 RCM 表现为角化不全柱下颗粒层变薄或消失，可有基底细胞灶状或点状液化变性，真皮乳头层及浅层血管周围不等量噬黑素细胞及炎症细胞浸润（图 9-19C、D）。

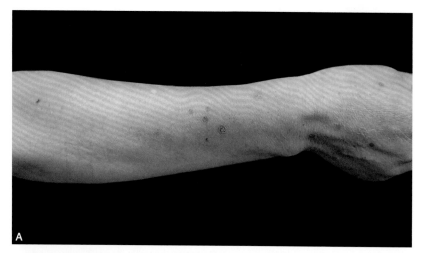

图 9-19A. 汗孔角化病临床表现。

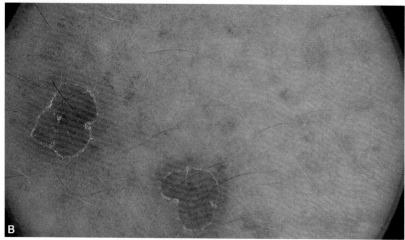

图 9-19B. 皮肤镜表现：领圈样外观，边缘为环状结构，可见双游离缘的外周角化性结构，中央为褐色均质区（×20）。

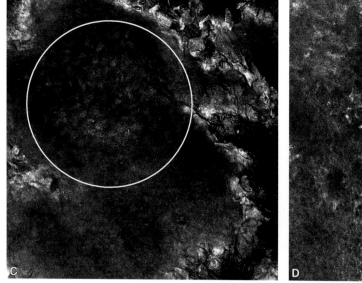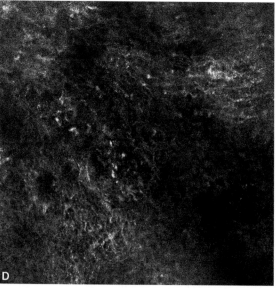

图 9-19C. RCM 表现：垂直扫描表现为柱状角化不全（白色圆圈）。　图 9-19D. RCM 表现：基底细胞灶状液化变性。

图 9-19　汗孔角化病典型表现

【鉴别诊断】

1. 扁平苔藓 扁平苔藓多发生于四肢,为紫红色多角形斑块,表面光滑。皮肤镜下可见特征性Wickham 纹,此为鉴别要点。

2. 点滴型银屑病 点滴型银屑病主要表现为躯干、四肢反复出现的红色斑点,表面有鳞屑,主要于儿童及青少年期发病,皮肤镜下可见亮红色背景,弥漫分布的点状、肾小球状、发夹样血管。

总结

- 汗孔角化病是一组角化性疾病,具有特征性嵴样角化性边缘(组织病理对应角化不全柱)。
- 皮肤镜下"白色轨道征"具有重要诊断意义,若皮肤镜不典型可依靠组织病理诊断。
- RCM 下特征包括柱状角化不全及其下颗粒层变薄或消失,以及基底细胞液化变性。

参考文献

[1] HUGHES R, CHIAVERINI C, BAHADORAN P, et al. Corkscrew hair: a new dermoscopic sign for diagnosis of tinea capitis in black children[J]. Arch Dermatol, 2011, 147(3):355-356.

[2] KARADAGKOSE O, GULEC A T. Clinical evaluation of alopecias using a handheld dermatoscope[J]. J Am Acad Dermatol, 2012, 67(2):206-214.

[3] MAHMOUDI H, SALEHI M, MOGHADAS S, et al. Dermoscopic findings in 126 patients with alopecia areata: a cross-sectional study[J]. Int J Trichology, 2018, 10(3):118-123.

[4] HARRISON S, SINCLAIR R. Telogen effluvium[J]. Clin Exp Dermatol, 2002, 27(5):389-395.

[5] MITEVA M, TOSTI A. Hair and scalp dermatoscopy[J]. J Am Acad Dermatol, 2012, 67(5):1040-1048.

[6] TAWFIK S S, SOROUR O A, ALARINY A F, et al. White and yellow dots as new trichoscopic signs of severe female androgenetic alopecia in dark skin phototypes[J]. Int J Dermatol, 2018, 57(10):1221-1228.

[7] RAKOWSKA A, SLOWINSKA M, KOWALSKA-OLEDZKA E, et al. Dermoscopy in female androgenic alopecia: method standardization and diagnostic criteria[J]. Int J Trichology, 2009, 1(2):123-130.

[8] NATASHA A M, WILMA F B. Hair: what is new in diagnosis and management? Female pattern hair loss update: diagnosis and treatment[J]. Dermatol Clin, 2013, 31(1):119.

[9] KHUNKHET S, VACHIRAMON V, SUCHONWANIT P. Trichoscopic clues for diagnosis of alopecia areata and trichotillomania in Asians[J]. Int J Dermatol, 2017, 56(2):161-165.

[10] SUCHONWANIT P, HECTOR C E, BIN SAIF G A, et al. Factors affecting the severity of central centrifugal cicatricial alopecia[J]. Int J Dermatol, 2016, 55(6):e338-e343.

[11] LALLAS A, APALLA Z, LEFAKI I, et al. Dermoscopy of discoid lupus erythematosus[J].Br J Dermatol, 2013, 168(2):284-288.

[12] DAVID S-C, ANTONELLA T. Trichoscopic features of linear morphea on the scalp[J]. Skin Appendage Disord, 2018, 4(1):31-33.

[13] WORTSMAN X, GUERRERO R, WORTSMAN J. Hair morphology in androgenetic alopecia: sonographic and electron microscopic studies[J]. J Ultrasound Med, 2014, 33(7):1265-1272.

[14] WORTSMAN X, WORTSMAN J, MATSUOKA L, et al. Sonography in pathologies of scalp and hair[J]. Br J Radiol, 2012, 85(1013):647-655.

[15] AL-NUAIMI Y, BAIER G, WATSON R E, et al. The cycling hair follicle as an ideal systems biology research model[J]. Exp Dermatol, 2010, 19(8):707-713.

[16] ROMASZKIEWJCZ A, SLAWINSKA M, SOBJANEK M, et al. Nail dermoscopy(onychoscopy)is useful in diagnosis and treatment follow-up of the nail mixed infection caused by pseudomonas aeruginosa and candida albicans[J]. Postepy Dermatol Alergol, 2018, 35(3):327-329.

[17] BHAT Y J, MIR M A, KEEN A, et al. Onychoscopy: an observational study in 237 patients from the Kashmir Valley of North India[J]. Dermatol Pract Concept, 2018, 8(4):283-291.

[18] NAKAMURA R, BROCE A A, PALENCIA D P, et al. Dermatoscopy of nail lichen planus[J]. Int J Dermatol, 2013, 52(6):684-687.

[19] GOLINSKA J, SAR-POMIAN M, RUDNICKA L. Dermoscopic features of psoriasis of the skin, scalp and nails - a systematic review[J]. J Eur Acad Dermatol Venereol, 2019, 33(4): 648-660.

［20］YORULMAZ A, ARTUZ F. A study of dermoscopic features of nail psoriasis［J］. Postepy Dermatol Alergol, 2017, 34
（1）:28-35.

［21］ERRICHETTI E, STINCO G. Dermoscopy in facilitating the recognition of acrodermatitis continua of Hallopeau［J］. J Dermatol, 2017, 44（11）:e286-e287.

［22］PIYUSH K, ANUPAM D. Dermoscopy of glomus tumor［J］. Indian Dermatol Online J, 2019, 10（2）:206-207.

［23］ALESSANDRINI A, STARACE M, PIRACCINI B M. Dermoscopy in the evaluation of nail disorders［J］. Skin Appendage Disord, 2017, 3（2）:70-82.

［24］MUN J H, KIM G W, JWA S W, et al. Dermoscopy of subungual haemorrhage: its usefulness in differential diagnosis from nail-unit melanoma［J］. Br J Dermatol, 2013, 1138（13）:1224-1229.

［25］CHEN L, GAO Y H, CHEN J, et al. Diagnosis of subungual glomus tumors with 18MHz Ultrasound and CDFI［J］. Sci Rep, 2020, 10（1）:17848.

［26］MARINA M E, SOLOMON C, BOLBOACA S D, et al. High-frequency sonography in the evaluation of nail psoriasis［J］. Med Ultrason, 2016, 18（3）:312-317.

［27］MORENO M, LISBONA M P, GALLARDO F, et al. Ultrasound assessment of psoriatic onychopathy: a cross-sectional study comparing psoriatic onychopathy with onychomycosis［J］. Acta Derm Venereo, 2019, 99（2）:164-169.

［28］WORTSMAN X, JEMEC G B. Ultrasound imaging of nails［J］. Dermatol Clin, 2006, 24（3）:323-328.

［29］MORENO M, LISBONA M P, GALLARDO F, et al. Ultrasound assessment of psoriatic onychopathy: a cross-sectional study comparing psoriatic onychopathy with onychomycosis［J］. Acta Derm Venereol, 2019, 99（2）:164-169.

［30］SONTHALIA S, BHATIA J, THOMAS M. Dermoscopy of Keratosis Pilaris［J］. Indian Dermatol Online J, 2019, 10（5）: 613-614.

［31］POSKITT L, WILKINSON J D. Natural history of keratosis pilaris［J］. Br J Dermatol, 1994, 130（6）:711-713.

［32］FRIEDMAN S J. Lichen spinulosus. Clinicopathologic review of thirty-five cases［J］. J Am Acad Dermatol, 1990, 22（2 Pt 1）:261-264.

［33］MARONN M, ALLEN D M, ESTERLY N B. Phrynoderma: a manifestation of vitamin A deficiency?The rest of the story［J］. Pediatr Dermatol, 2005, 22（1）:60-63.

［34］PANCHAPRATEEP R, TANUS A, TOSTI A. Clinical, dermoscopic, and histopathologic features of body hair disorders［J］. J Am Acad Dermatol, 2015, 72（5）:890-900.

［35］SUN R, CHEN H, ZHU W, et al. Wood's lamp image of porokeratosis［J］. Photodermatol Photoimmunol Photomed, 2017, 33（2）: 114-116.

［36］SUN R F, CHEN H, ZHU W, et al. Dermoscopic features and gene mutation in the mevalonate pathway of five sporadic patients with porokeratosis［J］. Chin Med J（Engl）, 2017, 130（14）:1747-1748.

［37］刘华绪. 反射式共聚焦显微镜皮肤病图谱［M］. 北京: 人民卫生出版社, 2013:5-12.

［38］ARDIGÒ M, TOSTI A, CAMELI N, et al. Reflectance confocal microscopy of he yellow dot pattern in alopecia areata［J］. Arch Dermatol, 2011, 147（1）:61-64.

［39］ARDIGÒ M, AGOZZINO M, FRANCESCHINI C, et al. Reflectance confocal microscopy for scarring and non-scarring alopecia real-time assessment［J］. Arch Dermatol Res, 2016, 308（5）:309-318.

第十章 皮肤影像在疗效监测中的应用

第一节 皮肤镜在皮肤疾病疗效监测中的应用

作为经典的无创皮肤影像工具,皮肤镜的应用范围早已从对各种皮肤疾病的诊断和鉴别诊断延伸至对疾病病期的评估和治疗随访的监测中,在本章节前的各论中,部分疾病的皮肤镜表现和皮肤镜在疗效评估中的应用情况已有简要介绍,为进一步拓宽读者的皮肤镜应用思路,本节将对皮肤镜在皮肤病治疗监测中的应用进行综述。

一、皮肤肿瘤

在皮肤肿瘤的治疗中,皮肤镜可以辅助临床医师判定手术或非手术治疗的平面范围、评估各种非手术治疗的疗效及监测并早期发现治疗后肿瘤是否复发。

例如:在基底细胞癌等非黑素细胞源性肿瘤的 Mohs 手术术前,应用皮肤镜进行手术范围划分比裸眼划分的切缘阳性率更低、需要追加手术的次数更少;经 5- 氨基酮戊酸光动力治疗后,光线性角化病皮肤镜下鳞屑、毛囊角栓、毛囊周围白晕及红色假网状模式较治疗前明显减少,提示皮肤镜可作为光线性角化病光动力治疗的辅助监测手段(图 10-1);鲍恩病皮损皮肤镜下血管结构的消失可被作为临床非手术治疗治愈的标准,若治疗后仍有可见的血管结构常提示组织病理学上的肿瘤残留;皮肤镜可以探测到裸眼难以发现的恶性雀斑样痣黑色素瘤患者残留的色素结构(即肿瘤病灶),并可指导追加非手术治疗的治疗范围、判断治疗效果及监测复发情况;鲜红斑痣皮损皮肤镜下表现出的不同血管结构形态可以辅助进行临床分型、病变深度判断和治疗参数选择,经海姆泊芬光动力治疗后,鲜红斑痣皮损在皮肤镜下可以观察到血管结构破裂和局部出血表现,后者的出现常预示着皮损对光动力治疗反应较好,且可作为评价每次治疗效果的客观指标。

二、炎症性疾病

临床上对炎症性疾病的治疗评价和监测往往需要结合皮损的性质、颜色、范围、厚度和鳞屑等特征,

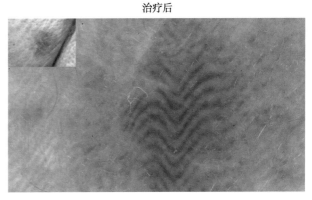

治疗前	治疗后
皮肤镜下见红色假网状模式、鳞屑及毛囊角栓等典型光线性角化病表现。	可见鳞屑、毛囊角栓及毛囊周围白晕明显减少,红色背景明显变暗。

图 10-1 皮肤镜监测光线性角化病光动力治疗疗效

再结合患者的症状进行综合评估,但上述皮损特征在肉眼观察时往往具有一定的主观性。皮肤镜的放大和消除皮肤表面反光的功能使得临床医师可以对这些皮损特征的亚临床表现进行更加仔细的观察。2019 年,国际皮肤镜学会规范了非肿瘤性皮肤病的皮肤镜术语,建议在皮肤镜下对这些疾病的五种参数进行评估,即血管结构(包括形态和分布)、鳞屑(包括颜色和分布)、毛囊特征、其他结构(包括颜色和形态)及特异性线索。应用皮肤镜对炎症性疾病进行治疗监测时,可从上述角度对患者皮损的缓解情况进行更加客观的分析。

（一）银屑病

在诸多炎症性疾病中,银屑病的皮肤影像特征被研究得最为深入和透彻。如各论中所述,银屑病最典型的皮肤镜下特征为亮红色背景上弥漫规则分布的点状血管及白色鳞屑。

多项研究已证实了皮肤镜在银屑病治疗随访和监测中的重要价值。其中,皮损在生物制剂治疗早期如出现皮肤镜下出血点,预示可能有较好的治疗效果;基线皮损出现肾小球状血管的患者较出现点状血管的患者来说,其对于窄谱 UVB 光疗和外用卡泊三醇 / 倍他米松治疗的反应差;经卡泊三醇 / 倍他米松外用治疗,临床皮损改善后,如皮肤镜下观察到持续存在的血管结构则预示患者病情可能会较早复发。在疗效监测方面,皮损血管结构的直径和卷曲程度的下降可作为外用药物及系统药物治疗有效的线索(图 10-2)。此外,皮肤镜还可以早期发现皮损复发的亚临床改变(出现点状血管)及外用糖皮质激素的不良反应(出现线状或网状血管)。

治疗前　　　　　　　　　　　　　　　　　　治疗后

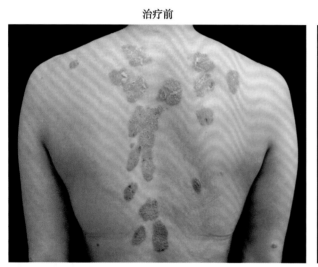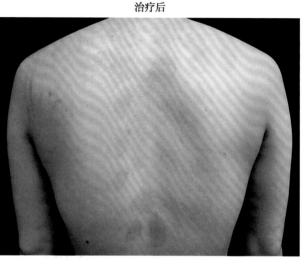

背部多发红色斑块及厚层银白色鳞屑。　　　背部原皮损部位仅遗留淡红斑。

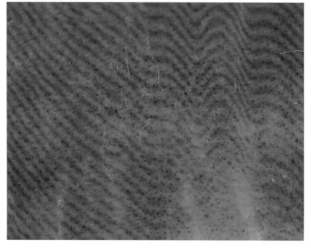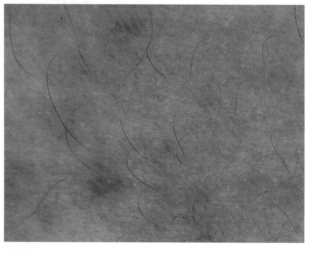

皮肤镜下见亮红色背景上弥漫规则分布的点球状血管及鳞屑。　　　皮肤镜下仅见淡红色区域,血管结构及鳞屑明显减少。

图 10-2　皮肤镜监测银屑病生物制剂治疗疗效

（二）皮炎

皮炎类疾病的皮肤镜表现根据病程和具体类型有所不同。一般而言，急性和亚急性皮炎在皮肤镜下多表现为灶状分布的点状血管、黄色鳞屑或浆痂。而慢性皮炎（苔藓样皮损）的皮肤镜表现则多为不规则分布的点状血管绕以白色晕。

除了辅助临床判断皮炎进程、选择适合的药物剂型以外，近期有文献显示特应性皮炎患者经白细胞介素 4/13 受体单抗度普利尤单抗治疗共 16 周后，皮肤镜下的浆痂、鳞屑和红斑明显减少或消退，点状血管的直径也明显减小，与临床常用的客观或主观病情评估工具方法（如 EASI 评分和 DLQI 评分）一致性良好（图 10-3）。此外，皮肤镜也可以早期探及外用糖皮质激素所致的不良反应（出现线状或网状血管），从而指导药物调整而避免临床显著的皮肤萎缩或毛细血管扩张。

治疗前 　　　　　　　　　　　　治疗后

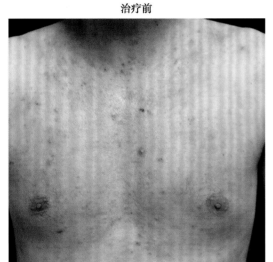 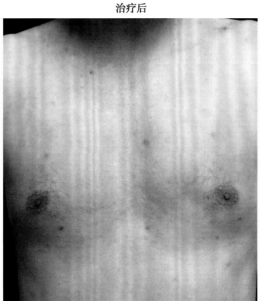

躯干对称性红斑、丘疹、抓痕。　　　　红斑丘疹明显变淡消退，局部遗留色素沉着。

皮肤镜下见红色背景上散在线状及点状血管、血痂和黄白色鳞屑。　　皮肤镜下红色背景变淡，血痂消退，血管及鳞屑减少，可见散在色素结构减少。

图 10-3　皮肤镜监测特应性皮炎生物制剂治疗疗效

此外,研究报道女性外阴硬化性苔藓经光动力治疗后,皮损在皮肤镜下的血管结构增多,而与局部硬化相关的特征(黄白色无结构区和亮白色条纹)及毛囊角栓、继发特征(出血点和糜烂)、炎症相关特征(如粉红色无结构区)均减少,可以较肉眼观察更加敏感地反映治疗早期的皮损缓解情况。

（三）玫瑰痤疮

玫瑰痤疮在皮肤镜下最常见的高度特异性表现为扩张的线状血管呈多角形排列(多角形血管网),不同亚型尚可出现各自特征的皮肤镜表现(如丘疹脓疱型玫瑰痤疮可出现脓疱;肥大型玫瑰痤疮可出现明显的毛囊开口扩张和毛囊角栓;而肉芽肿性玫瑰痤疮可出现橙色无结构区等)。

除了可以提供诊断和鉴别诊断的线索外,有病例报道皮肤镜可以显示丘疹脓疱型玫瑰痤疮患者经口服抗生素联合强脉冲光治疗后皮损部位多形性血管及毛囊特征(包括毛囊开口扩张和毛囊角栓)等结构的减少,提示其可以辅助临床医师更加细致、精准地判断治疗效果。此外,尚有学者认为有突出毛囊角栓表现的玫瑰痤疮患者相较于外用1%甲硝唑凝胶而言,将对口服伊维菌素有更好的治疗反应,可能是源于密度更高的毛囊蠕形螨感染会导致更明显突出的毛囊角栓,而口服伊维菌素则可以更好地抑制毛囊蠕形螨。

三、色素异常性疾病

在皮肤医学美容相关的临床诊疗工作中,色素异常性疾病非常常见。大部分色素异常性疾病的治疗往往较为困难、治疗周期较长,短期内肉眼可见的临床改善往往较为有限,因此,有许多学者对皮肤镜在这些疾病的治疗监测中的应用价值进行了研究,以期更加客观地为患者和临床医师显示治疗效果,从而及时调整治疗策略并提高患者的治疗依从性。

（一）白癜风

白癜风典型的皮肤镜表现为乳白色或亮白色斑片,其他常见的特征包括白发、毛囊周围色素存留、毛囊周围色素减退及无结构或网状色素斑片等。

白癜风的皮肤镜表现对判断疾病是否活动及选择治疗方案有重要意义。进展期的皮损常表现为皮损周围多发的白色小球(曾被称作纸屑样模式或木薯西米征)和微Koebner征(即皮肤镜下所见的同形反应)。稳定期的皮损常表现为边界清楚而锐利,或出现皮损周围色素沉着。皮肤镜也可发现治疗早期裸眼难以观察到的皮损周围及皮损内的色素沉着等提示治疗有效的线索。此外,皮肤镜还可以在一定程度上预测治疗效果,有研究表明,基线皮损在皮肤镜下出现白发常预示白癜风对包括准分子激光和手术在内的治疗方案抵抗(图10-4),而基线皮损出现毛囊周围色素沉着则提示治疗反应可能较好(图10-5)。

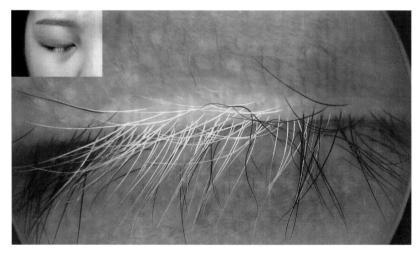

图10-4　皮肤镜监测白癜风皮损治疗(白发)
患者右眼睑裂处可见白癜风皮损,皮肤镜下可见大量毛发变白,提示治疗抵抗。

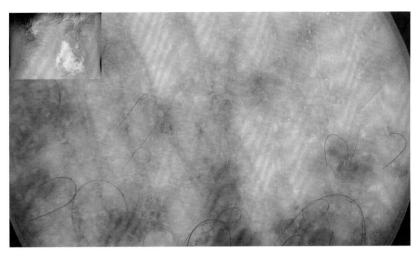

图 10-5 皮肤镜监测白癜风皮损治疗（毛囊周围色素沉着）
患者后颈部白癜风皮损经外用补骨脂酊联合系统激素治疗后，皮肤镜下可见皮损内毛囊周围出现色素沉着，提示预后较好。

（二）黄褐斑

黄褐斑的典型皮肤镜表现为假性色素网，其中表皮型多呈边界清楚且规则的褐色，而真皮型多呈边界不清的蓝灰色，混合型则均可见到。其他较少见的皮肤镜下特征包括毛细血管扩张（一般比外用糖皮质激素所致的扩张血管直径更细）及毛囊周围褐色或蓝灰色的点球结构等。

多篇文献显示皮肤镜可以通过色素结构颜色和特点辅助临床医师判断病变深度、预测治疗效果（一般而言表皮型治疗效果更佳）及选择治疗方案（有明显毛细血管扩张的皮损更适合使用脉冲染色激光等激光治疗方案），在治疗中，也可以更加清晰地显示出经外用药物或激光治疗后的色素结构及血管结构的变淡、减退。

四、感染性皮肤病

临床诊疗感染性皮肤病时常遇到感染灶治疗未彻底及病情复发的困境，此时皮肤镜对于亚临床病变的有效探及在感染性皮肤病的辅助诊疗中就有了极大的应用优势。

病毒疣为临床最常见的感染性损容性皮肤病之一。寻常疣和跖疣典型的皮肤镜表现为皮纹中断伴绕以白晕的点状或线状血管结构，疣状增生明显的皮损可见到指状突起，后者中央常可见到增长的血管结构或栓塞的毛细血管（表现为黑色或紫色点/线状结构），而扁平疣则表现为白色背景上皮纹中断伴点状血管结构。皮肤镜可以观察到经外用药物或破坏性治疗（如液氮冷冻）术后局部残留的亚临床疣体，此时可追加治疗次数或周期，以降低临床复发风险。

总结

● 皮肤镜除辅助诊断及鉴别诊断，尚可应用于多种皮肤病的治疗方案选择、疗效预测及评估，以及复发监测。

● 皮肤镜可以辅助划定皮肤肿瘤手术和非手术治疗范围，经治疗仍可见肿瘤相关皮肤镜下特征则可能预示肿瘤残存，需要追加治疗。临床治愈后使用皮肤镜进行定期监测可以早期发现肿瘤复发的线索。

● 非肿瘤性皮肤病的皮肤镜检查需要关注血管结构、鳞屑、毛囊特征、其他结构及特异性线索共五类参数，这些特征是否出现、数量和程度等可以对患者的治疗效果进行预测和更加精确、清晰地评估。

第二节　高频超声在皮肤疾病疗效监测中的应用

皮肤超声检查可用于探测皮肤及皮肤附属器的结构，并可进行动态观察。超声频率高于10MHz时，可以观察皮肤及皮肤附属器、皮下组织和深层结构（肌肉、肌腱、骨骼和区域淋巴结）。频率高于20MHz的高频超声（high frequency ultrasound，HFUS）分辨力高，可清晰地观察皮肤表层结构。与彩色多普勒超声联合应用时，可以显示肿瘤和炎症性疾病的新生血管，从而评估治疗效果。本节将对HFUS在皮肤病疗效监测中的应用进行介绍。

一、皮肤肿瘤

在皮肤肿瘤的治疗中，HFUS可在手术前识别肿瘤的边界、测量肿瘤浸润深度，辅助临床医师判定手术或非手术治疗的范围；对光动力治疗和免疫调节剂等非手术方式治疗进行无创性随访和疗效监测；对手术或非手术治疗后定期随访监测肿瘤有无复发。

（一）基底细胞癌

基底细胞癌（basal cell carcinoma，BCC）表现为低回声、边界清晰、形态不规则的肿物，病灶内可能出现点状高回声（可能与病理上的角囊肿、微钙化和/或凋亡细胞有关）。HFUS可以通过评估BCC的形态、范围及彩色多普勒血流信号，辅助诊断浅表BCC，排除浸润性BCC，辅助组织病理学亚型分类预测。此外，HFUS还有助于识别皮损周围肉眼难以发现的卫星灶（图10-6）。

（二）鳞状细胞癌

鳞状细胞癌（squamous cell carcinoma，SCC）在HFUS中表现为不规则的低回声肿物，边界不清。表皮回声增厚与表皮下低回声带提示为原位SCC；SCC向深部侵袭，HFUS可准确评估受累深度（真皮、皮下组织或骨），在彩色多普勒超声中可表现为肿瘤内部或周围的血流信号增多。另外，SCC常表现为角化过度、炎症明显，导致超声可能过高估计肿瘤的范围。

（三）恶性黑色素瘤

HFUS可检测恶性黑色素瘤（malignant melanoma，MM）的深度、边缘、形状、血供和真皮浸润情况，有助于识别深度大于或小于1mm的肿瘤，以及检测卫星灶（<2cm）、转移灶（>2cm）或结节转移。MM通常表现为均匀的低回声区，椭圆形或形态不规则，可侵及皮下。在彩色多普勒超声中，MM表现为血供

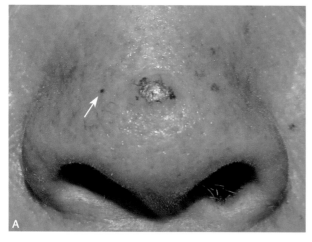

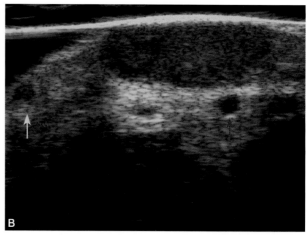

图10-6A. 患者鼻尖处见一黑色丘疹，表面可见毛细血管扩张，右侧鼻翼可见一黑色斑疹（白色箭头）。

图10-6B. 20MHz高频超声显示主病灶，其旁真皮层内可见一形态不规则的低回声病灶（黄色箭头），对应图A中的白色箭头所指小病灶；主病灶深达皮下组织，与深部小血管（红色箭头）紧邻。

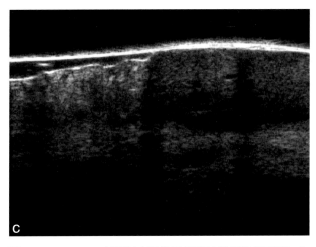

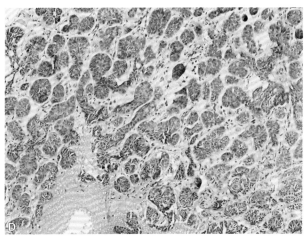

图 10-6C. 50MHz 高频超声图像显示病灶局部边界不清，内有点状强回声，病变累及皮下组织。

图 10-6D. 皮肤组织病理图片：皮肤组织病理证实为微结节型 BCC（苏木精-伊红染色，×200）。

图 10-6　高频超声显示多病灶基底细胞癌

较丰富，以低流速的动脉血为主。HFUS 有助于评估区域淋巴结是否有转移，转移性淋巴结呈圆形、皮质增厚，淋巴门结构偏心或消失呈完全的低回声，可见不规则血流信号；而反应性淋巴结病则呈椭圆形，皮质均匀增厚，可见分支状血流信号。

（四）蕈样肉芽肿

早期蕈样肉芽肿超声显示皮损仅累及表皮真皮交界处，表现为表皮下低回声带，边界清晰，部分可见表皮下低回声带局部向真皮浅层延伸。晚期蕈样肉芽肿超声显示病灶浸润至真皮全层及皮下脂肪层。

二、炎症性疾病

临床上对炎症性疾病的治疗评价和监测往往需要结合皮损的性质、范围、厚度和鳞屑等特征，并结合患者的症状进行综合评估，HFUS 可无创、定量评估皮肤各层结构，有助于临床医师对皮损的特征进行更加精确的评价。

（一）硬斑病

研究证实，HFUS 可以评估硬斑病的严重程度及疾病的活动性，与组织病理有良好的一致性：疾病活动期可见真皮回声减低、厚度增加、血流信号增多；萎缩期可见皮肤厚度变薄、回声增强、血流信号稀疏；光疗后可显示活动期病灶真皮显著变薄，为疗效监测提供重要信息。超声也可引导糖皮质激素注射以缓解局部症状，并可引导选择适宜活检的部位等。

（二）银屑病

在寻常性银屑病的 HFUS 评估中，如观察到表皮回声显著增强，则代表银屑病表皮增厚、鳞屑增多；如探及真表皮之间的低回声带，可能与银屑病皮损真皮浅中层炎症细胞浸润有关，其厚度则表示炎症细胞浸润的深度。早期炎症显著时，HFUS 表现为真皮水肿而致回声减低。经过系统或外用药物治疗后，随着临床皮损的改善，HFUS 中表皮下低回声带的厚度减小（图 10-7），对银屑病的诊断和疗效监测具有很好的指导意义。也有学者利用 HFUS 评价依奇珠单抗治疗银屑病的疗效，结果显示治疗 15 天后超声可显示表皮下低回声带变薄、血流明显减少，将为个体化治疗提供重要信息。

正常甲板呈现双层面带状高回声，甲板下方的低回声区是甲床，该区域近端为低回声的甲基质，甲床下方的高回声线，对应于远端指/趾骨。应用 HFUS 可观测到银屑病患者的甲板、甲床和甲基质增厚，腹侧和/或背侧甲板回声增强，形态不规则；甲床和甲基质中的彩色血流信号均明显增加。研究显示，银屑病患者经过维 A 酸治疗 6 个月后，超声显示甲床、甲基质明显变薄，甲板厚度也有所改善。

（三）痤疮

不同类型和分期的痤疮在 HFUS 中有不同的表现。炎症的严重程度可以用彩色多普勒超声监测，HFUS 可以测量痤疮皮损和瘢痕的大小、深度及形态。对于痤疮的治疗反应、疗效评价和复发监测具有很好的指导意义（图 10-8）。已有学者利用 HFUS 对于化学剥脱治疗的痤疮患者进行监测，发现超声对于表皮和真皮厚度、瘢痕深度和大小等的描述与皮损的临床评分一致。HFUS 还能发现囊肿型痤疮的亚临床病变和瘘管，配合彩色多普勒超声检查可以评价血管增加程度。

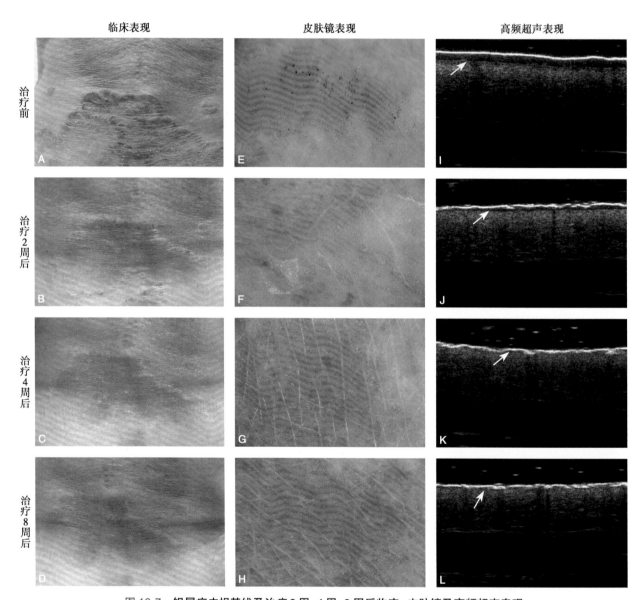

图 10-7 银屑病皮损基线及治疗 2 周、4 周、8 周后临床、皮肤镜及高频超声表现

治疗后，临床上红色斑块逐渐变淡、变平至消退，鳞屑逐渐减少（图 A～D），皮肤镜下可见亮红色背景逐渐变暗、消退，血管结构及鳞屑逐渐减少（图 E～H）。高频超声可见表皮下低回声带（白色箭头）逐渐变薄，至 8 周时表皮下低回声带已基本消失（图 I～L）。

治疗前　　　　　　　　　　　　　　　治疗后

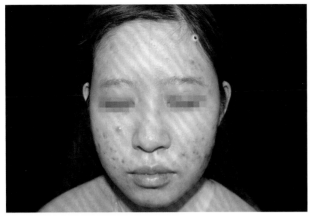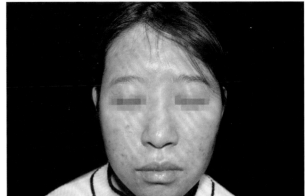

患者面部可见多发粉刺、丘疹、脓疱。　　　　患者面部炎性丘疹、脓疱明显消退。

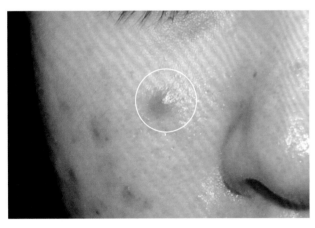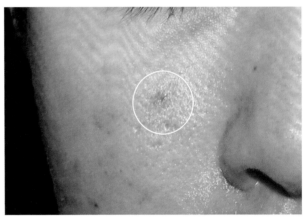

部分皮损呈结节样。　　　　　　　　　　　结节皮损明显消退。

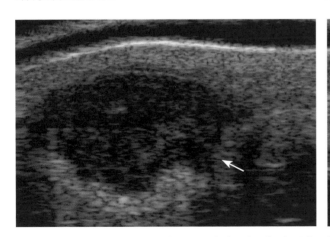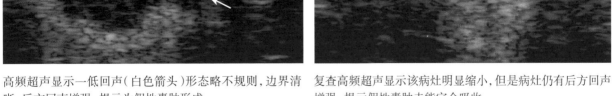

高频超声显示一低回声(白色箭头)形态略不规则,边界清　　复查高频超声显示该病灶明显缩小,但是病灶仍有后方回声
晰,后方回声增强,提示为假性囊肿形成。　　　　　　　　增强,提示假性囊肿未能完全吸收。

图 10-8　痤疮皮损治疗前、后临床及超声表现

三、皮肤美容治疗

皮肤老化的主要 HFUS 表现为表皮下低回声带（subepidermal low echogenic band, SLEB）、真皮厚度变薄及回声强度变低。其中，SLEB 与组织病理上真皮弹性纤维变性相对应，其厚度与年龄增加及光暴露程度呈正相关。而真皮厚度与回声强度改变则与组织病理中的真皮胶原纤维减少及弹性纤维变性等相对应。有学者应用 HFUS 对外用维 A 酸乳膏治疗皮肤老化的疗效进行了评估，结果显示治疗后皮肤老化部位真皮厚度增加、回声增强。

在进行脂肪、透明质酸或肉毒毒素的微创美容注射时，HFUS 可以用于准确评估注射部位周围的软组织和血流情况，确定皮肤填充剂的填充位置和容量，有助于个体化精准注射及疗效评价，也可以用于栓塞、感染、异物肉芽肿等不良反应的辅助诊治。

在应用染料激光或 1 064nm Nd:YAG 激光治疗鲜红斑痣和血管瘤时，HFUS 联合彩色多普勒超声可以较为精准地确定皮损的范围和深度、选择激光种类或评价疗效。有学者利用 HFUS 观察点阵激光治疗痤疮瘢痕的疗效，发现超声影像与临床改善具有一致性。

总结
- HFUS 可以测量肿瘤深度、确定皮肤肿瘤边缘、优化切除范围，也可以对光动力治疗和免疫调节剂等非手术方式治疗进行无创性随访和监测。
- HFUS 能够区分皮肤的不同层次，包括表皮层、真皮层、皮下脂肪层及肌层，定量评估皮肤的形态结构。已有较多研究结果显示，HFUS 在炎症性疾病，尤其是银屑病的疗效评估中有重要价值。
- 在微创美容注射时，HFUS 可以准确评估注射部位周围的软组织和血流情况，确定皮肤填充剂的位置和容量，有助于个体化精准注射及疗效评价，对栓塞、感染、异物肉芽肿等不良反应也可作出及时诊断。

第三节　反射式共聚焦显微镜在皮肤疾病疗效监测中的应用

反射式共聚焦显微镜（reflectance confocal microscopy, RCM）作为一种新型的无创成像技术，能够实时显示活体皮肤中的细胞和结构，分辨率接近组织病理学分析。近年来，RCM 在评价疾病的发生发展过程、疗效评价及随访等方面的应用日益广泛，并显示出其独特的优势，如可用于指导皮肤肿瘤的手术和非手术治疗及对皮肤肿瘤的非手术治疗疗效进行监测，银屑病等炎症性疾病的疗效评估，白癜风病情活动度判断和疗效监测，色素增加性疾病、痤疮、玫瑰痤疮、疥疮、头癣、瘢痕及萎缩纹治疗后的疗效评价和随访研究等。

一、皮肤肿瘤手术和非手术治疗

RCM 可以在手术前准确地描绘恶性黑色素瘤和非黑色素瘤等皮肤肿瘤的边缘，有可能减少手术层数，对于边界不清的病变的评估有重要的临床意义。在一项研究中，29 个恶性雀斑样痣的病变中有 17 个（59%）在 RCM 和组织病理学上都有亚临床疾病的证据，超出皮肤镜确定的边缘 5mm。临床可见的恶性雀斑样痣的长度和宽度平均比 RCM 评估确定的最终对应尺寸小 60%。经过 RCM 评估，可更精确地确定治疗方法，包括手术切除及外用咪喹莫特或者放射治疗，对于 RCM 成像显示明显为恶性的病变，临床医师可能会决定做明确的手术切除而不是小的部分活检，从而减少有创操作的次数。

二、皮肤肿瘤非手术治疗监测

随着非手术治疗作为手术的替代或辅助手段不断出现，RCM 成像可用于监测其治疗效果。由于患者通常会拒绝做活组织检查来确认病灶是否清除，因此清除率常常需要根据临床表现判断，然而局部因治疗而出现的红斑或色素沉着,可能掩盖残留肿瘤或被误解为癌症持续存在,导致额外的不必要的治疗,采用 RCM 评估病变是否持续或复发,可避免治疗后再次活检。常见的可以通过 RCM 评价的非手术治疗的方式有:放射治疗、光动力治疗、外用咪喹莫特治疗及口服 hedgehog(Hh)抑制剂治疗等。由于影像学的穿透深度有限,必须警惕有忽略深部残余病灶的可能。

1. **对基底细胞癌(basal cell carcinoma,BCC)非手术治疗[包括光动力治疗、放射治疗及维莫地吉(vismodegib)口服治疗]后的评价**　浅表型 BCC 及侵袭不深(<2mm)的结节型 BCC 可采用光动力治疗(循证医学证据 Ⅰ 级)。维莫地吉是 Hh 信号通路抑制剂,可抑制肿瘤细胞的增殖和存活。相比临床判断及皮肤镜检查,RCM 在 BCC 治疗后监测的过程中检测出亚临床残留 BCC 的敏感度更高(达到 95%),特异度为 81%。

2. **对原位鳞状细胞癌(squamous cell carcinoma,SCC)或侵袭性 SCC 光动力治疗或放射治疗后的评价**　原位 SCC 的 RCM 表现为棘层及颗粒层呈非典型蜂窝状,可见大量的树突状细胞,如治疗有效,这些特征均可消失。而侵袭性 SCC 的 RCM 表现为非典型角化细胞排列成巢状、岛状且排列紊乱;非典型蜂窝状、无鹅卵石样图案和无边缘的真皮乳头层。在治疗的随访过程中,RCM 观察到典型蜂窝状结构、鹅卵石样图案及有边界的真皮乳头层是提示皮肤结构正常的重要指征。

3. **对光线性角化病(actinic keratosis,AK)光动力治疗或外用药物治疗后的评价**　目前 AK 的治疗主要是针对皮损治疗和区域性治疗。针对皮损的治疗包括冷冻、切除术、激光术;区域性治疗包括外用氟尿嘧啶、咪喹莫特、维 A 酸及光动力治疗等。AK 非手术治疗后均可采用 RCM 来进行疗效的监测评价。一项研究采用 RCM 监测了 0.5% 氟尿嘧啶 /10% 水杨酸复合制剂(5-FU/SA)外用每日 1 次治疗面部或头皮 Ⅰ/Ⅱ 级 AK,每 4 周随访 1 次,结果在平均 30 周的随访中,通过 RCM 监测发现 42.9% 的 AK 患者病变达到完全清除。对采用日光光动力疗法治疗的 Ⅰ/Ⅱ 级 AK 患者,在治疗前后采用 RCM 评价,治疗后皮损处异型性评分和细胞大小显著降低,达到完全缓解的占 80%,部分缓解的占 17.5%。在 RCM 的随访过程中,57.5% 的皮损未发现细胞异型性,在表皮的蜂巢图案模式中 40% 的皮损可见到微小的改变。

4. **对恶性雀斑样痣咪喹莫特外用治疗后的评价**　RCM 可用于 5% 咪喹莫特乳膏治疗恶性雀斑样痣后的随访。治疗后采用 RCM 评价可见到表皮及表皮真皮交界处炎症细胞减少,且恶性肿瘤特异性的细胞(如不典型树突状细胞、帕吉特样细胞)在治疗后消失。

三、银屑病治疗评估

RCM 可以评估银屑病的治疗效果。一项研究采用 RCM 评价了氯倍他索及卡泊三醇 / 倍他米松治疗银屑病的效果。在卡泊三醇 / 倍他米松治疗 2 周后可用 RCM 观察到炎症细胞增多,随后开始出现炎症细胞减少。同时在治疗 8 周后仍可以观察到真皮浅层扩张的毛细血管。另一项研究评估了阿达木单抗治疗斑块状银屑病的疗效,分别在治疗后第 4 周及第 8 周时用 RCM 评价,发现皮损中角化不全显著减少,表皮增厚程度显著减轻,表皮内及真皮浅层炎症细胞显著减少。扩张的真皮乳头层更少见,薄的真皮乳头层间隙消失。扩张的毛细血管减少。因此,RCM 可以从检测表皮层、表皮真皮交界处及真皮浅层的改变来观察银屑病治疗的疗效(图 10-9)。

四、白癜风病情活动度判断和治疗监测

RCM 可以监测白癜风处于稳定期还是进展期,并评估治疗效果。进展期白癜风可以表现为皮损部位的黑色素完全丧失;表皮真皮交界处部分明亮的真皮乳头环消失;因黑色素含量下降,导致部分环的完整性丧失;病变和邻近正常皮肤的真皮乳头层存在高度屈光性炎症细胞。病灶周围的皮肤也显示真皮乳头环的完整性丧失,导致边界不清。相反,稳定期白癜风在病灶内黑色素完全丧失,周边正常皮肤的黑色素含量和真皮乳头环均无变化,可以通过监测树突状和高折射率的黑素细胞来监测治疗后的复色过程。

治疗前 　　　　　　　　　　　　　　　　　　司库奇尤单抗治疗4周后

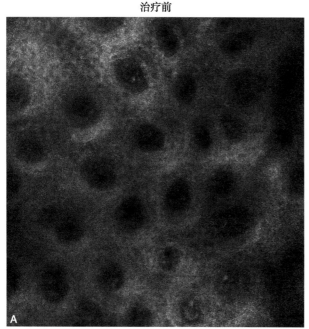 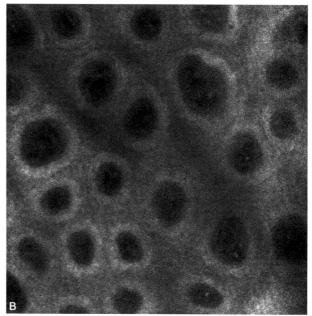

图 10-9A．棘层和真皮浅层可见炎症细胞浸润，真皮乳头层　　图 10-9B．棘层和真皮浅层可见炎症细胞浸润减少，扩张的
扩张显著。　　　　　　　　　　　　　　　　　　　　　毛细血管减少。

图 10-9　反射式共聚焦显微镜评估银屑病治疗前后改变

五、色素增加性疾病治疗监测

1. **对黄褐斑治疗的评价**　根据 RCM 将黄褐斑分为表皮型和混合型两大类。黄褐斑在 RCM 下表现为棘层、基底层（表皮真皮交界处）及真皮浅层均有色素的增加。黄褐斑经外用脱色剂治疗后，色素减轻最显著的依次为棘层、表皮真皮交界处及真皮浅层。用 RCM 观察紫翠石激光和 Q 开关 Nd:YAG 激光治疗黄褐斑后的体内黑色素分解：在 RCM 下基线皮损黄褐斑黑色素分布不规则，黑色素密度高于周围正常皮肤，单次使用皮秒紫翠石激光或 Q 开关 Nd:YAG 激光治疗后，黑色素诱导反射和黑色素指数均降低。

2. **对太田痣治疗的评价**　太田痣的受试者接受了 3 个疗程强脉冲光治疗，并在治疗后连续几天使用 RCM 观察。RCM 显示表皮基底层的黑色素体迅速迁移至皮肤表面，经强脉冲光照射的病变中的黑素细胞似乎完好无损，并在治疗后恢复了高活性。

3. **对里尔黑变病治疗的评价**　通过 RCM 评价口服氨甲环酸和甘草酸治疗顽固性里尔黑变病，证实了色沉斑和红斑的改善，色素颗粒和毛细血管扩张均减少。

六、痤疮、玫瑰痤疮、疥疮及头癣的治疗监测

1. **对痤疮疗效的监测**　通过 RCM 对治疗前后寻常痤疮的丘疹 / 脓疱计数和皮肤炎症程度进行监测，治疗 4 周后可见到 RCM 下的粉刺数量减少，治疗 6 周后正常毛囊数量增加，而边缘增厚明亮的漏斗明显减少。RCM 可用于客观评估寻常痤疮的治疗效果。

2. **对玫瑰痤疮的无创随访**　用 RCM 监测伊维菌素治疗前后玫瑰痤疮的变化，采用 RCM 测量螨类和炎症细胞数量、表皮厚度、血管密度和血管直径。但因精确量化螨的数量、炎症和血管特征十分困难，目前 RCM 在临床上对玫瑰痤疮的无创随访似乎价值有限。

3. **对疥疮治疗的评价**　多用于疥疮治疗后仍有顽固瘙痒的可疑部位的检测。

4. **对头癣治疗的评价**　治疗有效的证据为头皮部位皮肤的角质层菌丝消失。

七、瘢痕、萎缩纹治疗后监测

1. **对瘢痕治疗后的评价**　通过 RCM 监测皮秒激光治疗萎缩性和增生性瘢痕，给予 3 次皮秒激光治

疗后,通过 RCM 可观测到皮损部位胶原结构重构。

2. 对萎缩纹治疗后的评价 通过 RCM 对 CO_2 点阵激光治疗萎缩纹后进行监测评估,结果显示经治疗后的 18 例患者均有改善,尤其是经过 4 次以上治疗的患者恢复更为明显。平行的胶原纤维和整齐的壁(表皮真皮交界处,表现为界限分明的壁),可以作为萎缩纹治疗反应的潜在标志物。

总结
- RCM 因具有实时、无创、高分辨率的特点,在评价疾病发生发展过程、疗效监测及随访等方面的应用日益广泛,显示出其独特的优势。
- RCM 可用于指导皮肤肿瘤的手术和非手术治疗,并可对皮肤肿瘤的非手术治疗进行监测,可用于银屑病等炎症性疾病的治疗评估;可用于白癜风病情活动度判断和治疗的监测;可用于色素增加性疾病、痤疮、玫瑰痤疮、疥疮、头癣、瘢痕及萎缩纹治疗后的疗效评价和随访研究等。

第四节 人工智能在皮肤疾病疗效监测中的应用

人工智能(artificial intelligence, AI)为应用计算机科学的分支,即计算机算法被训练后用来实现与人类智能有关的任务。其中,深度学习(deep learning, DL),尤其是卷积神经网络(convolutional neural network, CNN)的出现显著地优化了 AI 的训练过程和映射效果。2017 年,Esteva 等于 *Nature* 发布其鉴别皮肤肿瘤良恶性的 AI 分类结果,准确性可达皮肤科医师水平,成为皮肤科 AI 研究的里程碑。此后,皮肤科领域开展了越来越多的基于 AI 的研究及创新,主要集中于计算机辅助诊断方面,但也有部分研究着眼于探究 AI 在皮肤病治疗学中的应用。

一、皮损严重程度评估及疗效监测

以银屑病为例,目前临床广泛应用的病情评估工具为银屑病皮损面积和严重程度指数(psoriasis area and severity index, PASI)。PASI 基于银屑病患者皮损累及范围及皮损所表现出的红斑、鳞屑及浸润程度进行评分,并对患者进行严重程度分级。然而,PASI 评分具有一定的主观性,不同评分者对同一名银屑病患者的评分可能有差异,影响了该评分的可重复性。近年来,许多研究基于银屑病皮损临床图片训练支持向量机(support vector machine, SVM)、决策树(decision tree)及 CNN 模型,结果均显示这些方法可以对银屑病皮损的累及范围及皮损红斑、鳞屑及浸润程度进行客观、精确、快速且可重复地评估。因此,在未来的临床诊疗中,可以考虑应用 AI 程序对患者进行自动的疾病病期评估及治疗监测。另外,AI 程序落地于智能手机等患者端环境也逐渐成为其发展趋势,届时患者便可以进行居家 AI 监测,尤其对于银屑病、特应性皮炎等慢性复发性皮肤病的患者,此类监测能够及时发现病情复发并发出警示,以帮助患者尽早与皮肤科医师取得联系以调整治疗方案。

二、症状严重程度评估及疗效监测

有趣的是,除了通过图像识别进行客观的皮损评估外,结合创新方法,AI 还可以进行皮肤病的主观症状评估。例如,Moreau 等应用 3D 加速度传感器和递归神经网络(recurrent neural network)研发了一种可以监测特应性皮炎患者夜间搔抓行为的算法,该算法可以有效、客观地量化患者在接受治疗期间的搔抓频率,从而反映出瘙痒症状管理方面是否有效且充分。

三、人工智能与精准医学

精准医学(precision medicine)可以简单地理解为依据每个患者的基因、临床症状及体征,以及心理、社会等多组学信息制订个体化治疗方案,进而在以人群为基础制定的临床指南的基础上进一步提高治疗疗效并减轻不良反应。AI 的一大优势在于能够高效地对大量信息进行分析处理,因此也有研究对 AI 在精准医学领域的应用进行了探索。例如,银屑病的生物制剂选择目前暂无统一标准,往往需要 12～16 周的治疗反应来评估其有效性,有研究基于治疗早期(2～4 周)皮肤活检标本的基因表达谱信息研发了两种 AI 模型,其能够准确地预测患者经某种药物治疗后是否能达到银屑病面积和严重度指数(psoriasis area and severity index)PASI 75 的有效率(受试者操作特征曲线的曲线下面积>0.80)。此外,基于患者无创获取的医疗信息(如性别和年龄等基本信息、发病年龄和用药史等疾病相关信息,以及选择的生物制剂种类等治疗相关信息)训练 AI 模型来预测患者的远期治疗效果,结果显示其分类错误率<18%。

总结

● 人工智能可以被理解为计算机算法被训练后用来实现与人类智能有关的任务,近年来其成为皮肤科的热点研究领域。

● 人工智能能够通过分析患者的皮损图像信息、行为信息、分子生物学信息及医疗病史信息等进行客观且可量化的病情评估、治疗监测,并有利于皮肤疾病精准医学的实施。

■ 参考文献

［1］MUN J H, PARK J M, SONG M, et al. The use of dermatoscopy to monitor therapeutic response of Bowen disease: a dermatoscopic pathological study［J］. Br J Dermatol, 2012, 167(6): 1382-1385.

［2］BAKOS R M, BLUMETTI T P, ROLDÁN-MARÍN R, ET al. Noninvasive Imaging Tools in the Diagnosis and Treatment of Skin Cancers［J］. Am J Clin Dermatol, 2018, 19(Suppl 1): 3-14.

［3］JIN Q, LI W, WU W, et al. Assessment of 5-aminolaevulinic acid photodynamic therapy (ALA-PDT) in Chinese patients with actinic keratosis: correlation of dermoscopic features with histopathology［J］. Australas J Dermatol, 2020, 61(3):e339-e343.

［4］HAMILKO DE BARROS M, CONFORTI C, GIUFFRIDA R, et al. Clinical usefulness of dermoscopy in the management of lentigo maligna melanoma treated with topical imiquimod: a case report［J］. Dermatol Ther, 2019, 32(5): e13048.

［5］WEN L, ZHANG Y, ZHANG L, et al. Application of different noninvasive diagnostic techniques used in HMME-PDT in the treatment of port wine stains［J］. Photodiagnosis Photodyn Ther, 2019, 25:369-375.

［6］ABDEL HAY R, MOHAMMED F N, SAYED K S, et al. Dermoscopy as a useful tool for evaluating melasma and assessing the response to 1064-nm Q-switched Nd:YAG laser［J］. Dermatol Ther, 2020, 33(4): e13629.

［7］DESHAPANDE A, ANKAD B S. Dermoscopic monitoring of response to intense pulsed light in rosacea: a case report［J］. Dermatol Pract Concept, 2020, 10(3): e2020058.

［8］ERRICHETTI E. Dermoscopy in monitoring and predicting therapeutic response in general dermatology (non-tumoral dermatoses): an up-to-date overview［J］. Dermatol Ther(Heidelb), 2020, 10(6): 1199-1214.

［9］ERRICHETTI E, CROATTO M, ARNOLDO L, et al. Plaque-type psoriasis treated with calcipotriene plus betamethasone dipropionate aerosol foam: a prospective study on clinical and dermoscopic predictor factors in response achievement and retention［J］. Dermatol Ther(Heidelb), 2020, 10(4): 757-767.

［10］ERRICHETTI E, STINCO G. Clinical and dermoscopic response predictors in psoriatic patients undergoing narrowband ultraviolet B phototherapy: results from a prospective study［J］. Int J Dermatol, 2018, 57(6): 681-686.

［11］LIU J, HAO J, WANG Y, et al. Clinical and dermoscopic assessment of vulvar lichen sclerosus after 5-aminolevulinic acid photodynamic therapy: a prospective study［J］. Photodiagnosis Photodyn Ther, 2021, 33: 102109.

［12］HAO J, LIU J. Feasibility of 5-aminolevulinic acid mediated photodynamic therapy for male genital lichen sclerosus［J］. Photodiagnosis Photodyn Ther, 2020, 29:101666.

［13］ERRICHETTI E, ZALAUDEK I, KITTLER H, et al. Standardization of dermoscopic terminology and basic dermoscopic parameters to evaluate in general dermatology (non-neoplastic dermatoses): an expert consensus on behalf of the International Dermoscopy Society［J］. Br J Dermatol, 2020, 182(2): 454-467.

［14］ERRICHETTI E, ZELIN E, PINZANI C, et al. Dermoscopic and clinical response predictor factors in nonsegmental vitiligo treated with narrowband ultraviolet b phototherapy: a prospective observational Study［J］. Dermatol Ther(Heidelb), 2020, 10(5): 1089-1098.

［15］FERRILLO M, PATRUNO C, VILLANI A, et al. Dermoscopic assessment of long-term systemic therapy with dupilumab in adult atopic dermatitis[J]. J Eur Acad Dermatol Venereol, 2020, 34(11): e701-e703.

[16] LITAIEM N, KARRAY M, JONES M, et al. Effectiveness of dermoscopy in the demarcation of surgical margins in slow Mohs surgery[J]. Dermatol Ther, 2020, 33(6): e14196.

[17] JASAITIENE D, VALIUKEVICIENE S, LINKEVICIUTE G, et al. Principles of high-frequency ultrasonography for investigation of skin pathology[J]. J Eur Acad Dermatol Venereol, 2011, 25(4): 375-382.

[18] HALIP I A, VÂȚĂ D, STATESCU L, et al. assessment of basal cell carcinoma using dermoscopy and high frequency ultrasound examination[J]. Diagnostics(Basel), 2022, 12(3):735.

[19] DINI V, JANOWSKA A, FAITA F, et al. Ultra-high-frequency ultrasound monitoring of plaque psoriasis during ixekizumab treatment[J]. Skin Res Technol, 2021, 27(2): 277-282.

[20] NIU Z, WANG Y, ZHU Q, et al. The value of high-frequency ultrasonography in the differential diagnosis of early mycosis fungoides and inflammatory skin diseases: a case-control study[J]. Skin Res Technol, 2021, 27(3): 453-460.

[21] WANG Y, NIU Z, LIU J, et al. Value of high-frequency ultrasound in accurate staging of mycosis fungoides/sézary syndrome[J]. J Ultrasound Med, 2020, 39(10):1927-1937.

[22] WANG J, LUO Y, LIU J, et al. High-frequency ultrasonography and scoring of acne at 20 and 50 MHz[J]. J Eur Acad Dermatol Venereol, 2020, 34(11):e743-e745.

[23] KRAJEWSKA-WŁODARCZYK M, ŻUBER Z, OWCZARCZYK-SACZONEK A. Ultrasound evaluation of the effectiveness of the use of acitretin in the treatment of nail psoriasis[J]. J Clin Med, 2021, 10(10):2122.

[24] SUMITA J M, MIOT H A, SOARES J L M, et al. Tretinoin(0.05% cream vs. 5% peel) for photoaging and field cancerization of the forearms: randomized, evaluator-blinded, clinical trial[J]. J Eur Acad Dermatol Venereol, 2018, 32(10):1819-1826.

[25] LEVINE A, MARKOWITZ O. Introduction to reflectance confocal microscopy and its use in clinical practice[J]. JAAD Case Rep, 2018, 4(10):1014-1023.

[26] XIANG W, PENG J, SONG X, et al. Analysis of debrided and non-debrided invasive squamous cell carcinoma skin lesions by in vivo reflectance confocal microscopy before and after therapy. Lasers Med Sci, 2017, 32(1):211-219.

[27] JO D J, KANG I H, BAEK J H, et al. Using reflectance confocal microscopy to observe in vivo melanolysis after treatment with the picosecond alexandrite laser and Q-switched Nd:YAG laser in melasma[J]. Lasers Surg Med, 2018, doi: 10.1002.

[28] CORTELAZZI C, PELLACANI G, RAPOSIO E, et al. Vitiligo management: combination of surgical treatment and phototherapy under reflectance confocal microscopy monitoring[J]. Eur Rev Med Pharmacol Sci, 2020, 24(13):7366-7371.

[29] PAMPENA R, CONDORELLI A, CORNACCHIA L, et al. Treatment monitoring of 5-fluorouracil 0.5%/salicylic acid 10% lesion-directed therapy for actinic keratosis using dermoscopy and in-vivo reflectance confocal microscopy[J]. Dermatol Ther, 2020, 33(4):e13744.

[30] ARDIGÒ M, AGOZZINO M, LONGO C, et al. Reflectance confocal microscopy for plaque psoriasis therapeutic follow-up during an anti-TNF-α monoclonal antibody: an observational multicenter study[J]. J Eur Acad Dermatol Venereol, 2015, 29(12):2363-2368.

[31] CORREA DA ROSA J, KIM J, TIAN S, et al. Shrinking the psoriasis assessment gap: early gene-expression profiling accurately predicts response to long-term treatment[J]. J Invest Dermatol, 2017, 137(2): 305-312.

[32] EMAM S, DU A X, SURMANOWICZ P, et al. Predicting the long-term outcomes of biologics in patients with psoriasis using machine learning[J]. Br J Dermatol, 2020, 182(5): 1305-1307.

[33] GEORGE Y, ALDEEN M, GARNAVI R. Psoriasis image representation using patch-based dictionary learning for erythema severity scoring[J]. Comput Med Imaging Graph, 2018, 66:44-55.

[34] GEORGE Y, ALDEEN M, GARNAVI R. Automatic scale severity assessment method in psoriasis skin images using local descriptors[J]. IEEE J Biomed Health Inform, 2020, 24(2): 577-585.

[35] MEIENBERGER N, ANZENGRUBER F, AMRUTHALINGAM L, et al. Observer-independent assessment of psoriasis-affected area using machine learning[J]. J Eur Acad Dermatol Venereol, 2020, 34(6): 1362-1368.

[36] SHRIVASTAVA V K, LONDHE N D, SONAWANE R S, et al. A novel and robust Bayesian approach for segmentation of psoriasis lesions and its risk stratification[J]. Comput Methods Programs Biomed, 2017, 150:9-22.